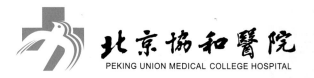

北京协和醫院
PEKING UNION MEDICAL COLLEGE HOSPITAL

U0225900

血友病性骨关节病外科治疗

Surgical Treatment of
Haemophilic Osteoarthropathy

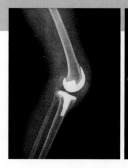
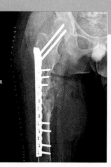

主　　编　翁习生

主　　审　邱贵兴

编　　者　（以姓氏笔画为序）

王升儒　王兴山　仇建国　边焱焱　冯　宾　华宝来　刘　勇
李其一　张保中　林　进　金　今　周　磊　周　熹　钱文伟
翁习生　高　鹏　盛　林　彭慧明　翟吉良

编写秘书　翟吉良

绘　　图　肖克

人民卫生出版社

图书在版编目（CIP）数据

血友病性骨关节病外科治疗 / 翁习生主编 . —北京：人民卫生出版社，2016

ISBN 978-7-117-23097-1

Ⅰ.①血… Ⅱ.①翁… Ⅲ.①关节疾病 – 外科学 Ⅳ.①R684

中国版本图书馆 CIP 数据核字（2016）第 193160 号

| 人卫智网 | www.ipmph.com | 医学教育、学术、考试、健康，购书智慧智能综合服务平台 |
| 人卫官网 | www.pmph.com | 人卫官方资讯发布平台 |

血友病性骨关节病外科治疗

主　　编：翁习生
出版发行：人民卫生出版社（中继线 010-59780011）
地　　址：北京市朝阳区潘家园南里 19 号
邮　　编：100021
E - mail：pmph @ pmph.com
购书热线：010-59787592　010-59787584　010-65264830
印　　刷：北京盛通印刷股份有限公司
经　　销：新华书店
开　　本：787×1092　1/16　　印张：15
字　　数：318 千字
版　　次：2016 年 10 月第 1 版　2016 年 10 月第 1 版第 1 次印刷
标准书号：ISBN 978-7-117-23097-1/R·23098
定　　价：128.00 元

打击盗版举报电话：010-59787491　E-mail：WQ @ pmph.com
（凡属印装质量问题请与本社市场营销中心联系退换）

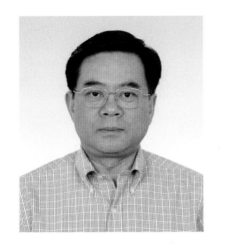

主编简介

翁习生

北京协和医院骨科主任,教授,主任医师,博士生导师,享受政府特殊津贴专家。兼任中华医学会骨科分会副主任委员、全国关节外科学组副组长、中国医师学会骨科分会副会长、北京医学会骨科专业委员会副主任委员、北京医学会关节外科学组组长。国家百千万人才工程专家、国家 863 重大专项课题组首席专家。担任《中华骨与关节外科杂志》副主编兼编辑部主任、《中华骨科杂志》副主编、《中华关节外科杂志》电子版副主编、《国际骨科杂志》副主编、*J.Arthroplasty* 中文版副主编、*Chinese Medical Journal* 编委、《中华外科杂志》编委等。

近年来主要从事骨关节疾病的防治及研究,先后治愈多种骨关节疾病患者近万例,在人工关节置换术及关节畸形的矫治方面积累了丰富的经验,在国内较早开展血友病骨关节病的外科治疗,率先成功完成了全国首例血友病性关节炎双髋一期置换,目前诊治血友病病例数为国内之最。主持编写了《中国血友病外科治疗围手术期处理专家共识》。曾获得国家科技进步二等奖、北京市科学技术二等奖和吴杨奖一等奖等重要奖项,并承担国家自然科学基金、北京市科委基金、博士点基金等多项科研项目,目前在研项目基金累计 2000 余万元。发表学术论文 90 余篇,其中 SCI 论文 30 余篇。

血友病是一组遗传性凝血因子缺乏引起的出血性疾病，全球患病率为 $(5\sim10)/10$ 万。虽然血友病发病率低，但由于我国人口基数大，据估计患病人数仍高达 8 万 ~12 万。国内不少医务工作者对于该病的诊断和治疗存在认识不足或不规范的现象，再加上国内经济条件受限，患者往往得不到及时有效的治疗，常常因轻微外伤导致出血或自发性出血，最终导致血友病性骨关节病变、肢体功能障碍，甚至丧失工作或生活能力。

血友病早期一般由血液内科治疗，但部分患者需要骨科进行处理，尤其是终末期血友病性关节炎、关节挛缩畸形、血友病性假瘤等。过去对这类疾病的治疗方法很有限，通常只能靠输血或新鲜血浆进行止血或在其辅助下做些简单的手术，对于一些复杂的关节病变或肢体畸形往往望而却步。近年来，随着凝血因子补充替代治疗的广泛应用，很多血友病出血引起的多种关节疾病或关节畸形可以像普通患者一样接受常规手术。但由于血友病引起的骨关节病变是一种特殊疾病，尽管可在凝血因子替代下进行手术，围术期处理仍然极具挑战性。遗憾的是，国内外至今尚无血友病性骨关节病外科治疗的相关专著可供参考。

北京协和医院骨科自1996年开展血友病性骨关节病的外科治疗，目前已治疗约200例患者，收到了良好的效果，明显改善了患者的生活质量并积累了丰富的临床经验，同时还组织国内有关同行编写了《中国血友病外科治疗围手术期处理专家共识》。在此基础上，将临床病例的特点、诊治经验与教训总结编写成《血友病性骨关节病外科治疗》一书。该书较为系统地阐述了血友病骨关节病的发病机制、临床及影像学表现、血友病性骨关节病的非手术及手术治疗、围术期准备、围术期并发症的处理等,是一部实用性较强的有关血友病性骨关节病的学术专著。

衷心希望广大从事血友病工作的医务工作者能从本书汲取经验,进一步提高血友病性骨关节病的诊治水平,造福于广大的血友病患者。同时真诚地期望该书的出版能对我国血友病性骨关节病外科治疗的基本理论的普及和临床诊疗技术的规范化产生巨大的推动作用,为骨科的健康发展做出贡献。

中国工程院院士

邱贵兴

2016 年 2 月 3 日于北京

　　血友病是一种遗传性凝血因子缺乏导致的全身多处自发性或轻度外伤出血性疾病。血友病性骨关节病是因凝血因子缺乏导致的骨关节腔、肌肉等部位长期反复多次出血引起的骨关节破坏性病变。临床上主要表现为滑膜炎症、软组织挛缩、关节软骨及周围骨质破坏等，肌肉或腔隙内的反复出血还会表现为血友病性假瘤。随着病情发展，最终将导致关节畸形及肢体功能障碍，严重影响患者的生活质量。大多数的血友病患者最终都会出现不同程度的骨关节病变，其中相当一部分患者由于关节功能明显受损不得不在中青年时期就需要手术干预。因此血友病性骨关节病已经越来越受到骨科医生的重视。但由于其特殊性，其治疗方式的选择、围术期处理、并发症的预防及处理等问题仍然面临巨大的挑战。

　　血友病性骨关节病外科治疗的围术期出血问题很长一段时间内没有得到很好的解决，国内这方面治疗病例数相对较少、治疗方法相对有限。因此，至今相关文献少之又少，更不用说专业论著。为此，笔者等根据近20年来北京协和医院骨科收治的各种血友病性骨关节病的临床资料和随访结果，并结合国内外相关文献报道，编纂成本书，重点介绍血友病性骨关节病的发病机制、临床特点、放射学表现、围术期处理、治疗方法和时机的选择、并发症的防治等内容。本书以指导临床工作为目的，紧紧围绕血友病性骨关节病的外科处理展开描述，希望本书能为广大骨科医师的临床工作提供参考。

　　由于对该疾病的认识所限,本书编纂过程必定存在不足和错误之处,且内容有待补充,错漏之处还望不吝指正。

2016 年 1 月 20 日

目　录

第一章

概　述

血友病是由遗传性凝血因子缺乏引起的出血性疾病,包括甲型、乙型及丙型三种类型,分别为凝血因子Ⅷ、Ⅸ和Ⅺ缺乏所引起。甲型和乙型血友病均为X染色体连锁隐性遗传性疾病,女性为携带者,男性发病,而丙型血友病则为常染色体隐性遗传性疾病。丙型血友病极为少见,临床上常见的为甲型和乙型血友病。其中,甲型血友病约占血友病人数的85%。截止到2015年12月,北京协和医院骨科共收治血友病患者167例患者,A型血友病149例,占89.2%,B型血友病18例,占10.8%,目前尚无丙型血友病。根据血友病骨关节病的发病部位,最常见的为膝关节,占41.4%,其次为踝关节、髋关节等(图1-1)。

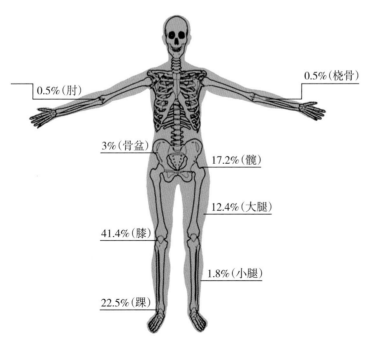

图 1-1　血友病性骨关节病发病部位

血友病的主要临床表现为出血倾向，其特点是延迟、持续而缓慢的渗血，也可出现急性大出血，但甚为少见。关节、肌肉/软组织出血为其主要症状，常为自发性出血，无明确外伤史。关节腔内反复出血可导致慢性滑膜炎和关节软骨破坏，表现为滑膜增生、关节间隙变窄、软骨下骨囊变和不规则骨缺损，最终引起血友病性关节炎而导致关节畸形和功能障碍。骨骼生长发育期的患者因关节长期出血可使骨骺早期闭合，骨骺、干骺端增宽变方、骨干髓腔狭小。此外，患者由于疼痛常常不敢活动，受累关节常处于某种固定位置（多为屈曲位），从而导致关节挛缩畸形。除关节内出血，关节外也常常发生出血，包括肌肉、皮肤黏膜及泌尿系统出血等。肌肉内反复出血可形成进行性增大的瘤样肿物，称为血友病性假瘤，常见部位是大腿、骨盆和髂腰肌，表现为无痛性、进行性增大的肿块，肿块处皮肤变薄、呈紫褐色，严重时可压迫神经、血管和破坏骨组织引起病理性骨折，进一步加重关节畸形和功能障碍等。

一旦确诊为血友病，患者应注意避免外伤和剧烈活动，以防止或减少出血。对于早期急性关节内出血的患者，适当补充凝血因子，并采取相应的急救措施，如冰敷患处、关节制动、局部加压包扎、抬高患肢等，尽量减少关节内出血，延缓甚至终止血友病性关节炎的进展。在非出血期，积极适当的物理治疗与康复训练对改善血友病患者的关节功能，保持身体平衡以及预防再次出血有着极其重要的作用。对于软组织挛缩引起的轻中度关节畸形，则需行石膏或矫形支具等进行治疗。

当软组织挛缩引起的关节畸形加重，且石膏或矫形支具效果较差时，可考虑手术松解或行 Ilizarov 牵张器牵张等治疗。这些方法创伤小、恢复快、使用凝血因子剂量小，可减少输注凝血因子所引起的相关并发症。当患者出现骨结构异常引起下肢内外翻畸形时，还可行内翻或外翻截骨术，从而推迟关节置换术的时间。对终末期血友病性关节病变，关节置换术能有效缓解疼痛、改善关节功能、重建肢体力线，并可以降低再出血的发生率，但同时存在诸多挑战，包括骨结构异常、软组织挛缩和骨质疏松等。围术期患者可能出现两大类并发症，即手术和凝血因子相关并发症，前者包括感染、假体松动、假体周围骨折、神经损伤、出血/血肿形成、伤口愈合不良等，后者包括静脉炎、深静脉血栓及凝血因子抑制物形成等。关节置换术还需重视术后康复，做到循序渐进、分类分阶段进行，而且康复锻炼最好在输入凝血因子后短期内进行。对于血友病性假瘤患者，应尽量完整切除假瘤，如果需要内固定则尽量避免采用金属内固定，以降低感染率及内植物相关并发症，有条件时应用可吸收内固定材料，辅以外固定。对于踝关节血友病终末期改变患者，关节融合术是最理想的治疗方法。此外，关节融合术可作为关节置换术失败后的补救措施。

精湛的手术技术和丰富的操作经验是血友病性骨关节病手术成功的关键，但做好围术期凝血因子替代是其基础，而良好的康复及细致的护理是其保障。因此，血友病性骨关节病的外科治疗，需要骨科、血液科、康复理疗及护理人员等紧密配合参与。

（翁习生　翟吉良）

参 考 文 献

1. 华宝来,赵永强,陈丽霞,等.血友病诊断和治疗的专家共识.临床血液学杂志,2010,23(1):49-53

2. Srivastava A,Brewer AK,Mauser-Bunschoten EP,et al. Guidelines for the management of hemophilia. Haemophilia,2013,19(1):1-47

3. Brant EE,Jordan HH. Radiologic aspects of hemophilic pseudotumors in bone. Am J Roentgenol Radium Ther Nucl Med,1972,115(3):525-539

4. Issaivanan M,Shrikande MP,Mahapatra M,et al. Management of hemophilic pseudotumor of thumb in a child. J Pediatr Hematol Oncol,2004,26(2):128-132

5. Evatt BL. The natural evolution of haemophilia care:developing and sustaining comprehensive care globally. Haemophilia,2006,12(Suppl 3):13-21

6. Molho P,Verrier P,Stieltjes N,et al. A retrospective study onchemical and radioactive synovectomy in severe haemophiliapatients with recurrent haemarthrosis. Haemophilia,1999,5:115-123

7. Trieb K,Panotopoulos J,Hartl H,et al. Outcome of osteotomies for the treatment of haemophilic arthropathy of the knee. Langenbecks Arch Surg,2004,389:209-212

8. Kiely PD,Mcmahon C,Smith OP,et al. The treatment of flexion contracture of the knee using the Ilizarov technique in a child with haemophilia B. Haemophilia,2003,9:336-339

9. Sikkema T,Boerboom AL,Meijer K. A comparison between the complications and long-term outcome of hip and knee replacement therapy in patients with and without haemophilia:a controlled retrospective cohort study. Haemophilia,2011,17(2):300-303

10. Hermans C,Hammer F,Lobet S,et al.Subclinical deep venous thrombosis observed in 10% of hemophilic patients undergoing major orthopedic surgery. J Thromb Haemost,2010,8(5):1138-1140

11. Knutson K,Leden I,Sturfelt G,et al. Nerve palsy after knee arthroplasty in patients with rheumatoid arthritis. Scand J Rheumatol,1983,12(3):201-205

12. Feng B,Weng XS,Lin J,et al. Outcome of total knee arthroplasty combined patelloplasty for end-stage type A hemophilic arthropathy. Knee,2012,19(2):107-111

13. Zhai JL,Weng XS,Peng HM,et al. Common complications after arthroplasty in patients with haemophilia--a Chinese experience. Haemophilia,2015,21(3):230-232

14. Zhai J,Weng X,Zhang B,et al. Surgical management of hemophilic pseudotumor complicated by destructive osteoarthropathy. Blood Coagul Fibrinolysis,2015,26(4):373-377

15. Bian Y,Weng XS,Zhai J. Multiple intraosseous pseudotumours of distal radius and hands in a patient with haemophilia A:case report.Haemophilia,2014,20(6):432-435

16. Zhang J,Wang S,Weng X,et al. Posterior vertebral column resection in a 10-year-old boy with haemophilia B and congenital kyphosis--a case report and literature review. Haemophilia,2014,20(5):364-367

17. 高增鑫,翁习生,邱贵兴,等.血友病性假瘤的临床特点分析.中华医学杂志,2008,88(17):1181-1184

18. 高增鑫,邱贵兴,翁习生,等.关节成形术治疗血友病性关节病.中华外科杂志,2008,46(11):809-812

19. 翁习生,高增鑫,林进,等.血友病性假瘤的诊断与治疗.中国骨与关节外科,2008,1(2):129-134

20. 冯宾,翁习生,林进,等.全膝关节置换术治疗甲型血友病膝关节病变的疗效分析.中华骨科杂志,2010,30(30):363-368

21. 李其一,翁习生,秦泗河,等.改良 Ilizarov 技术矫治血友病儿童双膝关节重度屈曲畸形.中国骨与关节外科,2011,4(5):422-426

22. 李其一,郭文娟,仉建国.血友病乙患者脊柱后凸矫形手术围术期处理.中国骨与关节外科,2011,4(3):

256-260

23. 翟吉良,翁习生,彭慧明,等.血友病性关节炎及骨关节炎患者膝关节置换术后出血量的比较.中国医学科学院学报,2012,34(6):613-616

24. 翟吉良,翁习生,彭慧明,等.甲型血友病合并抗体阳性患者骨科大手术的替代治疗三例.中华医学杂志,2012,92(31):2229-2230

25. 翟吉良,翁习生,彭慧明,等.重组活化人凝血因子Ⅶ替代下手术治疗血友病性假瘤合并FⅧ抗体患者1例报告.中国骨与关节外科,2013,6(1):1-3

26. 翟吉良,翁习生,林进,等.人工全髋关节置换术治疗血友病性关节炎的中期疗效观察.中国骨与关节外科,2013,6(5):1-4

第二章

血友病性骨关节病的发病机制

第一节　血友病的病因和发病机制

　　凝血因子是人体内引起血液凝固、具有止血功能的生物活性蛋白,主要的凝血因子有13种,以罗马数字表示为:Ⅰ、Ⅱ……ⅩⅢ。根据血浆中缺乏的凝血因子不同,血友病可分为甲型、乙型及丙型三种类型。甲型血友病是由于凝血因子Ⅷ缺乏引起,亦称作血友病 A,是临床上最常见的血友病,约占血友病人数的 85%;乙型血友病是由于凝血因子Ⅸ缺乏引起,亦称作血友病 B,约占血友病人数的 15%;丙型血友病是由于凝血因子ⅩⅠ缺乏引起,在我国极为少见,且多为轻度出血,关节和肌肉出血甚少。

　　甲型和乙型血友病均为性染色体连锁隐性遗传性疾病,而丙型血友病则为常染色体隐性遗传性疾病。其中最常见的为甲型血友病,其致病基因位于 X 染色体上,也就是女性携带基因,导致下一代男性发病,而下一代女性均为正常人,也称隔代遗传。

　　甲型和乙型血友病由于缺乏凝血因子Ⅷ和Ⅸ,可影响内源性凝血系统中的凝血酶原转变为凝血酶,使纤维蛋白原无法形成纤维蛋白而致出血,而且由于正常关节的滑膜组织中缺乏组织因子,不能通过外源性凝血系统止血。因此,血友病患者的突出特征为关节和肌肉出血,并且由于反复出血导致骨质破坏和关节畸形,并最终导致关节功能丧失。

第二节　血友病性骨关节病的病理生理

　　血友病性骨关节病是关节腔内反复出血的结果,它具有两个主要特征:慢性滑膜炎和关节软骨破坏。

　　血友病性滑膜炎是滑膜组织的增生性病变,在血液渗至关节的数小时内,关节囊会扩张,其后发生滑膜组织急性反应,表现为多形核细胞及单核细胞和淋巴细胞浸润。急性发作约 1 周后缓解,关节腔内的血液逐渐被滑膜内衬细胞和侵入的巨噬细胞清除。但是在反复发作关节内出血后,出血量超过了巨噬细胞的清除能力,残余的血液积存在关节腔内。反复出血后,滑膜组织内含铁血黄素沉积。铁与滑膜细胞增生及滑膜下层的血管细胞增生有关,被认为是引起慢性滑膜炎的主要因素。正常的滑膜组织很薄且大部分无血管分布,但滑膜增生和滑膜下层的新血管化导致形成具有绒毛、质脆、高度血管化的炎性滑膜组织(图 2-1),后者很容易在出血和微小应力下受损,从而形成一个恶性循环。滑膜过度增生还可导致关节疼痛和功能障碍。

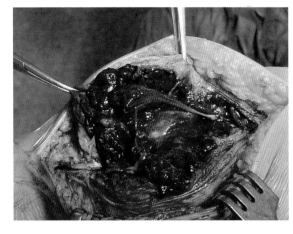

图 2-1　甲型血友病

患者男性,26 岁。左膝血友病性关节炎,人工膝关节置换术中见滑膜明显增生肥厚,滑膜内出血,富含血管及含铁血黄素,增生的滑膜呈绒毛结节样,充满关节腔

　　关节软骨破坏是浸润至滑膜的炎症细胞产生的酶和细胞因子介导的。此外,关节内积血导致的关节囊机械性扩张和关节间隙压力增加会引起软骨细胞凋亡和蛋白多糖合成受抑制,后者也可引起关节软骨破坏(图 2-2),关节软骨因此无法恢复软骨基质,从而导致永久性的关节破坏。

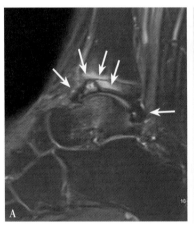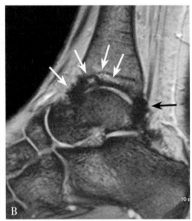

图 2-2　血友病踝关节病变 MRI

T_2 相(A)见胫骨远端信号增高,局部可见缺损;T_1 相(B)见胫骨远端信号降低,提示胫骨远端软骨水肿、局部发生骨侵蚀

　　综上所述,血友病性骨关节病同时具有炎性和退变性骨关节病的特征,类似于类风湿关节炎,但二者又有不同之处,血友病性关节病的炎症状态呈局限性而非系统性。此外,应用电子显微镜检查发现,血友病性滑膜炎患者 75% 的滑膜细胞具有铁沉积(图 2-1),而类风湿关节患者只有 25% 的滑膜细胞具有铁沉积(图 2-3)。骨关节炎滑膜炎症较轻,滑膜较薄,急性期滑膜充血,静止期则接近透明(图 2-4)。

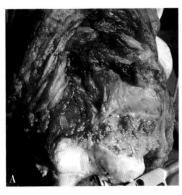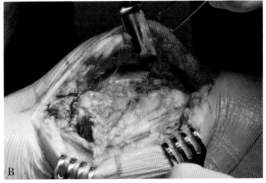

图 2-3　类风湿关节炎

人工膝关节置换术中所见,股骨髁前方滑膜增生伴充血及含铁血黄素沉着。图 A 滑膜增生较图 B 更明显,但病变程度较血友病性关节炎患者明显减轻

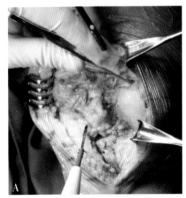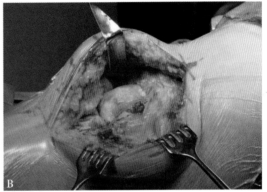

图 2-4　骨关节炎

人工膝关节置换术中所见,股骨前方滑膜轻度增生,无含铁血黄素沉着

第三节　血友病性骨关节病的发病机制

一、关节内出血和铁的作用

研究证实,血友病患者关节内反复出血会导致严重的关节破坏。很多作者报道了慢性关节积血状态下滑膜和软骨改变,但此状态下发生的关节早期改变尚不清楚。关节积血的短期效应或直接表现为疼痛、肿胀、皮温升高和肌肉痉挛,而反复关节内出血会引起关节破坏并最终导致关节畸形。关节内出血和关节损伤之间的延迟,使得很难明确血友病性关节病的确切发病机制。

很多关节疾病,如退变性的骨关节炎、炎症介导的类风湿关节炎、出血引起的血友病性关节病均可导致软骨破坏和滑膜组织的改变。一些介质被认为参与了上述改变,例如酶、细胞因子、氧化代谢产物和铁。

目前主要基于体外研究和临床试验,认为滑膜分解代谢活跃是因为过多的与血液成分接触,继而引发软骨破坏。最新研究显示,铁会诱导细胞增生相关基因的表达。磁共振显像显示滑膜组织中有铁沉积,这可反映血友病性关节病的严重程度。其他研究显示,关节软骨接触血液后会出现软骨细胞活性和软骨基质完整性的改变。然而以上观点仅来源于有限的研究,目前对血友病性关节病的软骨损害机制知之甚少,可能其确切的病理生理机制是多种因素导致的,包括退变性软骨介导和炎性滑膜介导等双重作用。

血液反复渗至关节腔内是导致滑膜和软骨改变的主要因素,滑膜改变被认为早于软骨改变。持续关节内出血时,来源于红细胞的铁逐渐聚积于关节腔内,此时滑膜巨噬细胞无法及时清除,后者被认为是滑膜炎症的诱发因素。滑膜炎症最终会导致关节损伤,一般在初次出血发作的几年后较为明显。滑膜改变的一个重要特征是滑膜铁(含铁血黄素)沉积。关节积血实验模型导致的滑膜改变与人类血友病患者中所见相似。含铁血黄素沉积被认为会引发滑膜细胞肥大(形成绒毛)和滑膜下层新生血管形成、血管分布增多。含铁血黄素沉积还会引起滑膜组织淋巴细胞浸润,但此时看不到类风湿关节炎滑膜组织中的淋巴细胞滤泡。与炎性关节炎如类风湿关节炎相比,此时的炎症改变程度较轻。反复关节内出血导致的滑膜组织铁沉积也见于一些其他关节疾病,如色素沉着绒毛结节性滑膜炎、滑膜血管瘤和含铁血黄素性滑膜炎等。这些疾病均会导致类似于血友病性关节病的关节破坏,提示滑膜组织中铁沉积在血液导致软骨破坏的发病机制中确实扮演了重要的角色。铁作为血红蛋白的降解产物,其聚积可直接刺激滑膜细胞增生并引起炎症细胞的浸润,后者随之产生可导致关节软骨破坏的基质金属蛋白酶和细胞因子活化并释放。

通过观察血友病患者膝关节手术的滑膜可以发现,所有患者的滑膜组织在靠近正常外观处均可见含铁血黄素沉积样改变,这一发现为分析滑膜组织铁沉积的影响提供了一个模型。这种外观不仅与组织学的铁沉积,还与组织的炎症和分解代谢活性相符。这一结果显示滑膜组织局限性铁沉积与促炎症细胞因子的产生和抑制人软骨基质形成的能力相关。这一发现支持铁在引起滑膜改变和产生对关节软骨有害的分解代谢介质中起主要作用的假说。这一假说认为铁可能是通过诱导与滑膜细胞增生及细胞因子合成相关的基因表达而发挥作用的。体外实验中,铁以剂量依赖的方式增加原癌基因 c-myc 的表达和人滑膜细胞的增生。滑膜增生可以使用神经酰胺阻滞,后者可引起细胞凋亡。铁还可诱导 mdm2 基因的表达,后者是一种 p53 肿瘤抑制基因结合蛋白,可导致滑膜细胞停止凋亡。p53 肿瘤抑制基因结合蛋白帮助细胞维持基因组的完整性并通过诱导细胞周期停滞或凋亡来协调细胞对 DNA 损伤的反应,p53 失活是导致肿瘤性转化的最常见原因之一。

尚不清楚含铁血黄素是否直接参与刺激细胞因子的产生,更可能是由滑液细胞和关节内巨噬细胞的吞噬作用刺激了细胞因子的产生。然而,组织学上含铁血黄素性滑膜组织的炎症性改变,较炎性关节疾病如类风湿关节炎要轻。

　　除了诱发滑膜改变,关节内积血还可对软骨直接产生损害,这一作用早于滑膜改变且与后者无关。研究证明,导致软骨损伤的最初过程是软骨短时间接触血液的结果,滑膜炎症改变继发于软骨损伤过程。通过体外关节积血模型可以清楚地发现这一过程。生化和代谢分析显示,人软骨体外短时间接触血液后,软骨细胞代谢活性会发生微小但不可逆的改变。这些改变在临床上无法察觉,但可能在血液引起关节病的发病机制中起到一定作用。人关节软骨是由相对少量的软骨细胞包埋于大量的细胞外基质中组成的,这种细胞基质主要由胶原和蛋白多糖构成。这些基质成分不断更新,在合成和降解间维持精确的平衡。一些介质例如生长因子、酶、细胞因子和氧化代谢产物及其天然抑制剂参与维持这一平衡,当基质成分合成和降解间不平衡时,这些介质还参与软骨破坏。这些研究结果显示,人类关节软骨短时(4 天,即预计自然条件下人类关节清除血液所需的时间)接触 50% 浓度的全血(关节内出血时的血液浓度预计可达 100%)会引起持续的损伤效应,出现蛋白多糖合成显著抑制和释放增加,导致基质中蛋白多糖丢失。这些生化改变不伴有组织学或大体改变,然而这些研究显示,短时接触全血引起的软骨改变可导致蛋白多糖合成的持续抑制和蛋白多糖总量的持续减少。随着时间的延长,可能会发生组织学和大体改变。为了更好地认识血液引起软骨损伤的机制,了解何种血液成分导致软骨改变很关键。体外研究显示,单个核细胞显著抑制蛋白多糖合成,这种抑制作用在对类风湿关节炎患者血液的研究中曾有报道。可能的机制包括但不限于溶酶体酶以及分解代谢细胞因子例如 IL-1 和 TNF-α 的作用,然而这些作用被证实是暂时性的。体外研究显示,与单独血液成分相比,全血可引起蛋白多糖合成的持续抑制及黏多糖释放的持续增加。只有单个核细胞和红细胞组合才产生类似于全血的作用,对这一组合导致的不可逆改变的一种解释是,单个核细胞中的单核细胞/巨噬细胞产生的细胞因子如 IL-1,诱发软骨细胞产生的氧化代谢产物经铁催化而转化为羟自由基。这些结果提示血液对软骨产生直接损害,滑膜在软骨损伤中也起重要作用。

二、体内试验

　　除滑膜改变外,软骨损伤最初可能是由血液直接引起的。这种软骨损伤可能继而引起除含铁血黄素介导以外的其他炎症反应。犬体内研究结果显示,犬软骨在体内相对短时(4 天)暴露于全血会发生软骨基质生化和组化、软骨细胞代谢活性以及滑膜的持续改变。最近的研究还显示,未成熟软骨较成熟的关节软骨对血液导致的损伤更敏感,这可进一步解释血友病关节病变患者年龄较轻而关节损伤却较重。从长远来看,这些生化改变预示不可逆的关节损伤。蛋白多糖丢失和总量减少持续至少 16 天。第 16 天时,尽管蛋白多糖的合成增加,但蛋白多糖的总量仍较低。从第 4~16 天,蛋白多糖的合成由受抑制变为受刺激,然而蛋白多糖总量仍较低,提示通过蛋白多糖合成增加来修复软骨是无效的。

　　软骨肿胀是骨关节炎软骨的早期表现和重要标志,由胶原网络破坏所引起。相互交联的三维胶原网络是产生软骨张力的结构,这一网络被蛋白溶解酶、过度机械负荷和氧化代谢产物破坏后会导致病理改变。在犬体内研究中,第 4 天时与对照组相比,注射血液的关节可发生轻微的胶原网络损伤,提示关节软骨短时暴露于血液内也能损害胶原网络。这些体内研究证实了体外研究的结果,即来自血红蛋白的铁与单核细胞 / 巨噬细胞释放的 IL-1 导致羟自由基形成增加,后者导致软骨细胞永久性损伤(凋亡)。这提示短时暴露于血液本身参与了这一胶原破坏过程,而不是 16 天时出现的明显的滑膜炎。

最新研究显示,关于血液对软骨长期作用的体外和体内试验结果存在差异。人或犬软骨体外短期(4 天)暴露于全血,可抑制蛋白多糖的合成超过 98%(第 4 天),这种抑制作用可持续至 10 周。体内软骨短期暴露于血液后不久即可引起软骨蛋白多糖更新发生改变,然而末次注射后 10 周,软骨基质恢复正常,未发生滑膜炎症和破坏。对犬体内试验关节出血后恢复的一种解释是,软骨改变仅仅使其易于发生急性损伤,但还需要其他因素(例如机械性)共同作用才能引起永久性关节损伤。犬体内研究的这些发现涉及血液对软骨蛋白多糖和胶原的作用,并且和 Convery 等的发现相一致。他发现 14 只杂种犬的关节积血 4 周后即已出现黏多糖容量显著减少,12 周后胶原总量显著改变,16 周后关节软骨出现形态学改变。8 周后对关节表面进行生理分析显示,与对照软骨相比,其更易发生变形且对抗剪切力的能力减弱。此外,Parsons 等在动物模型中发现,关节内积血持续 10 天会导致软骨顺应性显著增加。他将这种改变归因于蛋白多糖的丢失,关节内血液引起的胶原损害也参与其中,两种机制共同作用,而且这些改变发生于软骨短时暴露于关节内血液后。

上述研究显示,滑膜炎参与了关节内出血导致的关节损伤,但并不是唯一的机制,可能涉及数种病理过程,这些病理过程同时或顺序发生。

三、病理生理

血友病性骨关节病的发病机制是多方面的,包括软骨退变和滑膜炎症。关节内血液首先直接作用于软骨,这是铁催化形成氧化代谢产物(导致软骨细胞凋亡)的结果,然后含铁血黄素诱发滑膜改变。两个过程同时或顺序进行,并最终导致纤维化和关节破坏,尽管他们可相互影响但并不相互依赖。图 2-5 是血友病性关节病的病理生理学示意图,铁诱导细胞增生相关基因的表达,炎症介质导致软骨细胞活性和软骨基质完整性的改变。

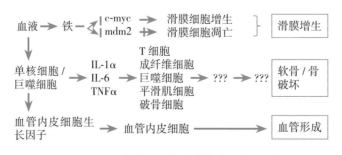

图 2-5　血友病性骨关节病的病理生理学

(盛　林)

参 考 文 献

1. Roosendaal G, Lafeber FP. Pathogenesis of haemophilic arthropathy. Haemophilia, 2006, 12 (Suppl 3): 117-121

2. Lafeber FPJG, Miossec P, Valentino LA. Physiopathology of haemophilic arthropathy. Haemophilia, 2008, 14 (Suppl 4): 3-9

3. Madhok R, Bennett D, Sturrock RD, et al. Mechanisms of joint damage in an experimental model of haemophilic arthritis. Arthritis Rheum, 1988, 31: 1148-1155

4. Stein H, Duthie RB. The pathogenesis of chronic haemophilic arthropathy. J Bone Joint Surg, 1981, 63: 601-609

5. Madhok R, York J, Sturrock RD. Haemophilic arthritis. Ann Rheum Dis, 1991, 50: 588-591

6. Zeman DH, Roberts ED, Shoji H, et al. Experimental haemarthrosis in rhesus monkeys: morphometric, biochemical and metabolic analyses. J Com Pathol, 1991, 104: 129-139

7. Wen FQ, Jabbar AA, Chen YX, et al. C-myc proto-oncogene expression in hemophilic synovitis: in vitro studies of the effects of iron and ceramide. Blood, 2002, 100: 912-916.

8. Valentino LA, Hakobyan N, Kazarian T, et al. Experimental haemophilic synovitis: rationale and development of a murine model of human factor Ⅷ deficiency. Haemophilia, 2004, 10: 280-287

9. Hakobyan N, Kazarian T, Valentiono LA. Synovitis in a murine model of human factor Ⅷ deficiency. Haemophilia, 2005, 11: 227-232

10. Hakobyan N, Kazarian T, Jabbar AA, et al. Pathobiology of hemophilic synovitis: over-expression of mdm2 oncogene. Blood, 2004, 104: 2060-2064

11. Abrahams TG, Pavlov H, Bansal M, et al. Concentric joints space narrowing of the hip associated with hemosiderotic synovitis (HS) including pigmented villo-nodular synovitis (PVNS). Skeletal Radiol, 1988, 17: 37-45

12. Morris CJ, Blake DR, Wainwright AC, et al. Relationship between iron deposits and tissue damage in the synovium: an ultra structural study. Ann Rheum Dis, 1986, 45: 21-26

13. Roosendaal G, Vianen ME, Wenting MJG, et al. Iron deposits and catabolic properties of synovial tissue from patients with haemophilia. J Bone Joint Surg, 1998, 540-545

14. Roosendaal G, Van Rinsum AC, Vianen ME, et al. Haemophilic arthropathy resembles degenerative rather than inflammatory joint disease. Histopathology, 1999, 34: 144-153

15. Roosendaal G, Vianen ME, van Den Berg HM, et al. Cartilage damage as a result of hemarthrosis in a human in vitro model. J Rheumatol, 1997, 24: 1350-1354

16. Roosendaal G, Vianen ME, Marx JJM, et al. Blood induced joint damage: a human in vitro study. Arthritis Rheum, 1999, 42: 1025-1032

17. Hooiveld MJJ, Roosendaal G, van Den Berg HM, et al. Blood-induced joint damage: long-term effects in vivo and in vitro. J Rheumatol, 2003, 30: 339-344

18. Niibayashi H, Shimizu K, Suzuki K, et al. Proteoglycan degradation in hemarthrosis. Intraarticular, autologous blood injection in rat knees. Acta Orthop Scand, 1995, 66: 73-79

19. Burkhardt H, Schwingel M, Menninger H, et al. Oxygen radicals as effectors of cartilage destruction. Direct degradative effect on matrⅨ components and indirect action via activation of latent collagenase from polymorpho-nuclear leukocytes. Arthritis Rheum, 1986, 29: 379-387

20. Hooiveld MJJ, Roosendaal G, Wenting M, et al. Short-term exposure of cartilage to blood results in chondrocyte apoptosis. Am J Pathol, 2003, 162: 943-951

21. Hooiveld MJJ, Roosendaal G, van den Berg HM, et al. Hemoglobin-derived irondependent hydroxyl radical formation in bloodinduced joint damage: an in vitro study. Rheumatology, 2003, 42: 784-790

22. Roosendaal G,TeKoppele JM,Vianen ME,et al. Blood induced joint damage:a canine in vivo study. Arthritis Rheum,1999,42:1033-1039

23. Roosendaal G,TeKoppele JM,Vianen ME,et al. Articular cartilage is more susceptible to blood-induced cartilage damage at young age than old age. J Rheumatol,2000,27:1740-174

24. Hooiveld MJJ,Roosendaal G,Vianen M,et al. Immature articular cartilage is more susceptible to blood-induced damage than mature articular cartilage:an animal in vivo study. Arthritis Rheum,2003,48:396-403

第三章

血友病的分型和临床表现

第一节　血友病的分型

根据患者出血的严重程度及血浆 FⅧ活性(FⅧ:C)/FⅨ活性(FⅨ:C)的水平,国内将血友病 A/B 分为四型(表 3-1)。北京协和医院骨科收治的 167 例血友病患者中,重型占 51.3%,中型占 38.5%,轻型占 10.3%。

表 3-1　我国血友病分型标准

分型	FⅧ:C/FⅨ:C 水平 %(U/ml)	出血严重程度
重型	<1(＜0.01)	自发性反复出血,见于关节、肌肉、内脏、皮肤、黏膜等
中型	1~5(0.01~0.05)	有自发性出血,多在创伤、手术后严重出血
轻型	5~25(0.05~0.25)	无自发性出血,创伤、手术后出血明显
亚临床型	25~45(0.25~0.45)	常在创伤、手术后异常出血

以上分型标准,虽然在各型之间存在某些重叠,但在国内仍被广泛使用,在指导临床诊断、治疗方面具有重要意义。国际上的血友病分型标准并不一致,Hougie 分型将血友病分为三型,无亚临床型,临床特点与我国标准相似,但重型 FⅧ:C 水平小于 1%,轻型 FⅧ:C 水平6%~30%。Wintrobe 分型与我国标准相比,除亚临床型 FⅧ:C 水平为 25%~50% 外其余相同。还有其他几种分型,区别在于 FⅧ:C 水平的范围有差别。

重型血友病常发生于日常活动引起的出血。患儿学步前无关节出血,以软组织出血多见;开始走路后经常发生关节出血,如果没有有效的替代治疗,患者因反复关节出血常在成年前出现慢性血友病性关节病,这是重型血友病的特点。但是即便是重型血友病患者,其出血的发作也是间歇性的,数周、数月甚至多年不发生严重出血并不少见,也有成年后才诊断的重型病例。

中型血友病可有血肿和关节出血,且常由明确的创伤所引起。少数可有关节畸形,但很少在成年前出现。

轻型血友病极少有关节出血,更不发生关节畸形,也不易发生出血,许多患者可回忆起由明显创伤引起的轻微而易被忽略的出血病史,通常因手术引起的出血而最终确诊。

第二节　血友病的临床表现

典型血友病患者常幼年发病,自发或轻度外伤后因凝血功能障碍致出血不能自发停止,严重者在较剧烈活动后也可自发性出血,特别是关节、肌肉等部位出血,长期发作可以影响骨关节的生长发育,导致关节畸形及肌肉萎缩,以致四肢(主要为下肢)活动困难,严重者不能行走。

(一) 病史

本病主要为男性发病,有阳性家族史者占 50% 左右。有家族史者符合 X 连锁隐性遗传的规律。女性纯合子型可发生,但极少见。典型患者自幼年发病,出血与生俱来、伴随终身。

(二) 出血及相关症状

1. 关节出血　关节出血是本病最常见和最具特征性的表现,见于 2/3 以上的病例,也是血友病患者致残的主要原因。关节出血常发生在行走、创伤和运动后。关节出血的好发部位依次为膝、踝、肘、髋、肩和腕关节。关节出血与该关节的承重和活动强度有关,而铰链关节较杵臼关节的抗旋转应力差,因此膝、肘等关节更易出血。学步前儿童很少有关节出血。关节出血常来自该关节的滑膜血管,血液进入关节腔和骨骺等部位。关节出血开始时有轻微的关节不适,历时数分钟到数小时,然后疼痛逐渐加剧。出血关节局部肿胀、发热,血液渗入皮肤或皮下时可有发红和淤斑、关节活动受限。有时患者可伴有低热,但持续发热常提示合并感染。由于关节自身结构的关系,其出血常呈自限性。当关节出血停止后,一些患者关节内血液在数天至数周内逐渐吸收、关节功能逐渐恢复。反复关节出血使关节形成慢性损伤滑膜炎、关节软骨破坏、骨质增生和萎缩,关节面唇样增生和骨赘形成、关节腔狭窄以及骨坏死和囊性变,最终导致各种关节畸形和功能障碍,严重者出现跛行。

根据关节出血的临床进程,一般可分为三期。

(1) 急性关节血肿:自发性或轻微外伤引起的关节出血可引起急性关节血肿。重型血友病患儿典型的第 1 次关节出血常发生在 2 岁以前,但也可发生在 2 岁以后。出血的原发灶是滑膜,它非常脆弱、血管丰富、有润滑关节腔的功能。关节出血早期患者会有麻痒刺痛感和关节紧绷感,这种表现很快发展为关节急性出血的临床特征:疼痛、肿胀、活动受限。一旦血液充满关节腔,关节就会出现肿胀、发热、触痛,关节被迫采取舒适的弯曲体位,只要体位稍有变化就会引起疼痛。因此,很多患者为减轻疼痛而采用一些特殊的姿势,久而久之,不仅限制了出血肢体的活动,而且由于长期活动受限、保持被动体位或姿势会引起继发性肌肉挛缩和关节畸形。如未及时治疗,随着出血关节内压力逐渐增大,疼痛逐渐难以忍受,直至关节腔内压力升高和关节内血液激活凝血机制使出血停止而终止。关节疼痛和肿胀以及伴随的皮肤青紫在几周后逐渐消退。值得注意的是,再次出血易发生在此前曾出血的同一关节,由此导致靶关节反复出血,形成慢性关节血肿,直至关节弥漫性病变。

(2) 慢性滑膜炎:关节反复出血时,滑膜出现慢性炎症并增生,导致滑膜持续肥厚、关节中度肿胀,但疼痛并不剧烈。虽然受累关节保存一定的活动范围,但常存在肌肉萎缩和韧带松弛,后两者会进一步加大关节机械应力,且滑膜因脆弱充血而更易出血,从而导致出血-滑膜炎-再出血的恶性循环。

(3) 慢性血友病关节病变:由于出血时间长,陈旧性关节积血、血肿机化、滑膜逐渐增厚并使关节软骨破坏、骨质受损,以至于关节僵硬、强直及畸形,最终发展为骨性融合并造成永久性残疾。

为准确评估血友病关节病变的病情,1981 年世界血友病联合会(World Federation of Hemophilia)提出了综合临床和影像学评估的评分系统,具体包括出血频率分级、关节疼痛评分、临床评估和影像学评估 4 个方面(表 3-2~5)。

表 3-2　血友病患者关节出血频率分级

分级	出血
0	没有出血
1	无大量出血,1~3 次少量出血
2	1~2 次大量出血或 4~6 次少量出血
3	至少 3 次大量出血或至少 7 次少量出血

注:任一年内出血次数:少量出血 疼痛、肿胀和关节功能受限较轻,治疗 24 小时内出血停止;大量出血 严重的疼痛、关节积液和活动受限,治疗 24 小时内不能控制出血

表 3-3　关节疼痛评分

评分	疼痛
0	无痛
1	轻微疼痛,偶尔使用镇痛药物,关节功能正常
2	中度疼痛,偶尔使用镇痛药物,关节功能稍有异常
3	严重疼痛,频繁使用镇痛药物,明显关节功能障碍

表 3-4　血友病关节病变临床评分(除外疼痛,0~12 分)

临床体征	评分
肿胀	0~2(0= 无;2= 有)
肌肉萎缩	0~1(0= 无;1= 有)
轴向畸形	0~2(0= 无;1= 小于 10°;2= 大于 10°)
活动摩擦音	0~1(0= 无;1= 有)
屈曲挛缩	0~2(0= 无;1= 小于 15°;2= 大于 15°)
活动范围减少	0~2(0= 不超过 10%;1= 10%~33.33%;2= 超过 33.33%)
关节不稳	0~2(0= 无;1= 有,但可满足正常活动 2= 有,导致功能缺陷,需佩戴支具)

表 3-5   血友病关节病变影像学评分 (0~13 分)

影像学改变	评分
骨质疏松	0~1 (0= 无；1= 有)
骨端增大	0~1 (0= 无；1= 有)
软骨下关节面不规整	0~1 (0= 无；1= 累及部分关节面；2= 累及全部关节面)
关节间隙变窄	0~2 (0= 无；1= 变窄少于 1mm；2= 变窄超过 1mm)
软骨下囊性变	0~2 (0= 无；1=1 个囊性变；2= 超过 1 个囊性变)
关节边缘侵蚀	0~1 (0= 无；1= 有)
关节对合不良	0~2 (0= 无；1= 轻度；2= 明显)
关节畸形 (成角或脱位)	0~2 (0= 无；1= 轻度；2= 明显)

按照上述四个表格分别评分，血友病终末期关节病变评分表示为 3∶3∶12∶13。

2. 肌肉出血   肌肉出血和血肿是血友病的特征表现之一，少见于其他出血性疾病。肌肉出血常在创伤或活动后发生，也可在无明显创伤的情况下发生；肌肉出血可发生在任何部位，但用力肌群更易发生。约 75% 患者发生过肌肉出血和血肿，其出血的好发部位依次为小腿、大腿、臀部、前臂和腹部。

肌肉出血通常涉及一组肌肉，而不是单块肌肉。出血时，可感觉肌肉僵硬、疼痛，并出现肿胀发热，在活动或触摸时疼痛加剧。肿胀可压迫神经、阻断血液和氧气供应，引起刺痛和麻木感或针刺感，若不迅速处理，可造成永久性神经损伤、肌肉坏死和畸形。如果出血部位贴近皮肤，皮肤可出现青紫。反复出血会导致肌肉产生瘢痕组织伴肌无力或形成假性肿瘤。出血和肌无力使患者活动减少，可致肌萎缩，进一步加剧肌无力。萎缩和力量减退的肌肉无法保护关节，引起或加剧关节出血。

肌肉血肿根据部位可分为四类。

(1) 出血进入筋膜紧密的肌肉时，引起筋膜室压力升高，容易导致骨筋膜室综合征，引起肌肉 (如小腿前外侧间室)、肌腱 (如前臂或手掌的 Volkmann 挛缩) 或血管神经束损伤。临床表现为局部肿胀、疼痛并逐渐出现肢体远端麻木、瘫痪、动脉搏动消失，最终导致广泛坏死。多数血友病患者会出现跟腱挛缩、马蹄足畸形，大多是由腓肠肌内出血所致。

(2) 颈部肌肉血肿则可能阻塞气道，危及生命。

(3) 血肿位于筋膜松弛的肌肉内时，很少引起血管神经损伤，但可能出现危及生命的失血，在儿童尤应警惕。

(4) 其他部位的血肿引起的并发症较轻，多与治疗不当有关，包括肌肉或肌腱的挛缩、感染、假瘤等。

3. 皮肤和黏膜出血   皮肤和黏膜出血并非血友病的特征性表现，其他出血性疾病也常有皮肤和黏膜出血。血友病皮肤出血的特点不表现为出血点，而呈片状淤斑并常伴有皮下硬结，此系真皮层以下部位出血形成的小血肿，常因轻微创伤引起。皮肤有较大伤口时常出血不止。黏膜出血亦常见，齿龈、舌和其他口腔黏膜部位的小伤口常出血持续不止，若不进行替代治疗,可导致严重失血。消化道出血不少见,出血常较严重,可因食物损伤上消化道黏膜或消化性溃疡引起。

4. 血友病性假瘤 血友病性假瘤又称血友病囊肿,是一种罕见和严重的血友病并发症。首先由 Starker 提出并描述,是指在血友病基础上形成的一种累及骨组织、进行性增大的球形瘤样肿物,是由于软组织出血,常是临近骨骼的肌肉出血治疗不充分造成的。

血友病中假瘤的发生率为 1%~2%。常见部位是大腿、骨盆和髂腰肌,也可发生在臀部、小腿、足、前臂和手。血友病患者局部创伤出血后在骨膜下、肌腱筋膜下形成囊性血肿,若血肿内血液不吸收则血液破坏降解,造成局部渗透压增高。囊内反复出血常在数年内体积逐渐增大,从而压迫破坏和腐蚀周围组织形成假肿瘤。临床上以无痛性、渐进性增大的肿块为特征,可见肿块处皮肤变薄、呈紫褐色,累及关节者可表现为关节功能进行性受损。如果不进行治疗,血友病性假瘤可以形成巨大的肿块,压迫神经、血管和引起病理性骨折,通过皮肤可以形成瘘管,并可出现关节畸形和功能障碍。

根据血友病性假瘤的部位可将其分为三型:肌间型、骨膜下型、骨内型。肌间型:位于肌肉内,除非发生钙化,普通 X 线很难发现;骨膜下型:位于骨膜下,可以导致骨侵蚀和骨膜反应;骨内型:发生于骨内,常见于股骨、骨盆、胫骨和手的小骨,可以为髓内或偏心,导致骨膨胀和骨皮质变薄、破坏并取代正常骨结构,持续发展最终可导致畸形和病理性骨折。

5. 泌尿系统出血 重型血友病患者常见。尿色可呈棕红色或鲜红色,由出血量多少而定。出血部位一般在肾实质,多为单侧,出血量一般不大。

6. 手术后出血 没有进行替代治疗的血友病患者手术时常导致严重的出血。出血不仅发生在手术中;尽管已充分止血,手术后数小时甚至数天后出现严重出血亦很常见;手术切口常不愈合或愈合不良。因此无论是大手术或小手术,均需进行替代治疗直至伤口愈合。此外,拔牙后出血、肌内注射引起注射部位的巨大血肿也很常见,常需凝血因子替代治疗才能止血。

（三）血肿压迫症状

1. 血肿压迫周围神经可致局部疼痛、麻木及肌肉萎缩。

2. 压迫血管、输尿管引起症状。

3. 压迫胸腹腔等脏器,影响内脏功能（图 3-1）。

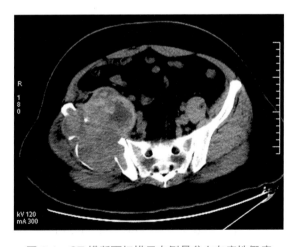

图 3-1 CT 横断面扫描示右侧骨盆血友病性假瘤
侵蚀髂骨并进入盆腔、压迫盆腔内脏器,髂骨近于消失

第三节　血友病性骨关节病住院患者病毒感染现况

　　血友病是一组遗传性出血性疾病,因需频繁接受异体输血及凝血因子输入,被认为是输血相关病毒感染的高危人群;同时由于血友病患者关节腔、肌肉深层反复出血,此人群易发生骨关节病变,接受骨关节手术患者也越来越多。如果血友病患者感染输血相关病毒,将会有更高的手术风险,但目前对骨关节外科手术的血友病患者病毒感染情况尚无报道。

　　北京协和医院骨科统计分析了 1996 年 7 月 ~2015 年 11 月 166 例因骨关节病住院治疗的血友病患者病毒感染现状,患者全部为男性,平均年龄 21 岁。其中甲型血友病 149 例,乙型血友病 17 例。入院时检测阳性结果 46 例(27.7%):抗 HCV 阳性 42 例(25.3%),HBsAg 阳性 6 例(3.6%),抗 HIV 阳性 1 例(0.6%),RPR 阳性 1 例(0.6%)。其中,抗 HCV 阳性合并抗 HIV 阳性 1 例(0.6%),抗 HCV 阳性合并 RPR 阳性 1 例(0.6%),抗 HCV 阳性合并 HBsAg 阳性 2 例(1.2%)。甲型血友病患者抗 HCV 阳性 39 例(27.8%);乙型血友病患者 HCV 阳性 3 例(17.6%)。

　　1991 年日本对 210 例血友病患者检测了抗 HCV、抗 HIV,其阳性率分别高达 75.2% 和 28.4%;1994 年德国 Wagner 等调查 116 例血友病的抗 HCV 阳性率为 56.9%;而印度加尔各答学者 Sengupta 等报道抗 HCV 阳性率为 27%(10/37)。国外学者报道的血友病人群 HCV 发病率高的原因可能与输注大量混合的未经病毒灭活的人血浆 FⅧ制剂有关,但仍存在明显地区差异。国内正常人群的抗 HCV 阳性率为 3.04%。王迅等报道 1991 年为上海供血的不同地区 800 名供血者的抗 HCV 阳性率为 5.25%,输血后丙型肝炎的发病率为 9.5%~13.1%;张培芳等检测 162 例血友病患者,其抗 HCV 阳性率为 20.37%;孙汝英等报道血友病患者抗 HCV 阳性率为 78.5%(22/28);孔智慧等报道抗 HCV 阳性率为 78.5%(31/35);李钦伟等报道 224 例甲型血友病患者抗 HCV 阳性率为 27.3%。北京协和医院骨科收治患者的抗 HCV 阳性率为 25.3%,明显低于上述报道,但远高于普通人群。分析其原因,一是我国 1993 年才正式规定对供血者检测抗 HCV,血友病患者输注此前的血液有可能感染 HCV;二是目前我国主要用 ELISA 法检测抗 HCV,不能排除“窗口期”的供血者;三是血友病患者输血次数远远多于一般患者,感染的机会相应增加。

　　北京协和医院骨科患者 HBsAg 阳性率为 3.6%,同丁培芳等报道的甲型血友病型人群 HBsAg 阳性率(4.32%)类似,而低于 Sengupta B 等报道的血友病人群 HBsAg 阳性率(9/37,24.3%),这可能是多年来开展对供血者进行 HBsAg 检测,将 HBsAg 阳性者淘汰有关。另外,有的血友病患者为了预防感染 HBV,注射了乙肝疫苗,因而减少了 HBV 的感染。

　　北京协和医院骨科患者梅毒及 HIV 感染较少,同国内报道基本一致。印度 Sengupta B 等报道抗 HIV 阳性率(24.3%,9/37),法国 Langar 等报道抗 HIV 阳性率(8.6%,6/70),显著高于本组病例,显示国内外血友病患者血液传播性疾病的种类仍有明显差别。英国学者 Yee

TT 认为 HIV 是发达国家血友病人群血液传播性疾病的主要因素,而发展中国家则较少受到影响,与输血制品来源不一相关。

(王兴山　彭慧明)

参 考 文 献

1. 华宝来,赵永强,陈丽霞,等.血友病诊断和治疗的专家共识.临床血液学杂志,2010,23(1):49-53
2. Srivastava A,Brewer AK,Mauser-Bunschoten EP,et al. Treatment Guidelines Working Group on Behalf of The World Federation Of Hemophilia. Guidelines for the management of hemophilia. Haemophilia,2013,19(1):1-47
3. Brant EE,Jordan HH. Radiologic aspects of hemophilic pseudotumors in bone. Am J Roentgenol Radium Ther Nucl Med,1972,115(3):525-539
4. Issaivanan M,Shrikande MP,Mahapatra M,et al. Management of hemophilic pseudotumor of thumb in a child. J Pediatr Hematol Oncol,2004,26(2):128-132
5. Christine A,Lee Erik E,Berntorp W. Keith Hoots. Textbook of Hemophilia,Second Edition. New Jersey:Blackwell Publishing Ltd,2010
6. 詹先玲.血友病患者丙肝抗体和其他病毒抗体的关系.国外医学 输血及血液学分册,1991,14(6):390
7. Wagner N,Rotthanwe HW. Hepatitis C contributes to liver disease in children and adolescents with hemophilia. Klin Padiatr,1994,206(1):40-44
8. Sengupta B,De M,Lahiri P,et a1.Sero-surveillance of transmissible hepatitis B&C viruses in asymptomatic HIV infection in haemophilics.Indian J Med Res,1992,95:256
9. 王迅,高峰,张钦鲜.上海地区输血后丙型肝炎感染的历史与现状.中国输血杂志,2001,14(6):395
10. 丁培芳,张心声,李钦伟,等.1992~2000年血友病甲患者HCV、HBV、HIV和梅毒感染情况调查分析.血栓与止血学,2002,(3):115-117
11. 孙汉英,刘文励.徐惠珍,等.血友病患者及家庭成员丙型肝炎病毒感染状况初步研究.中华内科杂志,1994,33(5):29
12. 孔智慧,周实华,龚萍,等.血友病A患者血制品治疗后HBV和HCV感染指标分析.临床输血与检验,2012,14(1):17-19
13. 张雪芹,王勤友,丁培芳,等.302例血友病甲因子Ⅷ用量的统计分析.中国输血杂志,2001,14(2):81
14. 李乃林.济南地区献血者抗HIV与病毒血清学检测情况分析.中国输血杂志,2004,17(3):193
15. 李钦伟,李信业,张心声,等.224例血友病A患者输血感染病毒状况研究.山东医药,2007,47(16):75
16. Langar H1,Triki H,Gouider E,et al. Blood-transmitted viral infections among haemophiliacs in Tunisia. Transfus Clin Biol,2005,12(4):301-305
17. Yee TT,Lee CA. Transfusion-transmitted infection in hemophilia in developing countries. Semin Thromb Hemost,2005,31(5):527-537

第四章

血友病性骨关节病的放射学表现

血友病因反复出血可导致关节滑膜、软骨病变以及骨质疏松,严重者发生关节强直、畸形等一系列的病理变化,导致血友病性骨关节病,常常累及承重的大关节,其好发部位依次为膝关节、踝关节、髋关节和肘关节。

第一节　血友病性骨关节病的一般改变

一般认为,血友病关节病变的发生和发展是多因素的,其中以关节滑膜炎为特征、以关节软骨的退行性改变为基础。

1. 关节周围软组织肿胀　早期关节出血使关节囊肿胀、关节间隙增宽。反复多次出血,关节内积血不能完全吸收,含铁血黄素沉着,刺激滑膜增生和关节囊纤维组织增厚,又因失用性肌萎缩使得关节周围软组织显得异常膨大。

2. 关节软骨改变　由于反复出血,滑膜绒毛侵蚀,同时因承重和损伤使得关节软骨破坏,继发退变性骨关节改变,表现为关节间隙变窄、关节面增生硬化、边缘骨质增生、软骨下骨囊性变。

3. 骨骺改变　在骨骼生长发育期发生的关节出血,因长期充血使骨骺提前出现、早期闭合,骨骺、干骺端增宽变方,这是血友病性骨关节病的一个特征性改变。

4. 血友病性假瘤　由于反复出血导致进行性增大的囊性包块,囊内可有纤维分割,从而形成多房间隔的假瘤。位于肌肉内的肿块使肌纤维变薄、移位,多层变薄的肌纤维常被误认为是假囊,在囊内常含有大量钙化、骨化、含铁血黄素沉积,骨膜下出血常常伴有反应性新骨形成。

第二节　血友病性骨关节病的影像学表现

一、膝关节

膝关节是血友病关节病变中累及最多的关节,除了上述一般病理改变以外,膝关节血友病性关节炎有其自身的特点。

由于血友病属于遗传性疾病,患儿自幼时便可出现关节内出血,且关节腔内的反复出血伴随其整个生长发育阶段。因此,膝关节的特征性改变除了疾病本身导致的关节破坏以外,部分与疾病导致的关节生长发育的继发性改变相关。

1. 骨骺、干骺端改变　在骨骼生长发育期,膝关节滑膜出血使骨骺提前出现、早期闭合,与正常膝关节相比(图 4-1),其骨骺、干骺端增宽变方,这是血友病性骨关节病的一个特征性改变(图 4-2),同时由于骨干发育狭细,使得股骨远端表现为一种类似高尔夫球杆样的头大颈细的形态,而胫骨侧则类似于高脚杯样表现(图 4-3)。

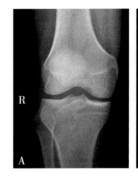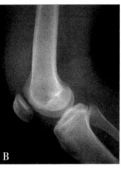

图 4-1　右膝正侧位 X 线片见骨发育正常、关节间隙对称,未见骨破坏等,符合正常膝关节表现

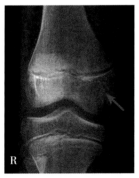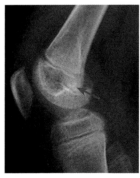

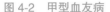

图 4-2　甲型血友病

患者男性,12 岁,甲型血友病。右膝关节正侧位 X 线片,可见右侧股骨远端骨骺、干骺端增宽变方,骨结构未见明显破坏

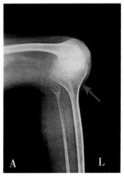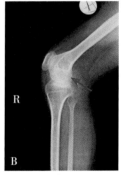

图 4-3　甲型血友病、双膝血友病性关节炎

患者男性,23 岁,甲型血友病。股骨、胫骨及腓骨骨干发育较细、干骺端增宽肥大、关节间隙狭窄。图 A 显示左侧胫骨近端膨大,骨干髓腔变细,类似于高脚杯样外观;图 B 显示右侧股骨远端膨大,骨干变细,类似高尔夫球杆样外观

2. 髁间窝改变   由于膝关节中央部软骨较薄弱,加之关节腔内反复出血,关节积血造成关节内压增高,从而使得关节软骨营养障碍,引起中央部软骨破坏,致使股骨髁间窝增宽加深,在 X 线片上表现为巨大的髁间窝,这也是血友病骨关节病的另一特征性改变(图 4-4)。

3. 髌骨改变   由于髌骨生长提前停止,髌骨纵径变短,横径相对变长从而使得髌骨表现为方形,同时可以出现髌骨后缘不规则硬化和破坏(图 4-5)。

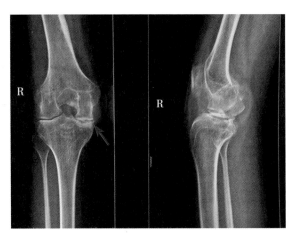

图 4-4   甲型血友病,右膝血友病性关节炎

患者男性,33 岁。右膝关节正侧位 X 线片,可见右膝干骺端增宽变形、软骨下骨破坏、关节间隙明显狭窄、股骨髁间窝明显增宽,股骨前髁受侵蚀,髌骨前后径变短、上下径延长

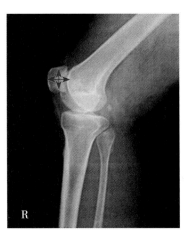

图 4-5   右膝侧位 X 线片可见髌骨呈方形改变,横径变长,纵径变短,股骨及胫骨形态尚正常

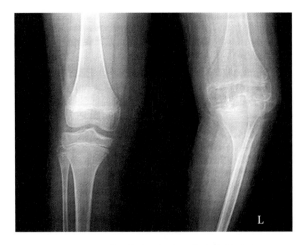

图 4-6   甲型血友病、左膝血友病性关节炎

患者男性,16 岁。左下肢较右下肢短缩近 3cm;双膝正位 X 线片,可见左膝屈曲内翻畸形,左膝干骺端增宽、关节软骨破坏、关节间隙对称性狭窄,右膝骨结构尚正常

4. 下肢力线改变   由于关节腔内含铁血黄素沉着,关节软骨破坏,关节间隙狭窄(图 4-6),在下肢负重的情况下,下肢力线明显改变,以屈曲外翻畸形多见,这有别于膝关节骨关节炎常见的内翻畸形。部分患者甚至出现膝关节半脱位、下肢短缩、骨盆倾斜、脊柱侧凸等代偿性改变(图 4-7,8)。

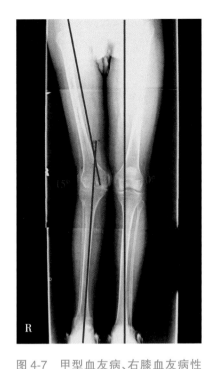

图 4-7 甲型血友病、右膝血友病性
关节炎
患者男性,27 岁。双下肢负重位全长
X 线片,可见右侧股骨外侧髁发育不
良,右膝外翻畸形、关节间隙消失

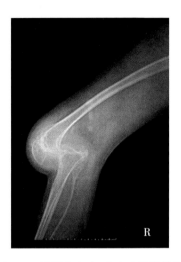

图 4-8 甲型血友病、血友病性关节炎
患者男性,23 岁。右膝侧位 X 线片,可见
右侧股骨及胫骨骨干发育较细,股骨远
端呈弧形,右膝屈曲挛缩畸形伴关节脱
位、软骨下骨受侵蚀

二、髋关节

血友病性髋关节病变的影像学表现也有其自身的特点,既不同于典型的股骨头坏死时从软骨下骨囊性变伴增生硬化开始,一直到股骨头塌陷继发骨关节炎;也不同于类风湿关节炎由于滑膜血管翳导致的均匀性关节间隙狭窄,进而继发股骨头囊性变。典型的血友病髋关节病变早期表现为关节间隙破坏伴不均匀狭窄,股骨头内及髋臼内斑点样钙化或空泡样囊性变,但股骨头轮廓尚完整(图 4-9)。

早期血友病髋关节的改变以关节间隙变窄为特征,同时股骨头内可见密度不均、囊性改变及骨质疏松,部分患者可见硬化带,由于患者发病较早,随着髋关节破坏的加重,常常继发股骨颈干角及前倾角增大(图 4-10),同时常伴有髋臼溶骨性膨大,骨质增生不明显,尤其以 CT 表现明显(图 4-11)。随着病变进一步发展,股骨头形态发生改变,部分患者股骨头塌陷,髋臼骨量减少,表现为包容性骨壳,髋臼缘骨质增生硬化(图 4-12)。

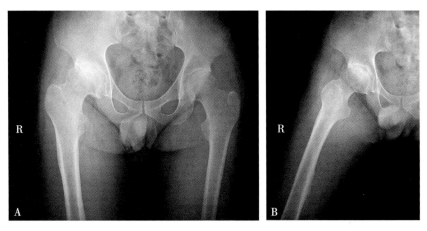

图 4-9　甲型血友病、右髋血友病性关节炎

患者男性,33 岁。双髋正位及右髋侧位 X 线片,可见关节间隙不均匀狭窄伴股骨头囊性改变、髋臼及股骨头增生硬化,股骨头轻度变形,但轮廓尚存在

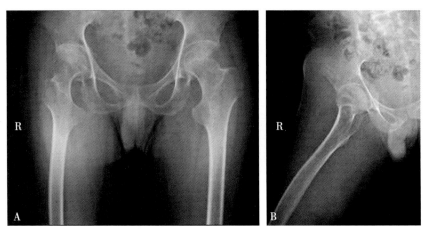

图 4-10　甲型血友病、右髋血友病性关节炎

患者男性,25 岁。双髋正位及右髋侧位 X 线片,可见右髋关节间隙明显变窄,而骨坏死和变形较轻,股骨颈干角及前倾角增大,符合血友病性关节炎早期改变

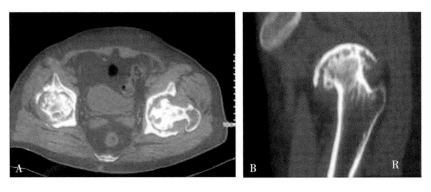

图 4-11　双髋横断面及右髋冠状位 CT,可见双侧股骨头内囊性变伴增生硬化、密度不均

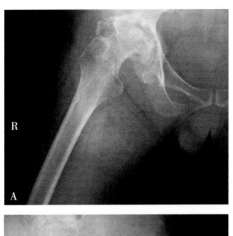
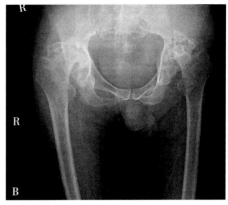
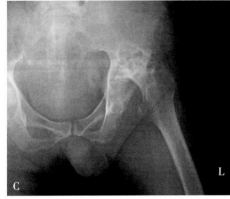

图 4-12　甲型血友病、双髋血友病性关节炎

患者男性,35 岁。双髋正侧位 X 线片,可见双侧股骨头破坏塌陷,髋臼内壁及上缘破坏,残留薄壁骨壳,伴髋臼缘增生硬化

三、踝关节

踝关节作为负重关节,也是血友病较易累及的关节之一。血友病踝关节病变最多见的表现是踝关节肿大、跖屈畸形(图 4-13),除了关节出血导致的局部骨质破坏以外,跟腱挛缩、腓肠肌膜挛缩等也是原因之一,其影像学表现因病变的严重程度不同而表现不一。

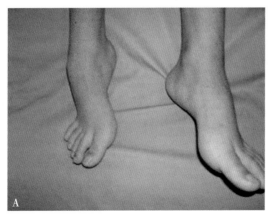
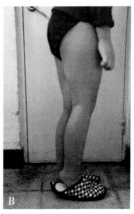

图 4-13　甲型血友病、双踝血友病性关节炎、右侧跟腱挛缩

患者男性,18 岁。可见双踝肿大、跖屈畸形,站立时右足跟不能着地

踝关节出血早期在 MRI 上较为明显,主要表现为胫骨及距骨关节软骨侵蚀(图 4-14),随着病情进展,软骨下骨裸露、关节间隙变窄,继而出现距骨坏死塌陷,骨质密度不均,胫骨下端膨大,类似烧瓶样,为其特征性改变(图 4-15)。

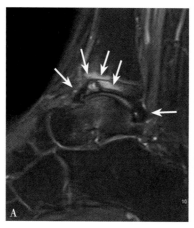
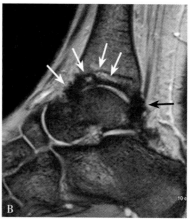

图 4-14　血友病踝关节病变 MRI

T$_2$ 相(A)见胫骨远端信号增高,局部可见缺损;T$_1$ 相(B)见胫骨远端信号降低,提示胫骨远端软骨水肿、局部发生骨侵蚀

四、肘关节

肘关节作为血友病上肢最常累及的关节之一,其影像学改变最常见的是干骺端增大和骨质疏松,可占全部病例的 95%~100%,其他表现还包括软组织肿胀、桡骨头增大、鹰嘴窝增宽、关节面不规则以及关节间隙变窄和屈曲畸形。与其他受累关节不同的是,关节面不完整和软骨下骨囊性变在肘关节并不常见(图 4-16)。

五、血友病性假瘤

血友病性假瘤是血友病在骨骼肌肉系统中一种比较少见的并发症,发生率为 1%~2%,好发于四肢长骨,以股骨下段最为常见。其特点为软组织血肿所导致的肿块样阴影,轮廓清楚、密度高、其内可见不规则网状钙化或斑点状钙化;骨质改变表现为受累骨髓腔扩大、皮质变薄、其内可见多房囊状透亮骨质破坏影,边界清楚,内有粗大骨嵴;此外骨膜增生骨化可呈弧线状、袖口状或三角形,

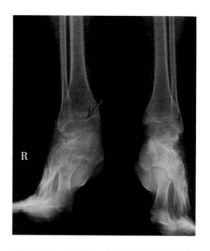

图 4-15　甲型血友病、双踝血友病性关节炎

患者男性,18 岁。双踝正位 X 线片见双侧胫骨下端膨大,类似烧瓶样,距骨坏死塌陷、密度不均,双踝关节间隙狭窄且不对称

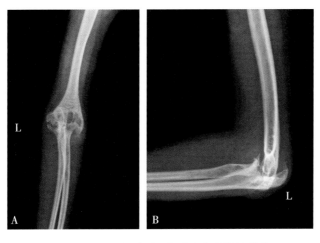

图 4-16　甲型血友病、左肘血友病性关节炎

患者男性,23 岁。左肘正侧位 X 线片,可见左肘周围软组织
肿胀,桡骨头增大、鹰嘴窝增宽,肱骨髁及尺骨滑车骨侵蚀

甚至出现假 Codman 三角,酷似恶性肿瘤的骨膜反应;最终可使周围相邻的骨质受压,导致骨质缺损,严重时出现骨折或脏器受压(见第十九章)。

第三节　血友病性关节病变 X 线表现的评分

目前临床上对于血友病关节病变的 X 线表现主要有两种不同的分级标准:一种是 1977 年发表的 Arnold-Hilgartner 评分,该评分系统主要是根据 X 线片的表现来评估疾病的进展情况,较为简单实用,临床应用较多;另一种是 1980 年发表的 Pettersson 评分,该评分是不同项目的累加分值量表,每一种异常表现分为 0~2 分,根据病情的不同最后计算所得分值,最高分为 13,提示该关节完全破坏。下面列出常用的 Arnold-Hilgartner 评分。

0 级:正常关节。

Ⅰ级:无骨质异常,X 线显示仅有软组织肿胀。

Ⅱ级:可见骨质疏松及增大的骨骺,无关节间隙狭窄及侵蚀。

Ⅲ级:早期软骨下骨囊变,方形髌骨,髁间窝加深,关节间隙尚存在。

Ⅳ级:在Ⅲ级的基础上关节软骨受累,关节间隙变窄。

Ⅴ级:纤维或骨性关节僵硬,关节间隙消失,同时伴有干骺端增大,关节结构混乱。

第四节　血友病的影像学鉴别诊断

血友病的诊断主要依靠临床表现、家族史和实验室检查。影像学检查只作为评估本病在骨关节方面的改变,在临床病史不明确的情况下,需要与下列疾病相鉴别(见第七章)。

一、关节结核

病程较长,可有结核病史,膝关节、髋关节较多见。病变关节肿胀,可有冷脓肿形成,在CT、MRI 上出现关节边缘滑膜环形强化。骨性关节面的边缘和非承重面可出现小的骨质破坏,邻近骨骼骨质疏松明显。儿童患者由于病变关节滑膜充血,骨骺可出现过度生长、骨骺早闭等改变。

二、类风湿关节炎

长期、慢性病史,双侧关节对称发病,以小关节为主。实验室检查出现 ASO、类风湿因子阳性等。影像学上,早期表现为骨质疏松,病情发展可能出现关节面虫蚀样破坏,并逐渐出现关节间隙狭窄。

三、良恶性骨肿瘤

血友病性假瘤兼有良恶性骨肿瘤的某些影像学特性。如将该病误认为原发性骨肿瘤而进行临床处理,将会导致严重的后果,临床上应引起高度重视。密切结合病史和实验室检查是鉴别本病的关键。

(边焱焱)

参 考 文 献

1. 丁秋兰,王学峰,王鸿利,等 . 血友病诊断和治疗的专家共识:血友病的规范化诊断 . 临床血液学杂志,2010,(1):49-51
2. 窦国胜 . 血友病性关节病影像回顾性分析 . 中国社区医师(医学专业),2012,14(17):242
3. Roosendaal G,Vianen ME,Wenting MJ,et al. Iron deposits and catabolic properties of synovial tissue from patients with haemophilia. J Bone Joint Surg Br,1998,80(3):540-545
4. Øvlisen K,Kristensen AT,Jensen AL,et al. IL-1 beta,IL-6,KC and MCP-1 are elevated in synovial fluid from haemophilic mice with experimentally induced haemarthrosis. Haemophilia,2009,15(3):802-810
5. Wen FQ,Jabbar AA,Chen YX,et al. C-myc proto-oncogene expression in hemophilic synovitis:in vitro studies of the effects of iron and ceramide. Blood,2002,100(3):912-916
6. Hakobyan N,Kazarian T,Jabbar AA,et al. Pathobiology of hemophilic synovitis I:overexpression of mdm2 oncogene. Blood,2004,104(7):2060-2064
7. Acharya SS,Kaplan RN,Macdonald D,et al. Neoangiogenesis contributes to the development of hemophilic synovitis. Blood,2011,117(8):2484-2493
8. Hooiveld M,Roosendaal G,Vianen M,et al. Blood-induced joint damage:long term effects in vitro and in vivo. J Rheumatol,2003,30(2):339-344
9. Högh J,Ludlam CA,Macnicol MF. Hemophilic arthropathy of the upper limb. Clin Orthop Relat Res,1987,218:225-231
10. Malhotra R,Gulati MS,Bhan S. Elbow arthropathy in hemophilia. Arch Orthop Trauma Surg,2001,121(3):

152-157

11. Arnold WD, Hilgartner MW. Hemophilic arthropathy. Current concepts of pathogenesis and management. J Bone Joint Surg Am, 1977, 59(3): 287-305

12. Pettersson H, Ahlberg A, Nilsson IM. A radiologic classification of hemophilic arthropathy. Clin Orthop Relat Res, 1980, 149: 153-159

第五章

血友病的实验室检查

实验室检查是血友病诊断和鉴别诊断的主要依据,也是替代治疗过程中的重要监测手段。

第一节 筛 查 试 验

如果患者活化部分凝血酶时间(APTT)延长而凝血酶原时间(PT)及其他检测如血小板计数(PLT)、出血时间(BT)、凝血酶时间(TT)、纤维蛋白原含量(Fg)等均正常,这常表明凝血通路中某种凝血因子缺乏,应高度怀疑血友病。重型血友病患者的APTT值常存在明显的个体差异,而轻度或中度血友病患者的APTT值与FⅧ:C/FⅨ:C有一定的相关性,但不能通过APTT值预测其对应的FⅧ:C/FⅨ:C水平。APTT延长也不能鉴别血友病A和B。APTT的参考值是31~43秒(各实验室可根据实际情况建立本实验室的参考值),一般可检测出FⅧ:C/FⅨ:C<25%的患者,部分敏感度高的试剂可以检测出FⅧ:C/FⅨ:C活性在40%~50%的亚临床型血友病患者。

APTT测定的原理是在37℃条件下,以白陶土激活因子Ⅻ和Ⅺ,以脑磷脂(部分凝血活酶)代替血小板第3因子,在钙离子参与下,观察血浆凝固所需的时间,即为活化部分凝血活酶时间,是内源性凝血系统较敏感和最为常用的筛选试验。对内源性凝血途径因子(Ⅷ、Ⅸ、Ⅺ)缺乏较敏感(血小板异常不影响APTT),而对凝血酶原、纤维蛋白原缺乏则不够敏感,故APTT延长最常见疾病为血友病。此时可进一步做纠正试验,即在患者血浆中加入1/4量的正常新鲜血浆、硫酸钡吸附血浆或正常血清,再测定APTT,如正常血浆和吸附血浆能纠正而血清不能纠正,则为因子Ⅷ缺乏;如吸附血浆不能纠正,其余二者都能纠正,则为因子Ⅸ缺乏;如三者都不能纠正,则为病理性循环抗凝物质。

第二节　确　诊　试　验

测定血浆 FⅧ活性(FⅧ:C),辅以 FⅧ抗原(FⅧ:Ag)可确诊血友病 A;测定血浆 FⅨ活性(FⅨ:C),辅以 FⅨ抗原(FⅨ:Ag)可确诊血友病 B。以上检测也可鉴别血友病 A 和 B。若患者的 FⅧ:C/FⅨ:C 和 FⅧ:Ag/FⅨ:Ag 同时相应减低,提示 FⅧ/FⅨ蛋白质合成和分泌减少;若其 FⅧ:C/FⅨ:C 减低而 FⅧ:Ag/FⅨ:Ag 正常,则提示 FⅧ/FⅨ相应的分子功能异常。

一、FⅧ:C/FⅨ:C 测定

FⅧ:C/FⅨ:C 目前多采用一期法测定。一期法的前提条件是假定反应系统中只有 FⅧ/FⅨ 是可变的,其他血浆凝血因子均恒定且正常,在这一系统中凝血时间只与 FⅧ:C/FⅨ:C 水平有关。

本法用人凝血因子 FⅧ/FⅨ 缺乏血浆为基质血浆,符合血浆 FⅧ/FⅨ 国际标准的血浆作为原始标准血浆,而在临床测定中更常采用经过当地再校准的国际标准血浆作为标准血浆。具体方法如下。

1. 试剂

(1) 3.8% 枸橼酸钠溶液:取无水枸橼酸钠 9.5g,加水溶解并稀释至 250ml。

(2) 咪唑缓冲液(pH7.3):取咪唑 0.68g 和氯化钠 1.17g,加水使溶解成 100ml,加入 0.1mol/L 盐酸溶液 42.2ml,再加水稀释至 200ml。

(3) 稀释液:取 1 体积的 3.8% 的枸橼酸钠加入 5 体积咪唑缓冲液混合,加适量 20% 人血清蛋白至终浓度为 1%。

(4) 激活的部分凝血活酶(APTT)试剂。

(5) 人凝血因子 FⅧ/FⅨ 缺乏血浆:为人凝血因子 FⅧ/FⅨ 含量低于 1% 的人血浆或人工基质血浆。

(6) 0.05mol/L 氯化钙溶液:取氯化钙($CaCl_2 \cdot 2H_2O$)147g,加水溶解并稀释至 1000ml,配制成 1mol/L 的氯化钙贮存液,用前用水稀释 20 倍,配制成 0.05mol/L 氯化钙溶液。

2. 人凝血因子Ⅷ标准液的制备　用人凝血因子Ⅷ缺乏血浆将标准品稀释成每 1ml 含 1IU 凝血因子Ⅷ,再用稀释液分别进行 10 倍、20 倍、40 倍和 80 倍稀释,置冰浴待用。

3. 供试品溶液的制备　用人凝血因子 FⅧ/FⅨ 缺乏血浆将供试品稀释成每 1ml 含 1IU 凝血因子 FⅧ/FⅨ,再用稀释液进行 10 倍和 20 倍或 40 倍稀释,置冰浴待用。

4. 测定方法　取激活的部分凝血活酶试剂 0.1ml,置 37℃水浴保温一定时间(一般 4 分钟),加入凝血因子 FⅧ/FⅨ 缺乏血浆 0.1ml、供试品溶液 0.1ml,混匀,置 37℃水浴保温一定时间(一般 5 分钟),加已预热至 37℃ 0.05mol/L 氯化钙溶液 0.1ml,记录凝固时间。

用不同稀释度的人凝血因子FⅧ/FⅨ标准溶液0.1ml替代供试品溶液,同法操作。

将标准溶液人凝血因子FⅧ/FⅨ效价(IU/ml)的对数对其相应的凝固时间(秒)的对数进行直线回归处理,求出直线回归方程。计算供试品溶液人凝血因子FⅧ/FⅨ效价,再乘以稀释倍数,即为供试品人凝血因子FⅧ/FⅨ效价(IU/ml)。根据FⅧ:C/FⅨ:C水平的高低,将血友病A/B分为:重型(<1%或<0.01IU/ml);中型(1%~5%或0.01~0.05IU/ml);轻型(5%~25%或0.05~0.25IU/ml);亚临床型(25%~45%或0.25~0.45IU/ml)。

二、FⅧ/FⅨ抗原测定

血友病患者血浆凝血因子抗原的测定具有重要意义,可以据此将血友病分为交叉反应物质阴性型(CRM–)和交叉反应物质阳性型(CRM+)两个表现型。CRM–表现型常见于重型血友病,由于患者体内基本无FⅧ蛋白(抗原)的合成与分泌,替代治疗采用的FⅧ则成为异体蛋白(抗原),诱导免疫反应,产生抑制物。而CRM+表现型多见于轻、中型血友病,在重型血友病患者中十分少见。由于患者可合成和分泌无功能活性的FⅧ蛋白(抗原),因此部分患者可形成免疫耐受,抑制物发生率低。近几年来,免疫放射测定分析和ELISA分析开始用于FⅧ抗原测定,所用抗体多取自存在抑制物的血友病患者,由于超纯FⅧ/FⅨ获取困难,而动物的抗体可能与其他血浆蛋白发生交叉反应,仅有少数实验室能够进行FⅧ/Ⅸ抗原测定。但随着技术的进步和ELISA技术的广泛应用,目前FⅧ:Ag/FⅨ:Ag测定也越来越普及。

第三节　鉴别实验

血友病A必须与血管性血友病(von willebrand disease,vWD)和获得性血友病(acquired hemophilia,AH)相鉴别。

血管性血友病(vWD)的发生与FⅧ在体内的载体von Willebrand因子(vWF)缺乏有关。在vWD患者中,FⅧ的合成虽然是正常的,但是由于它的载体vWF水平下降而使FⅧ在体内的半衰期缩短。因此,vWD患者的FⅧ水平也下降,虽然下降的幅度在不同患者中可能存在较大的差异。vWD与血友病A鉴别的实验室检查有出血时间(BT)延长或阿司匹林耐量试验阳性、vWF抗原水平下降、瑞斯托霉素诱导的血小板聚集下降等(详见第六章)。

获得性血友病(AH)是指由于体内产生抑制FⅧ的特异性自身抗体而引起的出血性疾病,其出血的临床表现与血友病A基本相同,但是出血程度往往较重。本病最多见于60~80岁老年人,其次为产后女性,儿童罕见,约50%患者既往身体健康。实验室检查方面,常用复钙交叉试验(CRT)或APTT交叉试验作为排除AH的筛选试验。CRT:若延长的复钙时间可以被1/10体积的正常人混合血浆所纠正,说明患者有内源性凝血途径凝血因子(因子Ⅷ、Ⅸ、Ⅺ)缺陷;若延长的复钙时间不能被等量的正常人混合血浆所纠正,说明患者血液中含有病理性的抗凝物质。APTT 交叉试验：当内源性凝血途径凝血因子缺乏时，正常血浆与患者血浆等量混合可纠正延长的 APTT；但当有抗体存在时，等量血浆混合后延长的 APTT 不能得到纠正。一旦确定存在自身抗体，就应对抗体进行定量以评估出血的严重程度和危险性，常用方法是 Bethesda 法。

第四节　FⅧ/FⅨ抑制物检测

临床上反复应用血制品且对血制品治疗无效的血友病 A/B 患者，需高度怀疑是否出现 FⅧ/FⅨ抑制物，并用 Bethesda 法或改良 Bethesda 法（Nijmegen 法）进行测定。

一、Bethesda 法

Bethesda 法是国际上首个被广泛接受和推荐的用于测定凝血因子抑制物的方法，最早应用于 1975 年。其理论基础是 FⅧ/FⅨ抑制物能够抑制正常血浆的 FⅧ/FⅨ。它以等量的病例血浆与正常混合血浆混匀作为测试血浆，另以等量正常混合血浆与 pH7.4 的咪唑缓冲液混匀作为对照血浆，置于 37℃水浴 2 小时后检测残余 FⅧ:C/FⅨ:C 活性，以测试血浆中的残余 FⅧ:C/FⅨ:C 活性相对对照血浆下降 50% 为一个 Bethesda 单位（BU），计算出抑制物的滴度。

结果判定：残余 FⅧ:C/FⅨ:C 下降 50% 为 1.0BU，阈值设定为残余 FⅧ:C/FⅨ:C66%（即 0.6BU）；残余 FⅧ:C/FⅨ:C80% 为阴性；残余 FⅧ:C/FⅨ:C 66%~80% 报告为 <0.6BU；残余 FⅧ:C/FⅨ:C≤30% 样本需要稀释后重新测定。根据抑制物滴度水平进行分型：高滴度抑制物者指患者血浆 FⅧ/FⅨ抑制物滴度≥5BU；低滴度抑制物者指抑制物滴度 <5BU。

该方法简便经济，易于推广，但仍存在不少问题，其对 FⅧ/FⅨ抑制物检测缺乏特异性，尤其是当抑制物水平较低时。其原因是标准 Bethesda 方法采用的正常混合血浆缺乏缓冲体系，导致在孵育过程中混合血浆中 pH 升高，FⅧ浓度自然下降，影响抑制物检测的敏感性、特异性和稳定性。另外由于对照血浆是以咪唑缓冲液与正常血浆相混合，而测试血浆中是病例血浆，而血液凝固是一个复杂的过程，涉及多种凝血因子及其他因子，测试血浆与对照血浆中的凝血因子含量明显不同，导致测得的抑制物滴度值误差加大。

二、改良 Bethesda 法

改良 Bethesda 法（Nijmegen 法）对 Bethesda 法进行了改进，用乏 FⅧ/FⅨ血浆代替咪唑缓冲液，同时向正常混合血浆中加入缓冲体系。具体方法是等量 Nijmegen 正常混合血浆与等量乏 FⅧ/FⅨ血浆混合作为标准血浆，等量病例血浆与等量 Nijmegen 正常混合血浆混合作为待测血浆。将标准血浆与待测血浆置于 37℃水浴 2 小时，以不同稀释度的标准血浆做 FⅧ:C/FⅨ:C 的标准曲线，以此检测待测血浆中残留的 FⅧ:C/FⅨ:C。根据待测血浆中残留的 FⅧ:C/FⅨ:C 与 BU 的关系,计算 FⅧ/FⅨ 抑制物的量。

Nijmegen 法对于检验低滴度抗体特异性较好,目前已成为国际上推荐的检测 FⅧ/FⅨ 抑制物的标准方法。但该方法仍存在抑制物检测准确性较低和抑制物阳性标准不统一两个主要问题。

为克服上述问题,有研究尝试通过产色物质测定的方法进行抑制物的检测,小样本的研究表明该方法更有利于低滴度抑制物的检出,但目前尚无大样本的临床应用结果。另外,也有许多研究通过 ELISA 方法对抑制物进行检测,ELISA 方法可以直接检测抑制物,敏感性高,但特异性较低,不能辨别无抑制活性的抗体,尚无法标准化和大规模商业化生产,应用范围较小。

第五节　基因诊断

基因诊断可以确定血友病致病基因,用于携带者检出和产前诊断,并可预测抑制物的产生。

采用分子生物学方法(PCR、DGGE、SSCP、DNA 测序等)直接测定致病基因的缺陷。FⅧ 22 内含子倒位分析可作为重型 HA 的筛选试验,也是目前唯一用于临床诊断的直接基因检测方法。FⅧ 22 内含子倒位和内含子 1 倒位测定可检出 50% 的血友病 A 重型患者。FⅧ 22 内含子倒位和其他一些基因突变常伴有抑制物发生,因此有助于预测抑制物的产生。

利用致病基因内外的限制性片段长度多态性(RFLP)作为特异分子遗传标志物,通过家系成员间的连锁关系确定血友病基因的遗传情况。应用 DNA 多态性分析的遗传学诊断(RFLP、VNTR、STR 等方法),可使诊断率达 99%。应用遗传连锁分析,检测 FⅧ 基因内外 8 个 STR 位点,包括 DXS51、DXS52、DXS9901、G6PD、DXS1073、DXS1108、F8civs22、F8civs13 及性别基因位点等,基本可正确诊断血友病 A。而检测 FⅨ 基因外的 6 个 STR 位点,包括 DXS8094、DXS1211、DXS1192、DXS102、DXS8013、DXS1127 及性别基因位点,基本可正确诊断血友病 B。RFLP 分析的局限性:必须具有先证者的标本;母亲系该多态位点的杂合子,联合多个 RFLP 才可诊断。

第六节　产前诊断

对高危胎儿可在孕 9~12 周进行绒毛膜活检,孕 12~16 周进行羊水穿刺,近来还可在胚胎植入前通过早期胚胎(8 个细胞时)获取胎儿 DNA,通过 DNA 基因型和遗传表型确定胎儿性别,以及进一步判断是否为血友病患者或携带者。孕 18~20 周可在胎儿镜下取脐静脉血,测定 FⅧ:C 和 FⅧ:Ag。上述方法都存在流产的危险(0.5%~1%),需在妇产科医生的指导与配合下进行。利用流式细胞术(FACS)测定母体静脉血中的胎儿特异性单克隆抗体以确定胎儿性别,提供早期无创性产前诊断的方法。

（王兴山）

参 考 文 献

1. Verbruggen B, van Heerde WL, Laros-van Gorkom BA. Improvements in factor Ⅷ inhibitor detection: From Bethesda to Nijmegen. Semin Thromb Hemost, 2009, 35(8): 752-759

2. Kim SY, Kang SY, Lee WI. Comparative measurement of FⅧ inhibitors in hemophilia A patients using ELISA and the Bethesda assay. Korean J Lab Med, 2010, 30(3): 260-263

3. Miyawaki Y, Suzuki A, Fujimori Y, et al. Severe hemophilia A in a Japanese female caused by an F8-intron 22 inversion associated with skewed X chromosome inactivation. Int J Hematol, 2010, 92(2): 405-408

4. 华宝来, 赵永强, 陈丽霞, 等. 血友病诊断和治疗的专家共识. 临床血液学杂志, 2010, 23(1): 49-53

5. Christine A. Lee, Erik E. Berntorp, W. Keith Hoots. Textbook of Hemophilia, Second Edition. New Jersey: Blackwell Publishing Ltd, 2010

第六章

血管性血友病

血管性血友病(von willebrand disease,vWD)是一种常染色体(显性或隐性)遗传的出血性疾病,是由血管性血友病因子(von willebrand factor,vWF)缺乏和(或)异常引起。vWD是最常见的遗传性出血性疾病,以皮肤、黏膜反复出血为主要表现。

第一节　血管性血友病因子生物学特性

一、vWF 代谢

vWF 由内皮细胞和巨核细胞合成。vWF 基因定位于 12 号染色体的短臂末端,vWF 基因编码的 2813 个氨基酸前体蛋白,包括 22 个氨基酸组成的信号肽,744 个氨基酸的前体多肽,2050 个氨基酸的成熟单位。

vWF 的前体蛋白含有 ABCD 四种结构域:

D1-D2-D'-D3-A1-A2-A3-D4-B1-B2-B3-C1-C2-CK。前体蛋白生成后转运至内质网,信号肽断裂,单体的 VWF 在它的近羧基末端通过二硫键以尾 - 尾相连的形式形成 pro 二聚体。Pro-VWF 二聚体转运至高尔基体进行加工修饰,在 N 端以头 - 头相连的形式,通过二硫键形成多聚体,然后通过糖基化、硫基化、切除前导肽等加工过程,形成成熟的 vWF 多聚体。成熟的 vWF 多聚体形成后,一部分持续分泌至血浆,另一部分储存在内皮细胞的 Weibel-Palade 小体和血小板 α 颗粒中。内皮细胞和血小板中储存的 vWF 是大分子量的多聚体,具有较强的生物学活性。血浆中 vWF 多聚体通过 ADAMTS13 酶解和其他机制清除,从而保证 vWF 水平大致稳定。vWF 多聚体在血浆中的半衰期是 12 小时,平均血浆浓度约为 10mg/L。

二、血浆 vWF 水平及影响因素

正常血浆 vWF 水平的 95% 可信区间为 50~200IU/dl,但是多种因素影响血浆 vWF 水

平,如年龄、种族、ABO 血型、肾上腺素和激素水平、炎症因子等。年龄越大,vWF 水平越高;2003 年,Miller 等发现美国黑种人血浆 vWF 水平高于美国白种人;炎症和压力时,血浆 vWF 水平升高;怀孕妇女的血浆 vWF 水平比未孕妇女高 3~5 倍,ABO 血型几乎不影响 vWF 的合成,但在 O 血型中 vWF 的半衰期较其他血型短。据统计,O 型血的血浆 vWF 水平(平均 75IU/dl)较其他 ABO 血型(平均 110IU/dl)约低 25%。

三、vWF 生理功能

vWF 生理功能包括两方面:一是在初期止血中,介导血小板黏附于损伤的血管壁;vWF A3 区与暴露的内皮下胶原结合,在血流剪切力作用下 vWF 伸展为丝状结构并暴露 A1 区,后者结合血小板 GPIB-IX-V 复合物,介导血小板在血管损伤部位的初期黏附。二是在二期止血中,作为因子Ⅷ的载体,vWF 通过 D 区与因子Ⅷ的轻链部分形成非共价键复合物,保护因子Ⅷ免于遭受各种蛋白酶降解。

第二节　血管性血友病的分型

vWD 的发病率差异较大。据统计。发病率为 2.3~11/10 万人口。对于临床有出血症状的患者、vWF 水平低者和有出血家族史者,通过筛查试验发现其 vWD 患病率分别为 0.6%、0.8% 和 1.3%。VWD 分为三型(表 6-1):1 型为血浆 vWF 量的部分缺陷;2 型为血浆 vWF 质的缺陷;3 型是血浆 vWF 完全缺如。2 型又分为 2A、2B、2M 和 2N 四个亚型。在确诊的 vWD 患者中,1 型占 75%,2 型占 25%(其中 2A 型占 3/4,2B 型占 1/5),3 型 <1%。由此可见,vWD 并非罕见,需引起临床足够重视,以免误诊、漏诊。

表 6-1　vWD 分型

分型	遗传方式	特点
1 型	AD	vWF 量的部分缺陷
2 型		vWF 质的缺陷
2A 亚型	AD、AR	vWF 依赖的血小板黏附性↓,伴大分子多聚体缺失
2B 亚型	AD	与血小板膜糖蛋白 Ib(GPIb)亲和力↑
2M 亚型	AD、AR	vWF 依赖的血小板黏附性↓,不伴大分子多聚体缺失
2N 亚型	AR	与 FⅧ结合亲和力↓
3 型	AR	vWF 量的完全缺如
PLT-vWD 型		vWF 结构正常,血小板 GPIb 基因突变伴大分子多聚体缺失

AD:常染色体显性;AR:常染色体隐性

一、1 型 vWD

1 型 vWD 为 vWF 量的部分缺陷,是 vWD 最常见的类型,占总病例的 75% 左右。呈常染色体显性遗传。临床表现为轻度或中度的皮肤、黏膜出血,女性月经增多。实验室检查:出血时间正常或延长;血浆 vWF:Ag 正常或轻度下降;FⅧ:C 正常或轻度下降(FⅧ/VWF:Ag 比值为 1.5~2.0);瑞斯脱霉素诱导的血小板聚集(RIPA)降低,瑞斯脱霉素辅因子试验(VWF:Rco)降低;血浆和血小板多聚物分布正常。大部分 1 型 vWD 患者是由于 vWF 基因突变,导致 pro-vWF 在细胞内的运输异常或 vWF 在血浆中清除加速、血浆 vWF 水平下降。

1 型 vWD 的诊断有时较为困难,尤其是当血浆 vWF 水平持续低于正常水平低限时。当患者血浆 vWF 水平 <20IU/dl、有明显的出血症状及阳性家族史者,这时Ⅰ型 vWD 的诊断较为可靠,并且这类患者 vWF 基因很可能存在突变;而当患者血浆 vWF 水平为 30~50IU/dl 时,这对Ⅰ型 vWD 的诊断和治疗较棘手。

欧洲血友病诊断及处理的分子及临床标志物研究(molecular and clinical markers for the diagnosis and management-MCMDM)、加拿大和英国通过对 1 型 vWD 的大规模研究发现:1 型 vWD 中,vWF 基因突变发生率为 53%~63%;vWF 基因突变涉及各个外显子,并无明显热点区;vWF:Co/vWF:Ag、vWF CB/vWF:Ag 降低,FⅧ:C/vWF:Ag 升高,提示存在 vWF 基因突变;涉及半胱氨酸缺失或新增的不同于 3 型 vWD 的 vWF 基因突变,所以不能完全认为 1 型 vWD 是 3 型 vWD 的杂合状态。

二、2 型 vWD

2 型 vWD 是指 vWF 质的异常,占总病例的 20%~30%。根据遗传特点、临床表现、vWF 多聚体结构及分子病理机制的不同,2 型 vWD 又分为 2A、2B、2M 和 2N 四种亚型。

1. 2A 型　呈常染色体显性遗传,占所有血管性血友病病例的 10%~15%,为 2 型 vWD 中最常见的类型。临床表现与 1 型 vWD 相似。实验室检查:出血时间延长,VWF:Ag 及 FⅧ:C 减少;RIPA、VWF:Rco 降低;血浆中大、中分子量的多聚体消失。2A 型 vWD 患者或是由于 vWF 基因点突变,引起 vWF-D2 或 D3 区氨基酸改变,影响 vWF 在内质网中二聚体化和高尔基中多聚体化,或者引起 vWF-A2 及其邻近区域氨基酸改变,导致 vWF 对 ADAMT13 敏感性增加、vWF 降解加速,血浆 vWF 水平下降及质的异常。在后者发病机制中,2A 型 vWD 又可分为 Group Ⅰ和 Group Ⅱ。Group Ⅰ患者不但 vWF 对 ADAMT13 敏感性增加,而且 vWF 多聚体化也削弱;而 Group Ⅱ患者仅对 DAMT13 敏感性增加,vWF 多聚体化并未降低。

2. 2B 型　一般呈常染色体显性遗传。轻度或中度的皮肤、黏膜出血。实验室检查:出血时间延长;vWF:Ag 及 FⅧ:C 下降,vWF 分子与血小板 GPIb 的亲和力显著增强,低浓度的 RIPA 增高;血小板消耗性减少;同时,血浆中高分子 vWF 多聚物也消耗性减少。2B 型 vWD 患者是由于 vWF 基因点突变,引起 vWF-A1 及其邻近区域氨基酸改变,使得 vWF 分子与血小板 GPIb 的亲和力显著增高。

3. 2M 型　该型患者少见,一般是常染色体显性遗传。轻度或中度的皮肤、黏膜出血。实验室检查:出血时间延长;vWF:Ag 正常或下降;vWF 分子与血小板 GPIb 的亲和力下降,

RIPA 下降;血浆 vWF 多聚物分布基本正常。大部分 2M 型 vWD 患者是由于 vWF 基因点突变,引起 vWF-A1 区域氨基酸改变,使得 vWF 分子与血小板 GPIb 的亲和力降低;目前只发现一个突变引起 vWF-A3 区氨基酸改变,使得 vWF 分子与胶原结合力下降。

4. 2N 型　呈常染色体隐性遗传。出血症状与血友病相似,表现为关节、肌肉血肿。实验室检查:出血时间正常;vWF:Ag 正常;FⅧ:C 显著下降;RIPA 正常;vWF 与 FⅧ 结合试验下降;血浆 vWF 多聚物分布基本正常。2N 型 vWD 患者是由于 vWF 基因点突变,引起 vWF-D'区或 D3 区氨基酸改变,使得 vWF 与 FⅧ 结合下降。

三、3 型 vWD

呈常染色体隐性遗传,占总病例的 5% 左右。临床出血症状较重,有自幼出血史。出血时间显著延长;血浆 vWF(vWF:Ag 和 vWF:Rco)几乎测不出;FⅧ:C 显著下降;血浆 vWF 多聚物缺如。引起 vWD3 型的突变大部分是无义突变,偶有大片段缺失。

第三节　临床诊断

一、出血诊断

vWD 以临床出血为特征,包括个人和(或)家族出血史,多见皮肤、黏膜出血,尤以鼻出血(38.1%~62.5%)、月经过多(47.0%~60.0%)、皮肤淤斑(49.2%~50.4%)、牙龈出血(26.1%~34.8%)、拔牙出血(28.6%~51.5%)和术后出血(19.5%~28.0%)等为主要表现,危及生命的出血多出现在 3 型和部分 2 型患者。

二、实验诊断

选用筛查试验、诊断试验、分型试验和基因测序。

1. 筛查试验　常用血小板计数(PLT)、出血时间(BT)、血小板功能分析测定闭合时间(PFA-100CT)、活化部分凝血活酶时间(APTT)和 APTT 延长的混合血浆纠正试验。然而这些试验均为非特异性,目前尚缺乏公认的筛查试验。

2. 诊断试验　常用:①vWF 抗原含量测定(vWF:Ag);②vWF 瑞斯托霉素辅因子测定(vWF:Rco);③FⅧ 促凝活性测定(FⅧ:C);④vWF:Rco/vWF:Ag 比值:通常以该比值 0.7 作为临界值来判断。

(1) vWF 抗原含量测定(vWF:Ag):反映 vWF 蛋白含量,有促进血小板黏附、聚集和稳定 FⅧ 的作用。多用酶联免疫吸附试验(ELISA)或胶乳免疫测定(LIA)测定,除 3 型 vWD 不能测定外。其他 1 型、2 型(2A、2B、2M、2N)vWD 和血小板型 vWD(PLT-vWD 型)均有不同程度的降低。检测结果需基于 WHO 标准血浆,用国际单位每升(IU/L)表示。此外,ABO 血型对血浆 vWF 有明显影响,O 型血者 vWF:Ag 明显减低。

(2) vWF 瑞斯托霉素辅因子(vWF:Rco)测定:该指标可反映 vWF 与血小板糖蛋白 Ib (GPIb)结合引起血小板黏附的功能活性。而不同方法检测其灵敏度和变异系数(CV)所得结果不同,需基于 WHO 标准血浆,用国际单位每升(IU/L)表示。除 3 型 vWD 不能测定外,其他 1 型、2 型(2A、2B、2M、2N)vWD 和 PLT-vWD 型均见不同程度的降低。

(3) FⅧ促凝活性(FⅧ:C)测定:该指标可反映血循环中 vWF 结合和稳定 FⅧ的水平。1 型、2A 型、2B 型和 2M 型 vWD 的 FⅧ:C 正常或减低,2N 型减低,3 型 vWD 则明显减低(<100IU/L),但 PLT-vWD 型 vWD 患者可见减低或正常。

(4) vWF:Rco/vWF:Ag 比值:该比值有助于诊断 vWD 的 2A 型、2B 型和 2M 型,并可与 1 型 vWD 鉴别。通常用比值 <0.7 作为 vWF 功能异常的标准。2A 型、2B 型和 2M 型 vWD 患者的 vWF:Rco,vWF:Ag 比值 <0.7;而 1 型、2N 型患者的比值 >0.7。

3. 分型试验   ①vWF 多聚体分析;②低剂量瑞斯托霉素诱导的血小板凝集试验(LD-RIPA);③vWF 血小板结合试验(vWF:PB);④vWF 胶原结合试验(vWF:CB);⑤vWF 与 FⅧ结合试验(vWF:FⅧ B)等。

(1) vWF 多聚体分析:该试验是一种定性分析技术,使用十二烷基硫酸钠(SDS)蛋白电泳,随后用放射性标记的多克隆抗体/组合单克隆抗体。分析凝胶中各种 vWF 多聚体。另一种是用免疫印迹法,其将蛋白转移到电泳薄膜上,通过免疫荧光法鉴定 vWF 多聚体。多聚体可见低分辨率(区分最大、中等和小分子多聚体)和高分辨率(可将小分子多聚体条带细分成 3~8 条卫星条带)。低分辨率凝胶系统只有 2A 型、2B 型和 PLT-vWD 型出现异型多聚体分布;而 1 型、2M 型和 2N 型多聚体正常。

(2) 低剂量瑞斯托霉素诱导的血小板聚集试验(LD-RIPA):在富含血小板血浆(PRP)中加入低剂量(<0.6mg/L)瑞斯托霉素,观察血小板聚集反应。此种情况下,正常人血标本中的 vWF 与血小板不会发生结合或凝集;但 2B 型和 PLT-vWD 型 vWD 患者的血小板可发生凝集。试验有助于 2B 型、PLT-vWD 型 vWD 患者的诊断及二者与其他型 vWD 的鉴别。然而,加入较高剂量的瑞斯托霉素(1.1~1.3mg/L)时,3 型 vWD 患者的 RIPA 会减低。该试验灵敏度不高。

(3) vWF 血小板结合试验(vWF:PB):用低剂量瑞斯托霉素(0.3~0.6mg/L)测定 vWF 结合经甲醛固定的血小板的能力,使用标记抗体测定 vWF 结合血小板的含量。正常人及 1 型、2A 型、2M 型、2N 型、3 型 vWD 患者的 vWF 在此条件下不与或很少与血小板结合,只有 2B 型 vWD 患者的 vWF:PB 增加,而 PLT-vWD 型 vWD 患者的 vWF:PB 正常。

(4) vWF 胶原结合试验(vWF:CB):反映 vWF 结合胶原蛋白的能力,其中大分子多聚体结合胶原的能力强。vWF:CB 在评价 vWD 中的作用尚未确定。原则上与胶原蛋白结合有缺陷的 vWD 患者可能其 vWF:Reo 正常。此时,测定 vWF:CB、vWF:Rco 和 vWF:Ag 可提高 1 型与 2A 型、2B 及 2M 型间的鉴别能力。

(5) vWF 凝血因子 FVI 结合试验(vWF:FⅧ B):反映患者的 vWF 与外源性 FⅧ的结合能

力。该试验是通过酶标板捕获患者的 vWF,洗去结合的内源性 FⅧ,然后加入已知浓度的外源性重组 FⅧ(r-FⅧ)。2N 型 vWD 患者循环中的 vWF 不能与 FⅧ正常结合,从而血浆 FⅧ 浓度降低。

4. vWF 基因 DNA 测序　该检测目前尚未普遍应用,而多用于 2 型 vWD 变异型的诊断。2A 变异型突变多集中在 vWF2A 域段。多数 2B、2M 和 2N 型突变多集中在 cDNA 的特定区域段,而多数 1 型 vWD 患者的基因突变不明。

三、鉴别诊断

血管性血友病的诊断需与甲型、乙型血友病相鉴别。与血友病比较,其出血在临床上有以下特征:①出血以皮肤黏膜为主,如鼻出血、牙龈出血、淤斑等,外伤或小手术(如拔牙)后的出血也较常见;②男女均可发病,女性青春期患者可有月经过多及分娩后大出血;③出血可随年龄增长而减轻,可能与随着年龄增长而 vWF 活性增高有关;④自发性关节、肌肉出血相对少见,由此致残者亦少。进一步根据阿司匹林耐量试验和 vWFAg 测定可与甲型、乙型血友病相鉴别。同时需排除血小板功能缺陷性疾病,后者虽然血小板黏附功能减低,但血小板可能存在形态异常。

临床诊断同时需排除获得性 vWD 综合征(acquired von willebrand syndrome,AvWS)。AvWS 的临床出血特征和实验检测类同 vWD,但需有原发疾病(如淋巴增生性疾病、骨髓增殖性肿瘤、自身免疫病和恶性肿瘤等),却无遗传性家族出血史。临床常见 AvWS 病因有:①自身免疫疾病:如淋巴增殖性疾病、单克隆丙种球蛋白疾病、系统性红斑狼疮、其他自身免疫病及某些恶性肿瘤病等,可检出 vWF 的自身抗体(约 20%),提示 AvWS 与自身抗体相关;②心血管疾病:如室间隔缺损、主动脉狭窄、原发性肺动脉高压、心内直视手术、冠状动脉病、心房颤动、深静脉血栓等,在循环切应力增加时,增加凝血酶致敏蛋白(TSP)和金属蛋白酶(ADAMTS-13)对 vWF 水解作用,消耗大量 vWF 多聚体;③骨髓增生症:如原发性血小板增多症等,患者血小板生成增多,血小板 GPIb 结合 vWF 增多;④其他:如甲状腺功能减退、某些药物(杀虫剂、丙戊酸钠、环丙沙星、灰黄霉素、羟乙基淀粉等)也可引起 AvWS。

第四节　治　疗

治疗 vWD 出血的策略:①首先应用去氨加压素(1- 去氨基 -8- 右旋 - 精氨酸加压素,DDAVP)以增加血浆 vWF 水平;②其次用 vWF 浓缩物作替代治疗;③使用促进止血和创口愈合的其他药物。合理选用治疗方案取决于 vWD 的类型、出血的严重程度和出血的性质。

一、一般处理

包括:①避免创伤、手术;②禁用抗血小板药(阿司匹林、氯吡格雷)和非甾体类抗炎药等以及抗凝药(肝素、华法林等);③预防:口服避孕药有效。

二、DDAVP

药理作用及用法:DDAVP 促进机体储存的 FⅧ和 vWF 的释放,而非促进其合成能力。DDAVP 可能通过刺激单核细胞产生细胞因子或其他物质,从而促使内皮细胞释放Ⅷ/vWF,增加血浆 vWF 水平,防止出血。这种 vWF 临时性的增高可维持 4~8 小时,需反复使用。但如使用间隔小于 24 小时,则对治疗反应进行性减低。1 型 vWD 对 DDAVP 反应良好,部分 2A 型 vWD 有效,在 2B 型 vWD,DDAVP 可以引起一过性的中重度血小板减少,而加重出血。DDAVP 对 3 型 vWD 无效。

DDAVP 的给药途径及剂量:静脉注射为 0.3μg/kg 加入生理盐水 50~100ml,缓慢滴注 >30 分钟,每 12~24 小时 1 次;皮下注射为每次 0.3μg/kg,每 12~24 小时 1 次;鼻腔滴入为儿童(体重 <50kg)每次 150μg,每天 1 次,成人(体重 >50kg)每次 300μg,每 12 小时 1 次。vWF 和 FⅧ:C 升高程度为基础水平的 3~5 倍。达药物峰值所需时间为静脉滴注后 30~60 分钟,皮下注射后 90~120 分钟。

三、替代治疗

vWD 患者输入血液制品后可使血浆中Ⅷ:C 水平增高,增高的程度比输入的量相对较大。输入后即刻可达高峰,以后Ⅷ:C 水平仍将持续在高水平,可长达 24~28 小时。

常见制剂有新鲜血液、新鲜冷冻血浆(FFP)、冷沉淀(CPT)及因子Ⅷ/vWF 浓缩物。FFP 含所有的 vWF 多聚物,但控制出血所需体积大,限制了它的使用。CPT 主要含因子Ⅷ/vWF 及纤维蛋白原,而 vWF 较 FFP 高 5~10 倍,可同时缩短出血时间及提高Ⅷ:C,但由于 CPT 没有经过病毒灭活处理,所以一般情况下,我们不主张用 CPT,除非在大出血且Ⅷ:C 浓缩物不能获得时才使用 CPT。与 CPT 相比,因子Ⅷ:C 浓缩物含有有 vWF 和 FⅧ两种成分。剂量主要根据 vWF:Rco 单位和因子Ⅷ单位来标记。具有下列优点:①明显减少传染病毒性疾病的危险;②减少输注体积,此对婴儿特别重要;③易于储存及使用;④纤维蛋白原含量低。常见的有人抗血友病因子复合物(Humate-P)和 Alphanate SD/HT 制剂。

因子Ⅷ:C 浓缩物适应证为治疗和预防成人血友病 A、vWD 患者出血。如:①自发性和创伤引起的出血;②术中和术后过多出血。适用于严重 vWD 患者及对 DDAVP 无效的轻、中度 vWD 患者。禁忌证为有过敏史或对抗血友病因子或 vWF 制剂有严重全身反应史的患者,对任何药物成分过敏的患者。不良反应最常见为过敏性反应,也有接受替代疗法后的血栓性事件的报道,对手术患者,最常见为术后伤口或注射部位出血。接受替代治疗前必须先确定患者的凝血功能障碍确实由 vWF(或 FⅧ)缺乏引起,对其他凝血因子缺乏无效,同时应谨慎用于接受凝血因子替代疗法,尤其有血栓形成危险因素的 vWD 患者。因子Ⅷ:C 的使用剂量建议见表 6-2。VWF:Rco 预防术中术后失血的使用建议见表 6-3、表 6-4。

表 6-2　vWF:Rco 和 FⅧ:C 预防术中和术后失血过多使用剂量的建议

手术类型	血浆峰值目标水平	负荷剂量计算（术前 1~2 小时）
大手术	800~1000U/L	（100- 血浆 vWF:Rco 基础值）× 体重 /2.0。在紧急手术情况下，使用 50~60U/kg 的 vWF:Rco 剂量
小手术	400~500U/L	（血浆 vwF:Rco 目标峰值 – 血浆 vWF:Rco 基础值）× 体重 /IVR= 所需 vWF:Rco 的活性量（U）

IVR 假设每公斤体重所需活性单位为 2U/kg

表 6-3　vWF:Rco 治疗 vWD 剂量建议

vWD 分类	出血	剂量
1 型		
轻度，如不适宜用去氨加压素（通常 vWF:Rco 基础活性 >30%）	大出血（消化道出血、中枢神经系统创伤或外伤出血）	负荷剂量 40~60U/kg VWF:Rco，以后每 8~12 小时，50U/kg，连续 3 天，保持药效 vWF:Rco 活性 >50%，然后 40~50U/（kg·d），治疗 7 天
中度或重度（通常 vWF:Rco 基础活性 <30%）	轻度出血（如口腔、鼻出血、月经过多）	40~50U/kg（1 或 2 剂）
	大出血（消化道出血、中枢神经系统创伤或外伤出血）	负荷剂量 50~75U/kg vWF:Rco，以后每 8~12 小时，40~60U/kg，连续 3 天，保持药效 vWF:Rco 活性 >50%，然后 40~60U/（kg·d），治疗 7 天。应根据甲型血友病治疗指南进行 FⅧ:C 活性监测
2 型（各变异性型）和 3 型	轻度出血	40~50U/kg（1 或 2 剂）
	大出血	负荷剂量 60~80U/kg vWF:Rco，以后每 8~12 小时，40~60U/kg，连续 3 天，保持药效 vWF:Rco 活性 >50%，然后 40~60U/（kg·d），治疗 7 天。应根据甲型血友病治疗指南进行 FⅧ:C 活性监测

表 6-4　血浆 vWF:Rco 和 FⅧ:C 目标活性和预防术中、
术后出血过多维持剂量的治疗最短持续时限

手术类型	血浆 vWF:Rco 目标活性（U/L）		血浆 FⅧ:C 目标活性（U/L）		治疗持续时间
	术后 3 天内	术后 3 天后	术后 3 天内	术后 3 天后	
大手术	>500	>300	>500	>300	72 小时
小手术	>300			>300	48 小时
口腔手术	>300			>300	8~12 小时

四、其他

抗纤溶药物，可以稳定已形成的凝血块，达到辅助止血的目的。临床常用氨甲环酸每次 10mg/kg，每 8 小时 1 次。儿童剂量需按体重计算。

局部用药，如纤维蛋白胶、生物蛋白海绵等制品，对毛细血管和小静脉出血有用，可以选用或辅助 DDAVP 和 vWF 浓缩物治疗 vWD 患者。

口服避孕药，可作为 vWD 防治，尤其女性患者出血（如月经过多等）的预防治疗。如乙烯雌酚、炔诺酮。

重组人活化 F Ⅶ制品（rhF Ⅶa）：近年，常用 rhF Ⅶa 制品治疗 F Ⅷ/F Ⅸ抑制物患者，取得良好疗效。

（冯　宾）

参 考 文 献

1. National Institutes of Health.The diagnosis,evaluation and management of yon Wilhbrand disease. Bethesda（MD）;NIH Publication,2007

2. Kessler CM. Diagnosis and treatment of von Wilhbrand disease:new perspectives and nuances. Haemophilia,2007,13（Suppl 5）:3-14

3. Pasi KJ,Collins PW,Keeling DM,et a1. Management of von Willebrand disease:a guideline from the UK Haemophilia Centre Doctors' Organization. Haemophilia,2004,10（3）:218-231

4. 熊立凡,姚依婷,王鸿立．解读血管性血友病的治疗指南．内科理论与实践,2012,7（1）:50-55

第七章

血友病性骨关节病的鉴别诊断

第一节　血友病性关节病的鉴别诊断

严重的血友病性骨关节病有其自身特点,结合患者病史及实验室检查等不难判断,但一些早期及轻型血友病患者却较难做出准确的诊断,往往需要与下列疾病进行鉴别。

1. 急性风湿性关节炎　血友病性关节炎急性期的红、肿、热、痛及伴随的功能障碍与风湿性关节炎类似,但后者常继发于咽峡炎症,以急性发热及游走性大关节炎为特点,血沉、C-反应蛋白和抗 O 增高,既往无明显的出血倾向,部分活化凝血酶原时间正常。

2. 类风湿关节炎　以其慢性进行性关节对称性破坏为特点,四肢大小关节均可受累,血清类风湿因子阳性,无出血倾向,影像学上可见关节软骨破坏、关节间隙狭窄(图 7-1),但与血友病性关节炎(图 7-2)不同的是,其骨发育无异常、关节软骨呈虫蚀样破坏且破坏程度

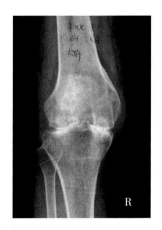

图 7-1　右膝类风湿关节炎

患者女性,64 岁。右膝正位 X 线片,可见右膝关节间隙消失、关节软骨呈虫蚀样破坏

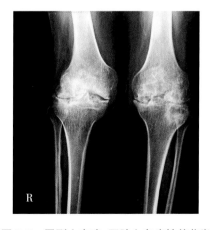

图 7-2　甲型血友病、双膝血友病性关节炎

患者男性,37 岁。双膝正位 X 线片可见双膝关节面严重破坏、干骺端可见囊性变、密度不均,关节间隙消失,右侧股骨髁间窝增宽

相对较轻。

3. 关节型过敏性紫癜　患者下肢多发紫癜(图 7-3)，血小板及活化部分凝血酶原时间和白陶土凝血活酶时间正常等特点可与血友病性关节炎相鉴别。

4. 感染性关节炎　本病多为单关节发病，常伴有全身中毒症状，白细胞增加，血培养和关节滑膜细菌培养阳性及抗感染治疗有效，凝血时间正常。

5. 股骨头坏死继发髋关节骨关节炎　由于使用激素、酒精或车祸外伤导致的股骨颈骨折、髋脱位等因素造成股骨头缺血坏死，使得股骨头逐渐出现囊性改变，软骨下骨塌陷，股骨头变形，进而导致髋关节骨关节炎，关节间隙变窄，伴关节面骨质增生硬化(图 7-4)，与血友病关节内出血，含铁血黄素沉着导致的关节面软骨破坏、关节间隙狭窄等表现不同。

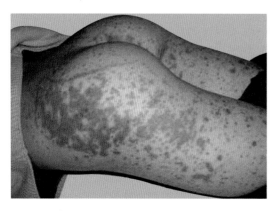

图 7-3　关节型过敏性紫癜患者，双膝肿大伴双下肢多发皮疹

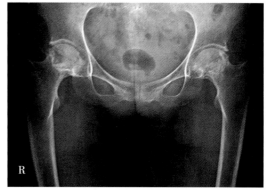

图 7-4　双侧股骨头坏死

患者女性，47 岁。双髋正位 X 线片可见双侧股骨头囊性变伴骨质硬化、左侧股骨头塌陷变形，关节间隙轻度狭窄

第二节　血友病性假瘤的鉴别诊断

由于血友病性假瘤发病部位以及病理特点不同，与其相类似的疾病也不同，其主要的鉴别诊断如下。

1. 深部软组织感染　深部软组织感染常见于免疫低下或因自身免疫性疾病口服免疫调节药物的人群，常伴有发热，局部有较明显的红、肿、热、痛，皮肤表面张力较大且常伴有水肿(图 7-5)，在自发性破溃引流后可见窦道形成，局部有波动感，某些特殊细菌感染如结核、奴卡菌等有时并没有明显的感染征象。局部肿物超声检查均提示液性暗区或可伴有软组织分割，磁共振检查有较好的鉴别价值，单纯感染提示短 T_1 长 T_2 信号，血友病性假瘤由于反复出血、血肿机化、含铁血黄素沉积，局部信号不均。结合患者病史、凝血检查、细菌培养、影像学检查不难与血友病性假瘤鉴别(图 7-6)。

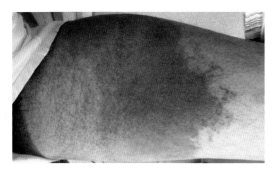

图 7-5　左大腿蜂窝织炎，局部红肿明显

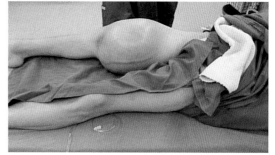

图 7-6　右大腿下段巨大血友病性假瘤

局部肿胀明显，呈囊状扩张，并可见扩张的静脉

2. 软组织肿瘤　软组织肿瘤有特定的年龄组，如某些纤维瘤病全部发生于儿童时期，而横纹肌肉瘤多见于婴儿和儿童，透明细胞肉瘤、上皮样肉瘤、滑膜肉瘤及纤维肉瘤多见于青壮年，脂肪肉瘤及恶性纤维组织细胞瘤常见于中老年人。与良性软组织肿瘤相比，虽然病程相似，但磁共振表现良性肿瘤信号比较均匀，血友病性假瘤由于反复出血、血肿机化、含铁血黄素沉积，局部信号不均，T_2可见特征性低信号影。与恶性软组织肿瘤相比，虽然磁共振表现恶性肿瘤已发生出血坏死、囊变，信号多不均匀，与血友病性假瘤有相似之处。但血友病性假瘤多于幼时起病，随着时间的逐渐增大，不伴有明显的疼痛。结合病史、凝血检查及影像学检查，与血友病性假瘤鉴别较为容易。

3. 骨肉瘤　骨肉瘤是骨恶性肿瘤中最多见的一种，多见于10~30岁，男性多见，好发于长骨干骺端，其中以股骨远端、胫骨近端最为多见，除局部肿块外，常伴有明显的疼痛，X线片表现为不规则、无定形的肿瘤骨及垂直或放射状骨针影；骨肉瘤与邻近正常骨质分界不清，多有 Codman 三角形成，局部骨质破坏伴肿瘤骨形成（图 7-7,8），与血友病性假瘤导致的局部外压性骨质破坏及假瘤内血肿机化及钙化表现明显不同（图 7-9）。根据病史、病程进展

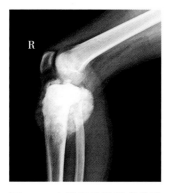

图 7-7　右侧胫骨近端成骨型骨肉瘤

患者男性，23岁。右膝侧位X线片可见胫骨近端肿瘤骨形成，呈高密度影，并向后方膨胀生长

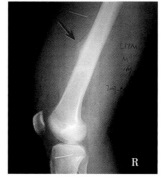

图 7-8　右侧股骨远端骨膜旁骨肉瘤

患者男性，16岁。右膝侧位X线片可见 Codman 三角（红色箭头示），局部骨皮质侵蚀

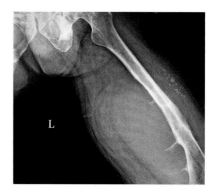

图 7-9　左大腿血友病性假瘤

患者男性，44岁。左大腿明显增粗；左股骨侧位X线片可见左侧股骨周围软组织包块影，股骨远端局部骨皮质受压侵蚀

速度、实验室检查、影像学与假瘤不难鉴别。

4. 动脉瘤样骨囊肿　常发生于 30 岁前,多见于长管状骨,主要临床表现为持续性疼痛和肿胀,可伴有病理性骨折,偶尔病变位于长管状骨干骺端中心(图 7-10),可引起整个干骺端对称性扩张,这一征象更常见于手、足部短管状骨。典型 X 线表现囊性偏心性的骨膨胀性病变,有时可见分隔,病变内可有钙化,但少见。而血友病性假瘤(图 7-11)多幼时起病,常继发于创伤,病灶内缺乏动脉瘤样骨囊肿的小梁状间隔,镜下为机化性血肿伴有含铁血黄素沉积和反应性新骨形成。

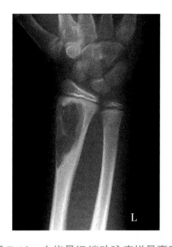

图 7-10　左桡骨远端动脉瘤样骨囊肿
患者男性,12 岁。左腕正位 X 线片可见左桡骨远端内囊性病变,边缘不整齐,骨皮质部分受侵蚀,可见分隔

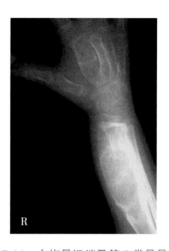

图 7-11　右桡骨远端及第 2 掌骨骨内血友病性假瘤
患者男性,6 岁。右腕斜位 X 线片可见右侧桡骨远端及第 2 掌骨内囊性病灶,呈膨胀性生长,骨皮质部分受侵蚀,其内可见新骨形成

5. 骨巨细胞瘤　部分发生于手、足短管状骨的巨细胞瘤与血友病性假瘤影像学表现相近,但其多见于干骺端,单发病灶较为常见,多灶性侵犯相当少见,病灶偏心性膨胀性骨破坏,横向扩张,其内可见泡沫样分隔(图 7-12),与正常骨分界清晰,无硬化,其内很少钙化。镜下主要由单核间质细胞及多核巨细胞组成,部分具有丰富的梭形细胞,提示为巨细胞修复性肉芽肿。结合病史、实验室检查、病理学诊断不难鉴别。

6. 非骨化性纤维瘤　是由组织成纤维细胞组成的干骺端错构瘤,常见于儿童及青少年,发病部位以下肢长骨最为多见,病变多在干骺端,可有多发病灶,可发生于同一骨的不同部位,X 线表现呈膨胀性、偏心性,病灶内为界限清楚透亮阴影,呈分叶状软圆形,病变发展可进入髓腔(图 7-13),与血友病性假瘤鉴别较易。

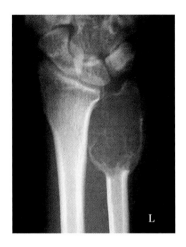

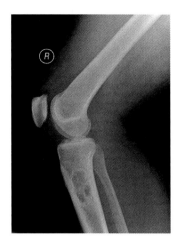

图 7-12　左尺骨远端骨巨细胞瘤

患者男性,25 岁。左腕正位 X 线片可见
左尺骨干骺端囊性膨大,骨皮质受侵蚀,
部分已缺损,其内可见泡沫样分隔

图 7-13　右胫骨近端非骨化性纤维瘤

患者男性,16 岁右膝侧位 X 线片可见右
胫骨干骺端多发囊性病灶,边界清楚,其
内无钙化

（边焱焱）

参 考 文 献

1. 周翠岚,许家驹,宛四海.血友病长期被误诊为类风湿病 1 例报告——经影像学启示而确诊.实用医学影像杂志,2011,12(3):200-201

2. 窦国胜.血友病性关节病影像回顾性分析.中国社区医师:医学专业,2012,14(17):242

3. Drescher W,Pufe T,Smeets R,et al.［Avascular necrosis of the hip-diagnosis and treatment］.Z Orthop Unfall, 2011,149(2):231-240,241-242

4. 李莹,任翠萍,程敬亮,等.骨肉瘤的 X 线、CT 及 MRI 比较分析(附 61 例分析).放射学实践,2011,26(11): 1197-1200

5. 朱记超,陈燕萍,曲华丽,等.动脉瘤样骨囊肿的影像学表现与诊断价值分析.实用放射学杂志,2009, 25(5):696-698,701

6. 李立,郭茂凤,倪才方.骨巨细胞瘤 X 线、CT 征象比较分析及分级研究(附 53 例报告).实用放射学杂志, 2003,19(12):1101-1104

7. 李立,郭茂凤,郭亮.非骨化性纤维瘤的 X 线及 CT 诊断及鉴别诊断(附 29 例报告).实用放射学杂志, 2006,22(6):709-711

第八章

血友病性骨关节病的预防

第一节 早 期 诊 断

血友病是一种 X 染色体连锁的遗传性出血性疾病,患者出生时即患有此病,目前还不能从基因水平根治该病,但是如果患者能够得到充分可行的治疗,其预期寿命可以接近于正常人。因此早期诊断对血友病的治疗以及改善血友病患者的生活质量尤为重要。一旦诊断为血友病,就应该注意采取保护关节、预防血友病性骨关节病的必要措施。

出血是血友病患者的主要临床表现,以自发性、轻微外伤后出血难止多见。有以下病史时应该怀疑患有血友病:①婴幼儿期易于出现淤斑;②自发出血(尤其是关节和肌肉组织);③创伤或者手术后出血过多。

虽然血友病患者的出血症状是与生俱来、伴随终生的,但是也有一些重型血友病患儿的初次出血发生在 2 岁以后,且患儿学步前很少发生关节出血。轻型血友病患者也可以没有出血不止的症状,除非受到创伤或者接受手术。

由于血友病的特殊遗传特性,因此家族成员有出血的病史对于血友病的早期诊断也能起到重要的提示作用,但是 FⅧ和 FⅨ的基因很容易发生新的突变,文献报道多达 1/3 的血友病患者没有家族史。

到医院进行必要的检查才是真正能够明确诊断血友病的方法。最常规且简单的筛查试验是凝血功能检查,重度和中度血友病患者表现为活化部分凝血活酶时间(APTT)延长,而轻型患者可以不延长。当 APTT 延长而血浆凝血酶原时间(PT)正常时,则提示内源性凝血途径异常;当患者其他检测如血小板计数(PLT)出血时间(BT)、凝血酶时间(TT)、纤维蛋白原(Fg)含量均正常时,就应考虑血友病的可能,需要进行确诊试验。确诊试验依靠凝血因子分析来证实是 FⅧ还是 FⅨ缺乏从而确定血友病的类型,并可量化测定凝血因子活性以判断疾病的严重程度。当然,现在还有更先进的基因分析方法进行确诊。

第二节　一级预防

由于血友病是遗传性疾病,一级预防(病因预防)的重点即在产前预防。

X 染色体除了决定性别之外,还携带着产生凝血Ⅷ因子和Ⅸ因子的基因。血友病患者的这些基因无法产生足够的Ⅷ因子或Ⅸ因子,这也解释了为什么家族成员中出血的严重程度是一样的(因为基因的缺陷都一样),以及为什么具有血友病基因的女性可以有正常的血液凝结,因为她们的第二条 X 染色体(一般是正常的)产生了足够的凝血因子。

对于男性(只有 XY 染色体)来说,他的 Y 染色体不参与Ⅷ因子和Ⅸ因子的生成。如果一个男性继承了他母亲的一条具有血友病基因的 X 染色体,因为他的 Y 染色体不能产生Ⅷ因子和Ⅸ因子,所以他将是一名血友病患者。

在每次妊娠过程中,携带血友病基因的母亲有一半的机会将血友病基因遗传下去,当一个男婴获得了这个患病基因时他就是一个血友病患儿,如果是女婴获得了这个基因时就是致病基因的携带者。换句话说,每次怀孕生下患血友病男孩的可能性为 1/4(图 8-1)。

如果父亲为血友病患者(图 8-2),那么所有的女儿都会是患病基因携带者。他的儿子都不会患血友病,而且会具有正常数量的凝血因子,也不会将疾病再遗传给他们的子女。

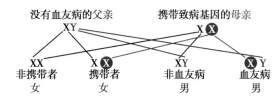

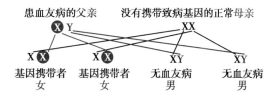

图 8-1　当母亲为血友病携带者时的情况
每个儿子患血友病的概率为 50%,每个女儿为基因携带者的概率为 50%

图 8-2　当父亲为血友病患者时的情况
所有儿子都不会受影响,所有的女儿都是携带者

当一个患血友病的男性和一个女性基因携带者结婚,那么他们的女儿就有患血友病的可能。这一点对于那些近亲结婚的人来说尤其需要引起重视,比如堂兄弟姐妹或表兄弟姐妹之间的婚姻。

大约 1/3 的血友病患者,其家庭成员中没有其他人患有血友病。这种情况是由于一些未知的原因(例如基因突变)造成的,它产生了新的血友病基因并可能遗传给他的后代。对于那些可能为携带者的人可以通过检测来确定是否携带异常基因。

尽管女性携带者通常具有正常水平的凝血因子,但是也有一些人会因凝血因子水平偏低而容易产生淤血、手术和拔牙(不是小儿的正常换牙)过度出血以及月经出血过多等现象。

凝血因子Ⅷ水平偏低的血友病 A 基因携带者在她们手术和拔牙期间可能需要一些治疗,但在其怀孕和分娩期间很少会发生问题,因为凝血因子Ⅷ水平在怀孕期间会有所提高。可是在她们分娩的数天后,因为凝血因子水平又回落到了孕前的水平,可能会发生大出血。与此形成对照的是Ⅸ因子的水平在怀孕期间却没有显著的变化。

既然血友病是女性携带导致下一代男性发病,那么就可以进行妊娠后的产前诊断,进行优生优育。对血友病患者的家人特别是女性患者,应做基因检测。对于有家族史但无基因携带的女性,妊娠后可以放心的按照正常程序分娩。而对于女性携带者,最好在妊娠后(一般 12~14 周内)做性别鉴定:若胎儿为女性,就可以安心做正常的足月分娩;如果胎儿为男性,则需要进行通过羊水穿刺等手段提取 DNA 检测血友病的严重程度,或者通过脐带血(妊娠16 周后)取样以测定凝血因子的缺乏程度,根据实际情况决定是否进行治疗性流产手术,对胎儿凝血因子严重缺乏的孕妇,应尽早终止妊娠。此外,随着目前第三代试管婴儿技术的发展,可对基因携带者的女性进行体外受精,通过对受精卵的体外遗传学检测,确定有无基因携带,从而在众多的胚胎中,挑选出最健康的无基因携带的女性胚胎植入到妈妈的子宫内,以确保生出一个健康的后代。

因此,优生优育不但给一个有血友病家族史的家庭带来婚姻的幸福,同时也为下一代孕育了健康的种子。遗传咨询是血友病一级预防的重要组成部分,可以帮助血友病患者、携带者和他们的家庭了解在怀孕时可能怀有血友病儿童的可能性,以便做出知情选择。产前诊断可以明确胎儿是否受到影响,从而可以帮助家长考虑是否决定终止妊娠;即使家长不考虑终止妊娠,产前诊断也可以帮助这种家庭做好分娩准备。应当提醒的是,遗传咨询和产前诊断应当在正规的、具有相应资质的医疗机构进行。

第三节　二　级　预　防

一旦患者被确诊为血友病,就要注意防止或减少其出血现象的发生。对血友病患者特别是重型血友病患者的最佳管理,不仅仅是治疗和预防急性出血,更要提高患者的健康水平和生活质量,保护关节、预防血友病性骨关节病变的发生。

一、一般预防

以下建议不仅适用于儿童,其中一些也适用于任何年龄的血友病患者。

1. 选择柔软的无锐角的玩具,如果在学步期间总是摔伤则可给衣服加厚。

2. 尽早告诉患儿及其兄弟姐妹和小伙伴有关血友病的情况。父母应该鼓励他们和其他孩子玩耍而正常成长。

3. 遵守当地的疫苗接种计划,但需要注意的是,注射必须采用皮下注射而不能深入至肌肉。注射后应该压迫 5 分钟。

4. 强烈建议接种乙肝疫苗,因为一些血液制品会传播这种病毒,同时也推荐接种甲肝疫苗。

5. 坚持刷牙和看牙医,可以防止烂牙和牙龈疾病。这非常重要,因为被忽视的牙齿感染后牙龈就会出血。如果可能的话,选择一位懂血友病的牙医,或由医生为你推荐一位牙医。

6. 保持身体健康。积极、有规律的锻炼计划是非常有益的,强壮的肌肉可以支撑关节以减少出血次数,在那些不能轻易得到血制品的地区,这点尤为重要。

7. 游泳、骑车和步行这些对关节压力很小的运动是非常适宜的,但许多其他运动也是可以参加的。应该禁止参加那种接触性的体育运动,比如拳击、橄榄球、篮球、足球等,这些运动存在头部或颈部受伤的危险性。应当请医生、护士或理疗师为你或你的孩子制定一个锻炼计划或给出参加体育运动的建议。

特别应当注意的是,血友病患者因其他疾病需要服用药物的时候,要注意避免使用会影响凝血功能的药物。例如,很多镇痛药的主要成分为阿司匹林,它会干扰正常的血小板聚集而增加出血的倾向,而且会刺激胃肠道。如果患有血友病就尽量不要使用含阿司匹林的药物来镇痛,应当请医生或药剂师开一些不含阿司匹林的药物。常见的含有阿司匹林的药物有阿司匹林片、APC 片、赖氨匹林,阿咖酚散(头痛粉)等。

二、预防治疗

预防治疗的概念最早由瑞典的 Nilsson 医生于 20 世纪 50 年代提出。他们在研究中发现轻中型血友病患者出血事件的发生率明显低于重型患者,因此考虑对重型血友病患者定期规律性输注凝血因子制品,使重型患者体内凝血因子(FⅧ:C/FⅨ:C)水平长期维持在 1%(0.01U/ml)以上,以防止或减少关节腔反复出血引起的关节损伤。对于重型患儿和有关节病变的患儿,应当根据具体病情及早开始,以便降低致残率,使患儿尽可能地保持相对健康状态成长及生活。

1. 预防治疗方式

(1) 临时预防(单剂预防)法:在估计可能诱发出血的情况如进行较剧烈体育活动前,单一剂量保护性注射缺乏的凝血因子制品,以防止活动或外伤引起的出血。

(2) 短期预防法:在一段时期内(4~12 周),定期每周注射凝血因子制品 2~3 次,以阻止靶关节反复出血的恶性循环或严重出血事件,以防止关节或肌肉出血加重或延缓关节并发症的发生。

(3) 长期预防(持续预防)法:自确诊之日起,坚持长期定期使用凝血因子制品作为预防,尽可能减少出血,以保证患者维持接近正常同龄人的健康水平。

2. 预防治疗时机

(1) 初级预防:指婴幼儿在确诊后第 1~2 次出血后或 2 岁前即开始实施预防治疗。这种预防措施实施早,可以更好地保护关节的功能,出现关节畸形和残疾的概率明显减少。

（2）次级预防：指患儿有明显的靶关节出血/关节损害后，才开始预防治疗。这种情况下，患儿的关节已经出现了一定程度的损害，治疗效果远不如初级预防。

3. 预防治疗方案　目前国际上尚无公认的意见。以下的预防治疗方案多适用于西方发达国家，在发展中国家较难实施。

（1）甲型血友病：①高剂量方案：在欧洲，一般输注浓缩凝血因子Ⅷ每次 25~40U/kg，至少每周 3 次或者隔日 1 次。在加拿大，方案为 50U/kg，每周 1 次；或 30U/kg，每周 2 次；或 25U/kg，每周 3 次。②中剂量方案：每次 15~25U/kg，每周 2~3 次。③低剂量方案：每次 10~20U/kg，每周 2~3 次。根据我国目前经济现状和治疗条件，可考虑减低剂量方案，在国内一些临床实验中也取得了比较好的效果，即预防性输注浓缩凝血因子Ⅷ每次 10U/kg，每周 2 次。

（2）乙型血友病：标准剂量为浓缩凝血因子Ⅸ每次 25~40U/kg，每周 2 次。在我国可以考虑小剂量治疗方案，即预防性输注浓缩凝血因子Ⅸ制品或 PCC 每次 20U/kg，每周 1 次。

4. 预防治疗利弊

（1）预防治疗获益：规律的预防治疗可以减少关节出血、保存关节功能、提高生活质量，从长远来看还是经济的，因为它能减少治疗关节损害带来的高额费用。特别建议在参加具有高度损伤危险的活动之前预防性输注凝血因子，以防止出血。

（2）预防治疗弊端：长期预防性注射凝血因子制品有可能增加抑制物产生的概率，导致后期治疗困难。血浆源性制品有增加输血传染病的危险。结合我国的国情，大多数血友病家庭生活极其困难，凝血因子的半衰期很短、消耗巨大，价格也非常昂贵，连续预防性补充凝血因子较难实现。其最佳治疗的开始时间和终止时间以及治疗剂量的选择和目标也一直是替代治疗的主要问题。

总之，患者必须树立终身自我保护的意识，避免较重的体力活动和剧烈运动，尽量避免创伤、手术和感染、发热等，以确保心身健康和安全。

（周　熹）

参 考 文 献

1. Wang T, Zhang L, Li H, et al. Assessing Health related quality of life in individuals with haemophilia in China. Haemophilia, 2004, 10: 370-375

2. Lundin B, Pettersson H, Ljung R. A new magnetic reasonance imaging scoring method for assessment of haemophilic arthropathy. Haemophilia, 2004, 10: 383-389

3. World Federation of Hemophilia (WFH). Guidelines for the management of hemophilia, 2nd edition. Blackwell Publishing Ltd, 2012

4. Evatt BL. The natural evolution of haemophilia care: developing and sustaining comprehensive care globally. Haemophilia, 2006, 12 (Suppl 3): 13-21

5. Eckhardt CL,Van der Bom JG,Van der Naald M,et al. Surgery and inhibitor development in hemophilia A:a systematic review. J Thromb Haemost,2011,9:1948-1958

6. Rodriguez-Merchan EC. Musculoskeletal complications of hemophilia. HSSJ,2010,6:37-42

7. Su Y,Wong WY,Lail A,et al,Hemophilia Growth And Development Study. Long-term major joint outcomes in young adults with haemophilia:interim data from the HGDS. Haemophilia,2007,13(4):387-390

8. Kavakli K,Aydogdu S,Taner M,et al. Radioisotope synovectomy with rhenium186 in haemophilic synovitis for elbows,ankles and shoulders. Haemophilia,2008,14(3):518-523

9. Teitel JM,Barnard D,Israels S,et al. Home management of haemophilia. Haemophilia,2004,10(2):118-133

10. Mulder K. Exercises for People with Hemophilia. World Federation of Hemophilia,2006

第九章

血友病性骨关节病的非手术治疗

第一节 概　　述

血友病性骨关节病往往累及全身多个关节,最常受累的是膝关节,其次是踝关节、肘关节和髋关节。血友病患者关节腔内长期反复出血可导致滑膜的慢性炎性增生和关节软骨的退行性改变,进而导致关节纤维化,引起关节囊挛缩、关节屈曲畸形及关节炎等表现,并逐渐出现关节周围肌肉萎缩、骨质疏松和关节活动受限,影响骨骼的正常发育。因此,血友病性骨关节病变治疗的重中之重就在于血友病性关节炎的系统规范治疗。

一般将血友病性关节炎分为三期:关节急性出血期、慢性滑膜炎期和退行性关节炎期。急性关节腔内出血可诱发滑膜的炎性增生,新鲜增生的滑膜充血水肿,极为脆弱,轻微的外伤即可导致再次出血。因此,某一关节一旦发生第一次出血,便很容易进入出血 - 滑膜增生 - 再出血的恶性循环,逐渐发展为慢性滑膜炎。慢性滑膜炎主要表现为关节持续肿胀和关节周围肌肉萎缩,如果得不到及时有效的系统治疗,持续半年以上就可引起关节不可逆性的退行性改变,滑膜表面最初被覆的易碎充血组织逐渐演化为纤维瘢痕组织,并出现关节面软骨剥脱、软骨下骨囊性变、骨质疏松、关节面凹凸不平,导致不同程度的肢体残疾。当前,治疗血友病性关节炎的方法多种多样,同一种方法对于不同患者的临床疗效也不完全相同。因此,我们在选择治疗方法时要综合考虑各方面的因素,包括患者关节炎所处的阶段、关节受累的程度、疼痛肿胀情况、关节的屈伸活动度、凝血因子替代治疗的需求量及镇痛药物用量等。不同类型、不同阶段的血友病患者其所选择的治疗方法有所不同,早期积极恰当的诊治和预防慢性滑膜炎、进行性关节退变是血友病治疗和改善预后的关键。规范治疗可避免致残、减少和推迟骨关节病的进展,若得不到积极恰当的诊治,则可导致残疾。

调查发现,大约90%的血友病患者因各种各样的原因没有得到系统规范的保守治疗。因此应当在患者发病初期即给予积极的非手术治疗,把血友病对骨关节的损害降到最低程度。此时受累的关节疼痛、肿胀症状较轻,关节屈伸活动度较好,及时治疗可以延缓病情进展,减轻患者关节肿痛的症状,改善关节活动功能,减少关节手术的概率,提高生活质量。

对于早期急性关节内出血的患者,常规治疗方法是补充所缺乏的凝血因子(替代治疗)和一些常规的急救措施(如冰敷患处、关节制动于功能位、局部加压包扎、抬高患肢等),能够减少关节内出血,延缓甚至终止血友病性关节炎的进展。但是,对于出血量大或者治疗不及时的患者则难以达到理想效果。另外,在非出血期,积极适当的物理治疗与康复训练对改善血友病患者的关节功能,保持身体平衡以及预防再次出血有着极其重要的作用。有些家长出于对患病孩子的疼爱,在关节出血后不忍心进行康复训练,纵容孩子的关节蜷缩在不正确的位置,结果导致后期关节无法伸直,造成不可逆转的残疾。14岁之前是青少年骨骼和关节发育的最佳年龄,每次出血后都必须进行规范治疗和康复训练。

血友病患者属社会弱势群体,该病患者的身心健康终生受到疾病的摧残和折磨,求学就业、家庭婚姻、经济来源和社会活动因疾病而受到困扰和挫折,故应受到家庭、社区、学校和单位等全社会的关爱和扶持。作为医务工作者,我们要"尽心、尽力、尽责任"地为患者及其家属排忧解难,熟练掌握血友病的基础知识和规范化诊治手段,全心全意地为患者服务。对于血友病性关节炎患者的非手术治疗,则需要血液科医师、骨科医师和康复理疗科医师的密切合作,以求给患者保留一个健康的肢体。

第二节　血友病治疗的常用药物选择

一、常用药物

目前国内用于治疗血友病的制剂主要包括新鲜血浆或新鲜冰冻血浆(FFP)、冷沉淀物、血浆源性及基因重组FⅧ浓缩剂和凝血酶原复合物(含凝血因子Ⅱ、Ⅶ、Ⅸ、Ⅹ)、基因重组FⅨ,适用于不同类型的血友病。

新鲜血浆或FFP来源相对容易,无需特殊加工处理,含有各种凝血因子,适用于各种类型的血友病。但要使血液中因子Ⅷ或因子Ⅸ活性纠正到预期水平,理论上需要输入的血浆量往往难以一次性输入。成人一次输入的血浆量一般最多不超过20ml/kg,老年患者和有心肺功能不全者可以耐受的量可能更小。冷沉淀物是将FFP放入4℃水浴中融化,然后在4℃下离心制得的沉淀物。每400ml FFP制得的冷沉淀物的体积仅为20~30ml,含FⅧ和FⅩⅢ各80~120U、纤维蛋白原150~300mg,保留了约50%的血管性血友病因子。冷沉淀物的优点是用于血友病替代治疗时能一次性足量输注,基层医疗单位也有能力制备。主要缺点是未经病毒灭活、残留有红细胞或红细胞碎片、不适合即时使用等。各种凝血因子制剂,包括血浆源性和重组制剂,克服了冷沉淀物的缺点,同时避免了输入其他不必要的凝血因子和血浆蛋白,唯有价格较高。

血浆源性或重组的替代治疗制剂经常依照其终纯度(亦被称为特别活性,即每mg蛋白中所含因子以国际单位表示的活性)而分类。中等纯度制剂因混杂有包括纤维蛋白原、纤维连接蛋白和其他一些非凝血蛋白等附加血浆蛋白,其特别活性相对较低(少于 50U/mg);高纯度(高于 50U/mg)和超高纯度(FⅧ高于 3000U/mg,FⅨ高于 160U/mg)制剂含有较少量或不含除作为稳定剂的清蛋白以外的血浆蛋白。最近,国外又有不含清蛋白的全长或去 B 区的FⅧ制剂上市。用单克隆抗体纯化的血浆源性和重组的 FⅨ制剂则不含有清蛋白。

一般来讲,血友病患者选用何种替代制剂需要考虑患者的年龄、血浆中是否已经产生凝血因子抑制物以及 HIV 和丙型肝炎病毒(HCV)感染状况等因素。在我国现阶段,可能更重要的是还需考虑制剂的来源和家庭经济状况,如果条件允许,应尽量使用凝血因子制剂。

就 FⅧ制剂而言,有学者认为超纯度的 FⅧ制剂,无论是血浆源性或是重组的,输注后诱导产生异种抗体的危险性大。因此,一般不推荐以往未接受过治疗的患者(PUPs)使用超纯度制剂。但也有文献表明,实际上,使用超纯度 FⅧ制剂后异体抗体发生率升高的观察结果与监测抗体的方法敏感强和频度增加有关。体外实验显示,中等纯度的 FⅧ浓缩物能够抑制正常淋巴细胞的免疫反应,可能与制剂中所含外源性蛋白或 TGF-β 有关。在 HIV 血清学阳性患者中的观察显示,输注中等纯度的 FⅧ浓缩物后,CD4 淋巴细胞绝对计数的下降比输注超纯度制剂更迅速。

在选择中等纯度的 FⅨ浓缩物或凝血酶原复合物补充 FⅨ时,还需考虑其潜在的致栓作用。这些制剂除含有 FⅨ外,还含有一些活化的 FⅡ、FⅦ和 FⅩ。若长期反复输注或短时间内大量输注,有可能导致静脉血栓形成、弥散性血管内凝血(DIC)、脑卒中或心肌梗死。这可能是由于 FⅩ和 FⅡ的血浆半衰期比 FⅨ长,当按 FⅨ的血浆半衰期行替代治疗时,使活化的FⅩ和活化的 FⅡ在血中累积,凝血活性增强。这种危险性在肝功能不全患者中进一步增加。尽管中等纯度的 FⅨ浓缩物有致栓危险,但如果使用得当,还不失为一种安全、有效的 FⅨ替代品。超纯度血浆源性和重组 FⅨ浓缩物引发血栓的危险性较小,更适合于在诱导免疫耐受方案、初级预防和手术中使用。

1. 凝血因子Ⅷ浓缩物(抗血友病球蛋白,AHG)　由新鲜血浆(FP)或新鲜冷冻血浆(FFP)分离、纯化而得,含 FⅧ 15~40U/ml。

适用范围:①血友病 A 患者的各种出血 / 手术;②血友病 A 患者的预防治疗;③血友病 A 抑制物 / 获得性血友病;④血管性血友病(vWD);⑤其他缺少 FⅧ的获得性出血,如DIC 等。

目前国内有 3 家机构提供凝血因子Ⅷ浓缩物,分别为河南华兰、上海莱士和安徽绿十字,主要药物分别为康斯平、海莫莱士和人凝血因子Ⅷ。

2. 重组人凝血因子Ⅷ(rhFⅧ)制品　由基因工程技术制备所得,适用范围同 AHG。

国内尚无自制产品,但有从国外进口的产品提供,常用的为拜科奇。

3. 冷沉淀(cryoprecipitate)　冷沉淀由新鲜冰冻血浆(FFP)在 2~4℃封闭状态下解冻

数小时,有一部分血浆蛋白保持不溶状态,离心分离后所得的白色絮状不溶解物质,在1小时内冻结而制成。每袋冷沉淀是由400ml全血制成,体积为每袋25±5ml,其中主要含有≥80IU的因子Ⅷ、≥150mg的纤维蛋白原以及血管性血友病因子(vWF),纤粘连蛋白、凝血因子ⅩⅢ等。其所含凝血Ⅷ因子浓度较新鲜血浆高5~10倍。但须冷冻干燥存于–20℃下,室温下放置1小时活性即丧失50%,故应于1小时之内输完。

适用范围:①血友病A;②血管性血友病(vWD);③凝血因子ⅩⅢ缺乏症;④低(无)纤维蛋白原血症;⑤纤粘连蛋白缺乏症;⑥其他:DIC、肝病出血等。

4. 凝血酶原复合物(PCC)　由新鲜血浆分离纯化而得,含FⅡ、FⅦ、FⅨ和FⅩ4个凝血因子。目前国内已有自制制品提供。

适用范围:①遗传性凝血因子Ⅱ、Ⅶ、Ⅸ、Ⅹ缺乏症;②严重肝病/肝移植围术期出血;③依赖维生素K凝血因子缺乏症:如华法林抗凝药过量、阻塞性黄疸、新生儿出血、消化不良/肠道灭菌综合征和农药、灭鼠药中毒等;④DIC等;⑤FⅧ/FⅨ抑制物等。

国内目前有两家机构提供凝血酶原复合物,分别为河南华兰、上海莱士,其药物分别为康舒宁和普舒莱士。

5. 凝血因子Ⅸ浓缩物/重组人凝血因子Ⅸ(rhFⅨ)制品　分别由新鲜血浆/基因工程技术制备所得,国外同类产品主要为宾凝适(BeneFⅨ,贝赋)

适用范围:①血友病B出血/手术;②血友病B抑制物;③严重肝病/肝移植围手术出血;④获得性FⅨ缺乏,如DIC等。

6. 重组人活化凝血因子Ⅶ(rhFⅦa)制品　由基因工程制备而得,国内尚无自制产品,但有从国外进口的产品提供,如诺其。

适用范围:①有抑制物的血友病A/B出血;②血友病A/B难以控制的严重出血;③外科手术或创伤难以控制的出血;④肝叶切除/肝移植出血;⑤蛛网膜下腔出血;⑥消化道出血和泌尿道出血;⑦产科大出血;⑧抗凝药/溶栓药过量出血;⑨重度血小板减少和血小板功能障碍性出血等。

7. 新鲜冷冻血浆(FFP)　凝血因子也可以通过输入新鲜冰冻血浆(FFP)来补充。FFP为全血采集后6~8小时内,在全封闭条件下,将新鲜血浆分离并冻结制成的成分。FFP含有正常人血浆的全部成分,含有除血小板和组织因子(TF)以外的所有血浆凝血因子,包括稳定和不稳定凝血因子、纤维蛋白原、各种蛋白质等。FFP是轻型血友病B的首选有效疗法。根据病情每日/每次200~400ml不等。多种凝血因子缺乏时使用效果较好;单一浓缩凝血因子缺乏,而暂时无法得到时也可以应用。一般认为输注新鲜冰冻血浆的剂量为10~15ml/kg时,大多数患者的凝血因子可提高至正常人的25%,并有止血功能。但是,凝血因子严重不足时输注血浆不能达到单一凝血因子的有效浓度。对于严重出血,必须用因子Ⅷ或Ⅸ浓缩剂。

适用范围:①遗传性凝血因子缺乏症;②肝病出血/肝移植出血;③大量输血所致的凝

血病;④抗凝血酶缺乏症;⑤治疗性血浆置换;⑥抗凝药/溶栓药过量出血;⑦DIC;⑧补充血容量等。

二、注意事项

1. 输注血制品的传播病　除基因工程所制备的凝血因子制品外,其他源自血浆的凝血因子浓缩物都存在输血传染病的危险。常见的有 HCV、HBV 和 HIV 等。

2. 输注以上制品的并发症。

(1) 过敏反应,严重者需紧急处理。

(2) 多次、长期输注 FⅧ/FⅨ 制品,可产生 FⅧ/FⅨ 抑制物等。

(3) 凝血因子制品,特别是 PCC 在合用抗纤溶药或肾功能不全时可增加血栓形成的发生率。

(4) 输注大剂量制品,尤其是新鲜冷冻血浆/血浆,可增加心脏负荷,致心功能不全。

(5) 同时/先后输注大剂量凝血因子制品会导致凝血功能失衡,导致输血性凝血病。

第三节　急性出血期的替代治疗

凝血因子替代治疗是血友病目前最有效的止血治疗方法。血友病性关节病的发病机制是多因素的,确切机制还不清楚。当患者某一关节或者肌肉组织急性出血时,常规补充相应缺失的凝血因子制品,可以有效减少关节或肌肉内出血,迅速减轻患者关节和肌肉肿痛的症状、延缓甚至终止血友病性关节炎的进展、改善预后。因为凝血因子价格昂贵,一般来说连续预防性补充凝血因子较难实现。大多数医生采取凝血因子的替代补充治疗,以控制急性关节内出血或较大的软组织出血,理想的因子水平应保持在正常水平的25%~50%,持续 5~10 天。在制剂选择方面,血友病 A 首选 FⅧ浓缩制剂或基因重组 FⅧ,其次可以选择冷沉淀;血友病 B 首选 FⅨ浓缩制剂或基因重组 FⅨ 或凝血酶原复合物;如上述制剂均无法获得,可选择新鲜冰冻血浆(每次≤10ml/kg)。伴有凝血因子抑制物的患者,可根据血友病类型选用凝血酶原复合物(PCC)或重组活化的凝血因子Ⅶ(rhFⅦa)制剂。

关节腔内或肌肉发生急性出血时,需早期补充相应缺乏的凝血因子。在血 AHG 水平达正常人 5%~15% 数小时后,出血即可停止;外伤出血或因大手术需要,应将血 AHG 水平提高至正常水平的 40%~50%,直至伤口完全愈合。AHG 的半衰期为 12 小时,换言之,输入AHG 后 12 小时,血中 AHG 水平下降了 1/2,24 小时后只有 1/4。因此大手术后血中 AHG 将迅速消失。在这种情况下,多次小量输入补充比单次大剂量输入好,以每 8 小时给 1 次比较合理。第Ⅸ因子半衰期为 18 小时,以每 12 小时给药比较合理。

一、血友病 A 的替代治疗

1. 治疗原则　早期、足量、足疗程。

2. 治疗时机　患者越早开始治疗越好,最好在症状出现 2 小时以内,不要等到出现体征才开始治疗。治疗越早,患者痛苦越小,凝血因子制品所需剂量越少,康复越快,花费越低。因此,应当积极鼓励开展家庭治疗和自我注射,以赢得治疗的宝贵时间。

3. 临床分型　治疗前必须充分了解患者的临床分型(表 9-1)并判断出血的严重程度,这是决定凝血因子制品用量的基础之一。①重度出血,包括特殊部位出血,如中枢神经系统(颅内)和软气道(咽喉、颈部)出血;消化道、泌尿道、呼吸道出血;腹膜内 / 腹膜后出血及眼底出血等。②中度出血,包括关节出血、肌肉出血、口腔出血、软组织血肿等。③轻度出血,包括皮肤淤斑、皮下血肿、鼻出血等。

表 9-1　血友病 A/B 的临床分型

分型	FⅧ:C/FⅨ:C 水平(% 或 U/ml)	出血严重程度
重型	<1(<0.01)	有自发性反复出血,常见于关节、肌肉、内脏、皮肤、黏膜等
中型	1~5(0.01~0.05)	有自发性出血,多在创伤、手术后有严重出血
轻型	5~25(0.05~0.25)	无自发性出血,创伤、手术后出血明显
亚临床型	25~45(0.25~0.45)	常在创伤、手术后有异常出血

引自:血友病诊断和治疗的专家共识(2010)

4. FⅧ抑制物　了解患者有无 FⅧ抑制物产生,需进行 APTT 纠正试验和(或)检测 FⅧ抑制物(常用 Bethesda 法)。FⅧ抑制物滴度 <5BU/ml 者为低滴度型,常无出血或有轻度出血;FⅧ抑制物滴度 ≥5BU/ml 者为高滴度型,常有出血或严重出血。

5. 制剂选择　首选应用重组人凝血因子 FⅧ(rhFⅧ)制品或血浆源性 FⅧ浓缩物(抗血友病球蛋白,AHG)。在缺乏上述制品时,也可选用冷沉淀或新鲜冷冻血浆(FFP)。患者有严重出血时,可选用重组人活化凝血因子 FⅦ(rhFⅦa)制品。

6. 实验室检测　以 APTT、FⅧ:C 和 FⅧ抑制物测定作为调节剂量、观察疗效和判断预后的客观指标。一般情况下,需将患者血浆 FⅧ:C 水平维持在止血水平(20%~30%)以上;APTT 维持在 60 秒(正常对照值 31~43 秒)以下;FⅧ抑制物滴度维持在 <5BU/ml。

7. 应用剂量

(1) 剂量确定因素:主要包括:①患者 FⅧ:C 的基础水平;②出血严重程度;③出血部位;④是否存在抑制物;⑤其他止凝血机制是否完善;⑥患者的血容量;⑦所用制品的效价;⑧凝血因子的半减期等。

(2) 按公式计算:在无 FⅧ抑制物时,计算公式:每次所需 FⅧ(U) = 患者体重(kg)×(欲达 FⅧ:C 水平 %– 实测患者 FⅧ:C 水平 %)× 0.5。

(3) 根据患者的出血程度和 FⅧ:C 实测水平,参照表 9-2 推荐的剂量和疗程。特殊部位出血可将 FⅧ水平提高至 >50%。

表 9-2   血友病 A 出血时使用血浆制品的剂量和疗程

出血程度	FⅧ目标水平(%)	剂量(U/kg)× 次数(d)	疗程(d)
重度	40~50	(30~40)× 3	7~10
中度	30~40	(20~30)× 2	5~7
轻度	20~30	(15~20)× 2	3~4

引自:血友病诊断和治疗的专家共识(2010)

8. 使用方法   由于因子Ⅷ的代谢半衰期为 8~12 小时,故血友病 A 患者开始时需每 8~12 小时 1 次,以后酌情延长间歇时间,直至出血停止、FⅧ:C 水平恢复至出血前水平。FⅧ制品加入注射用水中,通过带有滤器的标准输血器静脉输注;或按制品说明书推荐的方法使用。

二、血友病 B 的替代治疗

1. 治疗原则、时机和临床分型同血友病 A。

2. FⅨ抑制物   需做 APTT 纠正试验和(或)检测 FⅨ抑制物,常用改良的 Betheda 法 (Nijmegen 法)。FⅨ抑制物滴度 <5BU/ml 为低滴度型,常无出血或有轻度出血;FⅨ抑制物滴度≥5BU/ml 为高滴度型,常有出血或严重出血。

3. 制品选择   首选重组人凝血因子Ⅸ(rh FⅨ)制品或血浆源性 FⅨ浓缩物,在无上述制品时则用凝血酶原复合物(PCC);在无 PCC 的情况下,可以用新鲜冷冻血浆(FFP),但效果欠佳且有超循环负荷的危险。重度出血时,也可选用重组活化凝血因子Ⅶ(rhFⅦa)制品。

4. 实验检测   以 APTT、FⅨ活性(FⅨ:C)和 FⅨ抑制物(Nijmegen 法)测定作为调节剂量、观察疗效和判断预后的客观指标。一般情况下,需使血浆 FⅨ:C 水平维持在止血水平 (20%~30%)以上;APTT 维持在 60 秒(正常对照值 31~43 秒)以下,FⅨ抑制物滴度维持在 <5BU/ml。

5. 应用剂量

(1) 剂量确定因素:同血友病 A。

(2) 按公式计算:在无 FⅨ抑制物时,计算公式是:每次所需 PCC 单位(U)= 患者体重 (kg)× (欲达 FⅨ:C 止血水平 %– 实测患者 FⅨ:C 水平 %)× 1.0。

(3) 根据临床出血程度和 FⅨ:C 实测水平,参照表 9-3 推荐的剂量和疗程。特殊部位出血可将 FⅨ:C 水平提高至 >50%。

表 9-3   血友病 B 出血时使用血浆制品的剂量和疗程

出血程度	FⅨ目标水平(%)	剂量(U/kg)× 次数(d)	疗程(d)
重度	40~50	(30~40)× 3	7~10
中度	30~40	(20~30)× 2	5~7
轻度	20~30	(15~20)× 2	3~4

引自:血友病诊断和治疗的专家共识(2010)

6. 使用方法　由于因子IX的代谢半衰期为 18~24 小时,故血友病 B 开始需每 12 小时 1 次,以后酌情延长间歇时间,直至出血停止、FIX:C 水平恢复至出血前水平。FIX制品加入注射用水中,通过带有滤器的标准输血器静脉输注;或按制品说明书推荐的方法使用。

三、急救治疗

严重创伤在引起骨关节及肌肉软组织出血的同时,还可出现危及生命的出血,如中枢神经系统 / 头部出血、颈部 / 舌或喉部出血、胃肠道出血、腹腔内出血、髂腰肌出血、严重创伤出血等。基本处理原则是在积极输血补液纠正休克,维持生命体征的前提下,尽早足量给予凝血因子替代治疗,迅速提高凝血因子水平至 50%~80%,持续 1~2 周。切忌怀疑和等待,同时积极术前准备,必要时行相关手术治疗。

第四节　急性出血期的辅助治疗

补充缺乏的凝血因子是急性出血期的首选治疗方法。此外,辅助治疗也是血友病治疗链中的一个非常重要的环节。根据患者的不同情况,选择适当的辅助治疗,也可有效的缓解病情。

一、急性出血的辅助治疗措施

1. RICE 原则　在骨干、关节腔或者肌肉软组织因骨折、撞击等暴力外伤发生急性出血时,可以同时执行休息(rest)、冷敷(ice)、压迫(compression)和抬高(elevation)等 4 项基本措施。在暂无凝血因子输注的情况下,可以部分缓解骨干、关节内及肌肉软组织的出血。发生出血后,患者需要卧床休养,尽量减少出血部位的活动,以避免发生进一步的活动性出血,并可减轻出血部位的疼痛。上肢关节出血可以使用吊带,下肢关节出血可以使用拐杖、夹板、轮椅等。毛巾包裹冰块敷于出血部位,每次 30 分钟,每隔 2 小时 1 次。亦可用者弹力绷带加压包扎出血部位,或者用沙袋压迫止血。适当抬高患侧肢体,每次 2 小时,每天多次。

2. 局部止血　局部皮肤破损处可以用吸收性明胶海绵、纤维蛋白凝胶、凝血酶等贴敷出血创面止血,也可外科缝合止血。

3. 关节腔穿刺抽液　关节腔内的出血可以引起剧烈的关节疼痛,患者往往难以忍受。若出血量较多,可行关节腔穿刺抽血并加压包扎固定,可以明显缓解关节内的疼痛。早期清除关节内淤血可使患者对治疗的反应更快速,并且有助于延缓或消除关节炎的发生。但是穿刺操作必须在严格的无菌操作原则下进行,避免发生关节腔感染、窦道形成并迁延不愈等严重后果。穿刺之后应连续几天使用凝血因子替代治疗,确定无活动性出血后,方可开始功能锻炼。

穿刺抽液的方法适用于以下情况:①4 小时内对因子替代治疗无效果的关节紧张和疼

痛;②超出临床表现范围的严重疼痛;③神经血管或皮肤损害等症状;④关节疼痛异常或温度升高。最后一条标准是必须排除败血症性关节。穿刺抽液的禁忌证包括:存在无法控制的凝血因子抑制物,以及一些局部因素如开放性伤口或过度感染的皮肤。穿刺需要在替代治疗的因子水平达到 50% 以上时方可进行。穿刺时应使用大号针,因为小血凝块常会引起小号针的堵塞。用橡胶夹板固定或压迫绷带可有效减缓症状并可能防止出血复发。凝血因子的两次注射常建议在穿刺抽液后的 12~24 小时之内进行。

二、急性出血的其他止血药物

1. 1- 去氨基 -8-D- 精氨酸加压素(DDAVP)针剂(弥凝) 世界血友病联盟推荐的首选适应证为轻型血友病 A 及其携带者出血,也可用于抑制物滴度 <5BU/ml、FⅧ:C 水平 >5% 的血友病 A 患者的轻度出血,但对血友病 B 患者出血无效。该药适用于 2 岁以上患儿,对于重型患儿则无效。使用前需要进行预试验确认有效,使用后因子浓度升高 >30% 或较前上升 >3 倍为有效。使用有效的患儿才可以在某些治疗(因子浓度提高范围内可治疗的出血)时使用,或在因子短缺的情况下同因子制品一起使用,减少因子制品用量。用法:静脉滴注法:0.3μg/(kg·d)加入生理盐水 50ml,静脉滴注或在 20~30 分钟内静脉缓慢注射。鼻腔喷雾法:每次 300μg,每天 1 次,适合家庭治疗。

该药使用后的不良反应有面色潮红、心动过速、水钠潴留等。老年人慎用,2 岁以下幼儿禁用。

2. . 抗纤溶药物 尤其适用于口腔、鼻腔、消化道等黏膜出血或拔牙后出血,多与凝血因子制品合用,但禁用于泌尿道出血和脑出血,避免与 PCC/APCC 等凝血因子制品合用。

(1) 氨甲环酸(止血环酸,AM-CHA):每次 0.25g,每天 1~3 次,口服。儿童静脉用氨甲环酸每次 10mg/kg 或口服每次 25mg/kg。

(2) 6- 氨基己酸(EACA):首次剂量为 5g,以后 1g/h 连用 8 小时,最大剂量 <20g/d;儿童每次 50~100mg/kg,每 8~12 小时 1 次,最大剂量 <5g/d。静脉滴注。也可漱口使用,尤其在拔牙和口腔出血时。该药的使用时间不宜超过 2 周。

(3) 氨甲环酸溶液:10g,含嗽,每 6~8 小时 1 次,适用于拔牙、口腔出血等。

三、急性出血的其他辅助用药

1. 镇痛药物 镇痛可选用对乙酰氨基酚(百服宁)和吗啡类(可待因)药物;禁用阿司匹林、吲哚美辛和其他非甾体抗炎药物。非甾体抗炎药在减少急性炎症反应上并不十分有效,而且由于这类药可抑制血小板的功能和潜在加重出血的风险,故应避免在急性出血期使用。

2. 肾上腺皮质激素 急性出血期使用肾上腺皮质激素可以改善毛细血管通透性,减轻出血引起的疼痛和炎症反应,对控制血尿、加速急性关节积血和肌肉血肿的吸收及对有Ⅷ因子抑制物的患者有一定疗效,可与输血浆及浓缩剂合用。使用以 5~10 天为宜。泼尼松

1~2mg/(kg·d),连用 3~4 天。间断使用皮质激素可有效减轻关节炎症,泼尼松按 1mg/(kg·d)
连用 1 周后应该改用 0.5mg/(kg·d)再用 1 周。如果滑膜炎不缓解,还应在 3~6 周后再重复
1 疗程。

3. 铁剂　多次出血时,尤其是年幼儿常会出现失血性缺铁性贫血,可以适当补充铁剂,
纠正贫血。

四、急性出血期的护理观察

应当尽量避免肌内注射。静脉注射时应注意保护血管,穿刺点需按压 10~15 分钟,避免
揉摸,观察 24 小时。随时观察患者出血情况,特别需注意隐性出血、重要脏器(颅内、软气道、
内脏)出血。注意患者有无头痛、呕吐、神志、呼吸等情况。

第五节　物理康复治疗

多年以来,很多医务工作者在血友病的物理康复治疗方面存在较大的误区,认为血友
病是一种出血性疾病,物理及运动训练很容易诱发和加重关节内及肌肉软组织的出血,故
应当以关节制动为主。事实上,患肢给予适当的休息和制动的确可以明显缓解血友病患
者关节内出血的急性症状,但是如果短期内不能恢复适当的关节运动功能,便自然而然地
进入长期制动环节。关节制动可以使关节囊、韧带、关节周围肌腱缩短,导致关节僵硬、活动
度降低,同时还可使关节周围的肌肉萎缩,韧带强度降低,本体感觉功能减退,活动时更容易
损伤关节及其周围的结构,增加再次出血的机会。如此反复发作则可导致不同程度的肢体
残疾。

根据我们的经验,对于轻中度血友病患者,运动锻炼诱发关节和肌肉出血的可能性很
小,待急性出血期过后,适当的物理治疗结合适当的运动训练(综合康复治疗)可有效地促进
肌肉和关节腔内血肿的吸收,减轻滑膜的炎性反应及关节腔的肿胀,保持正常肌纤维长度,
维持和增强肌肉力量,提高本体感觉功能,从而阻断出血的恶性循环,维持和改善关节活动
功能。我科多年的临床实践证明,在非出血期,积极、适当的物理治疗与运动康复训练对改
善和恢复血友病患者的关节、肌肉、肢体功能,保持身体平衡以及预防出血有着极其重要的
作用,并且可以增强患儿战胜病魔的信心,对于患儿的心理发育也有很大的帮助。

一、早期功能康复锻炼

1. 康复原则

(1) 个体差异性:关节功能练习的进度难以明确制定。因病变的部位不同、程度不同、患
者的耐受性存在差异,因此无法规定练习的进度,只能根据具体情况随时调整。

(2) 早期康复原则:在急性出血停止后,针对出血关节的康复治疗即应尽早启动,并且应

当从肌肉等长训练开始。只要急性症状减轻,就应开始肌肉的拉伸运动和关节屈伸活动功能的训练。若关节长期制动活动受限后,不仅关节腔内会产生粘连,其相应的组织(如关节周围的肌肉、韧带、关节囊等)在长期得不到充分的牵伸后,亦会发生挛缩(即长度变短、延展性下降),进而加重关节活动度受限。因此,必须通过长期的关节功能锻炼,牵伸相应的组织,使其逐渐延长,才能获得良好及灵活的关节活动。

(3) 随时观察组织情况:练习过程中应密切注意受牵拉部位组织的张力。如局部发硬、肿痛明显,则应暂时减少活动度练习的量,增加冰敷的次数及加强等长肌力练习(即绷劲练习),并及时告知医生。

(4) 持续牵伸的原则:关节活动度的练习以持续牵伸为主要方法。如有必要时,应由医生进行被动推拿(不可盲目追求角度,否则可能有骨折危险或引发骨化性肌炎)。练习中应在可耐受疼痛的角度处尽可能地长时间保持,使组织在适当拉力下逐渐延长,不但可保证组织的安全性,同时可提高关节的灵活性。

(5) 功能练习生活化、习惯化的原则:在日常生活中,应使关节随时处于尽可能大的屈曲或伸展位置,而应避免长时间处于休息位,否则不但影响功能锻炼的进度,且不利于关节灵活性的提高。即平时应屈曲至微痛、有牵拉感的位置保持;或尽可能大的伸展位置保持。疲劳或无法继续保持时,交换位置。

(6) 平衡练习的原则:活动度练习应与肌力练习共同进行,否则肌力过弱时将会造成关节不稳,导致新的损伤发生。屈曲与伸展练习应共同练习,否则由于相应组织张力的不平衡,会产生新的活动度受限。

2. 关节屈伸活动度训练   主要是针对肘关节、髋关节、膝关节和踝关节等容易出血的关节而言。以主动屈伸活动关节或主动 - 被动屈伸活动关节为主。开始时每日 3 组,每组活动 30 次。以后逐渐增加次数、幅度和频率,循序渐进,直至关节活动恢复至正常或恢复至出血前状态。

以膝关节屈伸训练为例。伸膝训练时,肌肉及后关节囊的牵拉感及轻微疼痛为正常,不可收缩肌肉对抗,应完全放松,否则将影响效果。练习中采用负荷的重量不宜过大,应使患膝敢于放松,取坐位,尽量伸直膝关节,足部垫高,于膝关节以上处加重物。每次持续至 30 分钟,有明显牵拉感为宜。每日 3 次。练习过程中不得中途休息,否则将影响效果。屈膝训练可采用坐(或仰卧)位垂腿法:坐于或躺于床边,膝以下悬于床外。保护下放松大腿肌肉,使小腿自然下垂,至极限处保护 10 分钟。必要时可于踝关节处加负荷。

3. 关节周围肌肉功能训练   以肌肉等长收缩和轻柔的牵伸训练为主。增加肌肉的柔韧性,维持和增强肌肉力量,提高本体感觉功能。

(1) 等长收缩训练:针对股四头肌、肱三头肌和伸髋肌等大肌群。基本方法:训练肌群在可耐受的最大负荷下的等长收缩,持续 15 秒、休息 30 秒,再如前重复,一组共 30 次,每天 3 组。

（2）牵伸训练：针对前臂肌群、腘绳肌、腓肠肌和屈髋肌（髂腰肌）。基本方法：自我牵伸活动或辅助牵伸训练。

4. 早期物理治疗　主要是针对关节内积血和肌肉内的血肿。目的是促进关节积血和肌肉内血肿的吸收，以改善肿痛症状和关节的活动度。目前一般可以采用低频率脉冲磁场、低频交变磁场、紫外线照射、水疗等方法进行辅助治疗。

二、骨关节系统并发症的物理治疗

1. 慢性滑膜炎　慢性滑膜炎主要表现为关节的持续肿胀和关节周围的肌肉萎缩。因此在减轻关节肿胀的同时应当加强关节周围肌肉力量的训练。可以采取低频率脉冲磁场、低频交变磁场、水疗等方法促进关节腔内积液吸收。此外，尚可根据自身情况进行个体化的肌力训练和本体感觉训练。

2. 关节挛缩　血友病患者最常受累的关节为膝关节。膝关节反复多次出血后，往往发生屈曲挛缩畸形，无法完全伸直，此时有必要采取一定的辅助治疗手段，使关节尽可能处于功能位，降低残疾的程度。

（1）关节牵引术：轴向牵拉患侧肢体，使膝关节尽量被动伸直，避免进一步挛缩。实践证明，低负荷持续牵引效果要优于高负荷牵引。

（2）管型石膏固定：当膝关节明显挛缩，单纯轴向牵引效果不佳，可采用管型石膏固定，对纠正中等度关节挛缩有一定效果。进行关节挛缩手法松解时，一般建议在全身麻醉下实施，这样患者无疼痛感，患肢肌肉松弛较好，比较容易伸直膝关节，术后膝关节矫形效果及功能改善要好很多。为避免下肢神经过度牵拉导致一过性或不可逆性神经损害，不宜一次性将膝关节固定于完全伸直位。一般每周更换 1 次管型石膏，循序渐进，直至膝关节可以完全伸直为止。

（3）关节活动度训练：待膝关节伸直功能恢复后，可拆除石膏进行屈伸功能训练，尤其是锻炼股四头肌肌肉力量。

3. 血友病性关节炎　主要以滑膜增生和骨破坏为特征，采取措施如下。

（1）关节活动度训练，同前文所述。

（2）非负重状态下的肌肉抗阻训练和闭链式抗阻训练，同前文所述。

（3）物理治疗：包括水疗、低 / 中频电疗和磁疗等。

三、注意事项

上述早期功能锻炼和物理康复治疗，所采取的措施应以患者能够耐受为原则，并且要有必要的医疗保护，过度训练可能会造成出血或加重损伤。对抗性活动也要进行严格限制。对于重型血友病患者，建议事先进行凝血因子制品输注，以防康复训练过程中关节和肌肉组织内出血的发生。建议在专门的康复专家指导下进行康复和物理治疗。

第六节　关节畸形的处理

关节内长期反复出血可以导致关节出现不同程度的挛缩和功能障碍,骨骺端可肿大,肌肉可出现失用性萎缩。患者往往因为惧怕疼痛而使关节处于强迫体位,多数为屈曲位。随着病情的进展,关节常挛缩僵直于非功能位,出现不同程度的关节畸形,导致不可逆转的关节破坏。临床中最常见的血友病性关节畸形是膝关节屈曲伴活动受限、踝关节强直。

膝关节关节软骨尚未被破坏时,手法松解挛缩的膝关节,然后将膝关节用管型石膏固定于伸直位,可达到较为满意的矫形效果,并延缓甚至避免行全膝关节表面置换术。若行一次石膏固定后仍有关节屈曲挛缩畸形,可于 1 周后再次更换石膏以进一步矫正畸形。凡出血较严重的病例在更换石膏纠正畸形和开始锻炼的起初 2~3 天内必须继续补充凝血因子。

青少年时为了预防挛缩畸形,可采用矫形支具维持膝关节在伸直位,夜间睡眠时也应佩戴支具。对于严重关节炎,临时使用矫形支具或夹板也证明是有效的。可调节角度的运动支具(图 9-1)非常有用,它们通常有一个支点可以锁定和开放,以助于运动的恢复,特别是膝关节。踝关节 - 足部矫正器(图 9-2)可以控制踝关节疼痛和出血。临时性夹板和吊带(图 9-3)可临时控制肘关节的疼痛和出血,但是长期使用可能会影响关节功能。需要强调的是,理疗必须和各种形式的夹板联合使用。

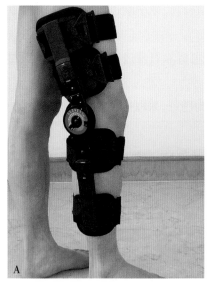
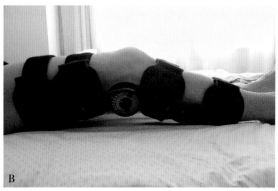

图 9-1　可调节角度的膝关节支具

A. 膝关节屈曲 15°；B. 膝关节屈曲 30°

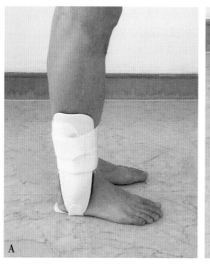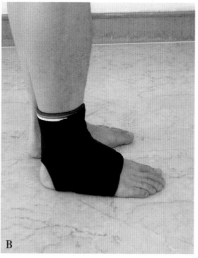

图 9-2　穿戴方便的踝关节支具,可以穿在鞋里

A. 硬支具;B. 软支具

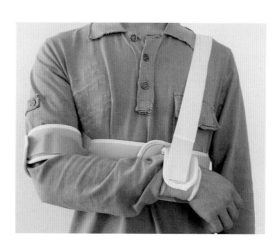

图 9-3　肘关节吊带

（周　磊）

参 考 文 献

1. 华宝来,赵永强,陈丽霞,等. 血友病诊断和治疗的专家共识. 临床血液学杂志,2010,23（1）:49-53
2. 华宝来,赵永强,陈丽霞,等. 血友病诊断和治疗的专家共识(续). 临床血液学杂志,2010,23（3）:121-125
3. 吴润晖,胡群. 儿童血友病诊疗建议. 中华儿科杂志,2011,49（3）:193-195
4. Christine A,Lee Erik E,Berntorp W. Keith Hoots. Text book of hemophilia-2nd ed. Hoboken,USA:Wiley-Blackwell Publishing Ltd,2007
5. 方涛林,马曾辰. 血友病外科疾病的手术治疗. 中华外科杂志,2003,41（8）:623-626
6. Manco-Johnson MJ,Abshire TC,Shapiro AD,et a1.Prophylaxis versus episodic treatment to prevent joint

disease in boys with severe hemophilia.N Engl J Med,2007,57:535-544

7. 李斌,吴竟生.血友病的综合治疗.血栓与止血学,2011,17(2):88-91

8. 周立红,陈达理,刘泽霖.发展中国家血友病治疗方案的选择.血栓与止血学,2007,13(2):89-92

9. 张媛,杨林花.血友病治疗研究进展.血栓与止血学,2006,12(6):279-281

10. 振义,杨仁池,王鸿利,等.血友病.上海:上海科学技术出版社,2007

11. Ammenchandy. Treatment options in the management of heamophilia in developing countries.Haemophilia, 2005,11(8):5-12

12. Rolfcrl. Intracranial hacmorrhage in haemophilia A and B. British J Haematology,2007,140:378-384

13. Poon MC,Luke KH.Haemophilia care in China:achievements of a decade of World Federation of Hemophilia treatment centre twinning activities.Hacmophilia,2008,14:879-888

14. 陈丽霞,华桂如,李清.血友病慢性滑膜炎的物理治疗.中国康复医学杂志,2004,19(7):518-520

15. 丁秋兰,王鸿利,王学锋,等.血友病诊断和治疗的专家共识(2008).内科理论与实践,2009,4(3): 236-243

第十章

滑膜照射术

第一节　简　介

滑膜照射术是向关节腔内注射可导致滑膜萎缩的药物达到滑膜切除、控制滑膜出血的方法。该方法较手术切除滑膜(包括开放和关节镜手术)相对更简便、更安全,因此是目前最常采用的滑膜切除方法,手术切除滑膜只适用于前者治疗不满意或治疗后有反复出血等情况。

血友病关节病变常累及膝、肘、踝等多个关节,关节内出血常发生在疾病早期的2~5年。由于滑膜仅能吸收少量的关节内出血,当出血较多时,滑膜出现代偿性增生,导致受损关节内滑膜明显增多,形成慢性增生性滑膜炎。这种滑膜富含血管组织,很小的创伤就可能导致关节内再出血,最终形成关节内出血 - 慢性滑膜炎 - 关节内再出血的恶性循环。若不控制这一恶性循环,最终将导致关节破坏。若能预防关节内出血,将明显降低滑膜增生及慢性滑膜炎的发生率。虽然关节内出血后通过凝血因子替代治疗也可以减少滑膜炎的发生率,但凝血因子替代治疗可能导致抑制物产生,从而发生更为严重的并发症。

第二节　滑膜照射的适应证

滑膜照射治疗的主要适应证为关节内反复出血导致的慢性增生性滑膜炎。滑膜照射治疗应在凝血因子替代治疗的基础上进行,以防止术中再出血的可能。对于存在凝血因子抑制物的患者,滑膜照射治疗有操作简单、并发症少的优点,有其特殊的优势。当患者出现保守治疗无效的反复关节内出血时,常发展为慢性增生性滑膜炎,此时应与关节内出血相鉴别,后者常伴有关节明显疼痛及强迫体位,查体有波动感,而慢性滑膜炎患者虽然关节肿大,但仅有轻微疼痛,查体时可触及柔软的滑膜组织。同时应注意慢性滑膜炎继发关节内出血是滑膜照射治疗的指征,但退行性的血友病关节病变继发慢性关节积液及疼痛不是滑膜照射治疗的指征。

滑膜照射治疗前应进行 X 线、超声、MRI 检查以确定诊断。超声及 MRI 有助于鉴别滑膜炎和关节积血,大多数情况下,滑膜炎及关节积血常同时出现;X 线检查有助于判断关节病变的程度。

接受滑膜照射治疗的患者无年龄限制,最主要的是需要患者的配合,对于不能配合关节内注射的幼年患者,可在麻醉下施行操作。

Rodriguez 观察到经凝血因子替代治疗的血友病患者中,最终仍有 11.82% 的重症患者需行滑膜照射,3.77% 的中度以下血友病患者需行滑膜切除。因此,即使规律补充凝血因子治疗也不能完全防止关节病变的加重。一般情况下,只要是慢性增生性滑膜炎患者均需行滑膜照射治疗。

第三节　滑膜照射的类型

滑膜照射的方法有化学法及同位素照射法两种。化学法常用的药物有四氧化锇、利福平及土霉素。同位素照射法即选用适量的放射性同位素,常用的放射性同位素有 ^{90} 钇(^{90}Y)、32 磷(^{32}P)、^{186} 铼(^{186}Rh)等(表 10-1)。同位素照射法更有效,因此临床上更为常用。因为放射物质的分布范围及接触时间与产生炎症反应的强度密切相关,所以选择放射性同位素时应考虑其半衰期,同位素的分布范围越广,泄露的概率越小。应选用只发射 β 射线的同位素,可以减少全身的副作用。目前膝关节常采用 ^{90}Y 照射,剂量为 185MBq,^{186}Rh 适用于肘关节(剂量为 56~74MBq)及踝关节(剂量为 74MBq)。在北美,由于 FDA 只批准 ^{32}P 的使用,多采用 ^{32}P 进行关节腔注射。

表 10-1　血友病滑膜照射常用的放射性同位素

	^{32}P	^{90}Y	^{186}Rh
半衰期(d)	14.3	2.8	3.8
射线种类	β	β	β 和 γ
穿透距离(mm)	2.2	2.8	1

考虑到放射性同位素的衰变以及相对高的价格,应收集 6~8 名患者同时进行核素照射治疗。因此部分患者需经历一段治疗等待时间,在这段时间内,应给予患者凝血因子替代治疗以预防出血。化学法滑膜照射通常价格较便宜,患者可以直接接受治疗而无需等待时间,但是注射利福平时常有明显的疼痛,而且需每周重复注射,会增加患者的痛苦。

第四节　技　术　要　点

手术操作通常在局麻下进行,局麻范围包括皮肤、皮下、深筋膜及关节囊和滑膜。注射时通常使用 16#、18# 针头,当关节内液较黏稠时可使用更粗的 12# 或 14# 注射针以便于吸出关节液(图 10-1)。穿刺成功后首先抽空关节内积液,再进行关节内注射。为了减少疼痛,可以将核素或注射药物与长效局麻药物(如丁哌卡因)混合进行注射。注射完核素时,应缓慢拔针,并同时注射氢化可的松或曲安奈德等激素以预防核放射对穿刺针道及皮肤的烧伤。同时也应警惕药物经穿刺针道渗漏导致的并发症。

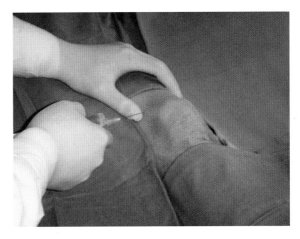

图 10-1　膝关节穿刺注射 ^{186}Rh

由于血友病常累及多个关节,若要同时进行多关节注射,应避免行双侧同时注射,如双膝关节、双髋关节;也不要同时行下肢双侧关节的注射,如右膝关节和左踝关节;若需行两个关节同时注射,注射关节应为同一侧的关节,如肘和膝、肘和踝、膝和踝等。

第五节　疗　　效

滑膜照射治疗的满意率可达到 75%~80%,术后关节疼痛症状减轻、关节活动改善,术后可降低关节内出血的发生率,部分患者可持续数年不出现关节内出血。术后患者炎性滑膜明显减少(图 10-2)。有 20%~25% 的患者,关节内出血仍不能得到控制,但可以重复注射治疗。术前慢性滑膜炎越重,控制滑膜出血的难度越大,必要时需要多次注射治疗。若需间隔注射利福平,可每周注射 1 次,若注射放射性核素,3 个月内注射次数不得超过 3 次。若滑膜慢性炎症导致滑膜增生,滑膜明显增厚,β 射线不能完全穿透导致滑膜照射疗效不满意,或对于反复滑膜照射效果仍不佳的患者,可选择切开或关节镜下行滑膜切除术。表 10-2 总结了滑膜切除与滑膜照射的特点。

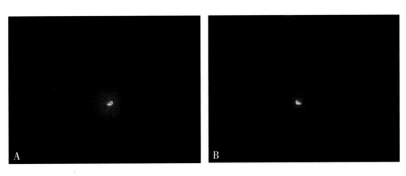

图 10-2　血友病膝关节 ^{186}Rh 注射治疗疗效
A. ^{186}Rh 注射前滑膜增生;B. ^{186}Rh 注射后炎性滑膜减少

表 10-2　滑膜切除与滑膜照射的特点

滑膜照射	滑膜切除	滑膜照射	滑膜切除
费用低	费用高	微创	创伤大
操作简单	操作复杂	感染风险低	感染风险高
无痛	疼痛	局麻	全麻

　　滑膜照射的主要并发症是渗漏导致的皮肤烧伤及注射后产生的炎症反应,可通过休息及非甾体抗炎药进行治疗。另外需要关注的是,放射可能会导致细胞损伤及染色体突变,尤其是对于儿童患者。回顾 30 年的滑膜照射治疗史,目前没有继发局部或全身肿瘤的报道。

(冯　宾)

参 考 文 献

1. Molho P, Verrier P, Stieltjes N, et al. A retrospective study onchemical and radioactive synovectomy in severe haemophiliapatients with recurrent haemarthrosis. Haemophilia, 1999, 5: 115-123

2. Falcon de Vargas A, Fernandez-Palazzi F. Cytogenetic studies inpatients with hemophilic hemarthrosis treated by ^{198}Au, ^{186}Rh and^{90}Y radioactive synoviorthesis. J PediatrOrthop B, 2000, 9: 52-54

3. Rodriguez-Merchan EC, de la Corte-odriguez H, Romero-Garrido JA, et al. Radiosynoviorthesis is necessary in haemophilic patients despite prophylaxis. J Thromb Haemost, 2007, 5 (Suppl 2): P-W-126

4. Caviglia HA, Fernandez-Palazzi F, Maffei E, et al. Chemical synoviorthesisfor hemophilic synovitis. ClinOrthopRelat Res, 1997, 343: 30-36

5. Salis G, Molho P, Verrier P, et al. Nonsurgical synovectomy in thetreatment of arthropathy in Von Willebrand's Disease. Rev RhumEngl Ed, 1998, 65: 232-237

6. Rodriguez-Merchan EC, Luck JV, Silva M, et al.Synoviorthesis in haemophilia. In: Rodriguez-Merchan EC (ed.) The Haemophilic Joints. New Perspectives.Oxford: Blackwell Science Ltd, 2003, 73-79

第十一章

血友病性骨关节病围术期替代治疗

第一节　替代治疗的依据

1. **外科手术对止血功能的影响**　大血管(如动脉或静脉)的出血通常需要物理的方法进行止血,如烧灼、压迫、缝合或填塞等;但微循环的出血则需要依赖止血系统的完整来控制出血。通常情况下,组织因子(tissue factor,TF)从受损的血管释放入血,在血浆中与活化的凝血因子Ⅶ(FⅦa)结合形成复合物并激活外源性凝血系统,经过一系列复杂的反应,最终形成凝血块,控制出血,此精细系统的任何缺陷,如凝血因子缺乏、血小板减少或过度的抗凝等均可导致出血;同时,若控制失当,则会走向另一个极端,即导致血栓的形成。

本文主要介绍常见的凝血功能缺陷(血友病 A 和 B)患者骨科手术围术期相关问题的处理。

2. **手术前止血功能的筛查**　和其他的凝血功能缺陷不同,绝大多数血友病患者在年幼时即已经明确诊断,在术前只需明确是否有病毒感染和针对所缺乏的凝血因子的抑制物即可。常规的止血功能检查包括凝血四项(PT、APTT、Fib 和 TT)、血小板计数和凝血因子及其抑制物浓度。但值得注意的是轻型血友病患者活化的部分凝血活酶时间(APTT)可以正常或轻度延长,必要时可筛查凝血因子Ⅷ/Ⅸ,以保证手术的安全。

3. **药代动力学实验(预实验)**　在替代治疗问世前,血友病曾是最致命的遗传性出血性疾病。自 1848 年采用新鲜全血治疗血友病以来,替代治疗的产品不断改进,从全血、新鲜冰冻血浆(1923 年)、冷沉淀和凝血因子浓缩物(19 世纪 60 年代)、高纯度凝血因子浓缩物(1986年),到重组凝血因子(19 世纪 90 年代),产品的疗效和安全性不断提高。时至今日,血友病已成为最成功的遗传性疾病预防治疗的典范;与此同时,在严格的替代治疗方案和密切监测的基础上,血友病患者的手术已经从"禁区"转为成功,大大改善了患者的生存质量。

治疗性替代疗法从制剂选择,到具体给药方法,受诸多因素的影响。限于我国现实情况,应该因地制宜,决定治疗方案。目前有学者倡导以药代动力学(PK)参数指导用药,即以

凝血因子血浆浓度 - 时间曲线下面积(AUC)、达峰浓度(Cmax)、清除率(CL)、平均驻留时间(MRT)、分布体积 $V_{d(ss)}$、终末半衰期($t_{1/2}$)和体内回收率(IVR)等参数,作为日后给药剂量、间隔、持续天数的依据。这种方法可以避免个体之间的差异,使用药个体化,也可节约凝血因子的用量,越来越受到人们的关注。北京协和医院术前常规对血友病性骨关节病患者进行体内药代动力学监测,较好地指导了围术期的替代治疗。具体方法是:凝血因子Ⅷ按 40~50U/kg 输注,在以下时间点,输注前、输注后 0.5、3、8、12、24 小时抽血,检测 FⅧ:C、APTT,并在输注前和输注后 24 小时加查 FⅧ抑制物。因为围术期患者要接受大剂量、长时间的凝血因子的输注,产生凝血因子抑制物的风险增加,因此有必要在此期间加强对抑制物的监测。根据 FⅧ的回收率和半衰期确定围术期凝血因子的给药剂量和给药间隔。这种方法的缺点是采血时间点多,给患者带来不便。凝血因子Ⅸ或凝血酶原复合物(prothrombin complex concentrates,PCCs)按 60~80U/kg 输注,在以下时间点(输注前、输注后 0.5、1、6、9、12、24 小时)抽血,检测 FⅨ:C、APTT,并在输注前和输注后 24 小时加查 FⅨ抑制物。近些年来,国外运用群体药代动力学方法,将采血时间点减少到 2~3 个,而且主要对那些以前有凝血因子抑制物和(或)回收率低的患者术前进行 PK。

第二节   替代治疗的方法与模式

1. 常用制剂   包括新鲜血浆或新鲜冰冻血浆(FFP)、冷沉淀物、血浆源性及基因重组 FⅧ浓缩剂和凝血酶原复合物(含因子Ⅱ、Ⅶ、Ⅸ、Ⅹ)、基因重组 FⅨ等,具体参考第九章。

2. 给药剂量   取决于患者的血浆量(体积)、因子在血管内和血管外的分布、因子在血浆中的半衰期以及获得足够止血或预防所需因子的活性水平。

临床上简便的 FⅧ输注剂量的计算方法源于以下假设,即输注 1U/kg 的 FⅧ能够使血浆 FⅧ活性升高 0.02U/ml(2%)。具体计算公式为所需输注 FⅧ浓缩物的量(U)=0.5 ×(FⅧ目标水平 – 患者实测血浆 FⅧ水平)% × 体重(kg)。FⅨ因其分布体积大,1U/kg 的 FⅨ浓缩物仅能够提升 FⅨ血浆活性约 0.01U/ml(1%),具体计算公式为所需输注 FⅨ浓缩物的量(U)=(FⅨ目标水平 – 患者实测血浆 FⅨ水平)% × 体重(kg)。值得注意的是,大多数使用 rFⅨ的患者,注射后 15、30 分钟的回收率仅为期望值的 80%。因此,在计算 rFⅨ输注剂量时,建议计算出来的剂量乘以校正系数 1.2。但由于并非所有血友病 B 患者都表现出这种回收率的变异,可在首剂使用这种制剂时测定回收率,用以指导后续给药。国内尚无 FⅨ自制制品提供,国外进口制品也较稀缺,因此,血友病乙患者常用凝血酶原复合物进行替代治疗。目前常用的凝血酶原复合物,包括康舒宁和普舒莱士,1U 凝血酶原复合物含有 1U FⅨ。因此,凝血酶原复合物的替代方案与 FⅨ的替代方案一致。

3. 给药方式和给药间隔   传统的给药方式为静脉注射。FⅧ的血浆半衰期为 8~12 小时,FⅨ的血浆半衰期约为 18 小时。在急性出血或手术的前几天,若输注 FⅧ浓缩物,通常在给予首剂后,每8~12小时输注1次。若需输注FIX,一般在给予首剂后,每12~24小时输注1次,以使凝血因子的血浆浓度维持在预期目标水平上下。国内患者经济状况一般较差,FⅧ可每12小时输注1次,FIX或凝血酶原复合物可每24小时输注1次,若止血效果不佳,可临时追加凝血因子或增加每日输注凝血因子次数。

近年来,持续静脉滴注的给药方式成为研究的热点。持续静脉滴注能够使因子活性稳定于预期目标水平,避免了峰谷效应,更安全和经济,而且由于凝血因子浓度稳定,因而在进行有创操作前不需要计划何时使用凝血因子。持续静脉滴注不足之处在于:各种产品的使用经验有限;有些产品明显不稳定;需在无菌具有层流的环境输入凝血因子,因而难以实施;存在血栓性静脉炎的风险。

4. 血浆凝血因子目标水平和疗程的确定　主要取决于出血的程度或手术的大小。一般来说,若为控制轻至中度出血、防止反复出血、支持组织愈合,一般需要将凝血因子血浆水平提高到正常血浆水平的30%~50%。若为治疗或防止威胁生命或肢体的出血或大手术,则需将因子血浆水平提高到正常的50%~100%,并且至少维持7~10天。当然,血浆凝血因子目标水平和疗程的确定也无可避免地受经济状态的影响。实际上,有时当患者经济条件较差时,给予较低剂量和(或)较短疗程的替代治疗,也取得了满意的止血效果。世界血友病联盟(WFH)曾根据凝血因子供应情况,提出过两套方案(表11-1,表11-2),可供我国不同经济状况患者在选择治疗方案时参考。

表 11-1　WFH 推荐的血浆凝血因子目标水平和治疗期限(凝血因子来源充足时)

出血类型	血友病 A		血友病 B	
	目标水平(%)	治疗期限(天)	目标水平(%)	治疗期限(天)
外科手术				
术前	80~100		60~80	
术后	60~80	1~3	40~60	1~3
	40~60	4~6	30~50	4~6
	30~50	7~14	20~40	7~14

表 11-2　WFH 推荐的血浆凝血因子目标水平和治疗期限(凝血因子来源受到限制时)

出血类型	血友病 A		血友病 B	
	目标水平(%)	治疗期限(天)	目标水平(%)	治疗期限(天)
外科手术				
术前	60~80		50~70	
术后	30~40	1~3	30~40	1~3
	20~30	4~6	20~30	4~6
	10~20	7~14	10~20	7~14

注:
大型手术:颅脑、扁桃体、消化道、泌尿道、开胸、剖腹、截肢、关节置换等手术;
中型手术:关节矫形术、血肿清除术、关节镜、阑尾手术、息肉摘除术等;
小型手术:拔牙、包皮环切术、大隐静脉剥离术、表皮切割伤、轻度创伤、插管术和穿刺术等根据我们的经验,不同的手术方式围术期凝血因子替代方案存在一定的差异。对于人工全髋关节置换术,术中软组织剥离及截骨面较广,因此要求术中及术后早期凝血因子水平较高,术中凝血因子水平要求达到100%,术后1~3天目标水平为60%~80%,术后4~6天目标水平为40%~50%,术后7~14天达到30%左右是较为安全的。

对于人工膝关节置换术,由于患者术中使用止血带,小血管出血不明显,术后需要长期功能锻炼,因此需要凝血因子长期维持在较高水平。一般来说,术中凝血因子水平要求达到100%,术后1~3天目标水平为80%左右,术后4~6天目标水平为60%左右,术后7~14天达到40%~50%,14~30天维持30%左右是较为安全的。患者功能锻炼应在输入凝血因子后半小时进行,但不要超过输入后6小时进行锻炼,因为此时凝血因子浓度下降可能出现关节内出血。

对于单纯血友病性假瘤切除患者,要求术中及术后早期凝血因子水平较高,此后可维持在较低水平。术中凝血因子水平要求达到100%,术后1~3天目标水平为60%~80%,术后4~6天目标水平为30%左右是较为安全的,此后可停用。

骨折内固定的患者,其替代方案可参考人工全髋关节置换术。对于使用牵张器的患者,要求术中凝血因子水平要求达到100%,术后1~3天目标水平为50%左右,术后4~10天目标水平为20%~30%。

对于软组织松解的患者,根据软组织破坏的范围确定凝血因子替代的目标水平。一般术中维持在80%~100%,术后1~3天目标水平为30%~40%即可,此后可维持在20%左右或停用。

需要指出的是,以上凝血因子替代方案需要根据术后患者出血情况、伤口局部肿胀、血红蛋白水平及功能锻炼情况等进行适当调整,包括药物剂量及用药频率等。

第三节　替代治疗的并发症

一、凝血因子抑制物形成

1. 凝血因子抑制物　血友病患者使用凝血因子浓缩物替代治疗后的主要并发症之一是产生FⅧ或FⅨ抑制物,其实质为异体抗体。使用超纯度血浆源性或重组凝血因子制剂的重型血友病患者产生抑制物的概率明显高于使用中等纯度制剂者,重型血友病A患者的发生率约10%~30%,重型血友病B患者的发生率为2%~5%。这种抑制物不会自然产生,至少是在输注1次凝血因子后出现,中位时间是初次输注后9~12天。约一半的FⅧ或FⅨ抑制物为低滴度和暂时性,通常是IgG_4或IgG_1型抗体,遵循Ⅰ型药代动力学特征,即能特异性及全量中和血浆FⅧ或FⅨ。

产生抑制物的危险因素有:①血友病的严重程度:重型患者较轻中度患者更容易发生。

②患者的年龄:年轻患者易产生,绝大多数抑制物在 20 岁之前出现。③种族:黑人和西班牙人比高加索人更容易产生 FⅧ抑制物,斯堪的纳维亚人较其他种族更易产生 FⅨ抑制物。我国缺乏抑制物发生率的可靠数据。④血友病基因缺陷的类型和范围:FⅧ内含子 22 倒位更易产生 FⅧ抑制物,FⅨ基因大片段缺失更易产生 FⅨ抑制物。

当输注凝血因子后血浆因子水平明显达不到预期值时,或以往有效的剂量不再有效时,应该怀疑产生了凝血因子抑制物。一经怀疑,应及早进行抑制物定量检测,常用的方法为 Bethesda 法。

2. 抑制物阳性患者的替代治疗　抑制物阳性的血友病患者外科手术时要尤其谨慎。临床经验表明,抑制物浓度较低(<5BU/ml)时,可采用大剂量人 FⅧ或猪 FⅧ,但反复输入会增加其副作用,抑制物浓度会很快继续升高,而且还存在免疫记忆反应的可能,所以 FⅧ替代治疗一般只能用 4~10 天,而这对骨科手术是远远不够的,因此很多学者倾向于采用旁路替代的方法。抑制物浓度为 5~10BU/ml 时,可采用 FⅧ制剂,但 FⅧ抑制物浓度大于 5BU/ml 时,尤其是高反应性患者 FⅧ制剂效果不佳,因此很多学者倾向于采用旁路替代的方法。抑制物浓度大于 10BU/ml 时,FⅧ制剂无效,因此只能进行旁路替代治疗。旁路替代常用的有两种药物,即 PCCs 和活化的基因重组凝血因子Ⅶ(recombinant activated factor Ⅶ,rFⅦa)。

手术过程中采用 PCCs 通常的方案是,起始剂量 100U/kg,静脉输注,继而 50U/kg,每 8~12 小时 1 次。目前,其有效性尚无实验室方法监测。PCCs 对多个部位的出血均有效,包括关节、肌肉和中枢神经系统等。它可出现轻度的副作用,如寒战、发热、恶心、头晕等。大剂量(单次超过 100U/kg 或每日输入 200U/kg)或反复输入 PCCs 还会出现血栓、心肌梗死和 DIC 等并发症。rFⅦa(novoseven,诺其)已经应用于 FⅧ或 FⅨ抑制物阳性患者的手术的替代治疗,止血效果显著。常用的给药方案:起始剂量 90μg/kg,静脉注射,继而每 2~3 小时 1 次,直至 48 小时,然后减低剂量,总共给药 5 天。

截止本书完稿,本院手术病例共 3 例患者出现 FⅧ抑制物,分别行骨折切开复位内固定术、人工全膝关节表面置换术和血友病性假瘤切除术,其中 2 例患者采用 PCCs 进行替代,另 1 例患者采用重组活化人凝血因子Ⅶ进行替代(见第二十三章)。术后 1 例患者发生迟发性感染,所有患者术后均未出现严重出血事件、血栓以及浅表性静脉炎等替代治疗相关并发症。

二、静脉血栓栓塞症

深静脉血栓形成(deep vein thrombosis,DVT)是人工关节置换术后常见并发症之一,致死性肺血栓栓塞症(pulmonary thromboembolism,PTE)是 DVT 最严重的后果,也是人工关节置换术后最主要的致死原因。PTE 和 DVT 共属于静脉血栓栓塞症(venous thromboembolism,VTE)。未采取预防措施时,人工全髋关节置换术后(total hip arthroplasty,THA)总的 DVT 发生率为 42%~57%，近端 DVT 为 18%~36%，总的 PTE 发生率为 0.9%~28%，致命性 PTE 为 0.1%~2.0%。而人工全膝关节置换术后（total knee arthroplasty，TKA）总的 DVT 发生率为 41%~85%，近端 DVT 为 5%~22%，总的 PTE 发生率为 1.5%~10%，致命性 PTE 为 0.1%~1.7%。经低分子肝素抗凝后，人工关节置换术后总的 DVT 发生率为 29%~33%，近端 DVT 为 5%~7%，PTE 发生率为 0~0.2%。非血友病患者术后 VTE 的研究很多，本节不赘述，但血友病患者人工关节置换术后 VTE 发生率、预防和治疗，目前少有报道。

　　血友病患者存在出血倾向，但给予凝血因子替代后其凝血功能恢复正常，而关节置换术为血栓的高危因素，而且输入凝血因子也是血栓形成的危险因素，因此血友病患者关节置换术后存在 DVT 的可能。很多研究没有报告血栓事件，但这些研究并没有进行 B 超检查，因此不能排除非症状性 VTE 的可能。Hermans 等对 24 例血友病关节置换患者术后 5~12 天常规行下肢超声检查，结果发现，10%（3 例）出现腓静脉血栓。Girolami 等总结了 27 例血友病关节置换术后发生血栓的患者，其中甲型血友病 12 例，乙型血友病 15 例，前者血栓发生于输入 rFⅦ（recombinant activated factor Ⅶ）后，而后者发生于输入 APCC（activated prothrombin complex concentrates）后，此外，2 例患者存在先天性促凝血的因素。

　　血友病关节置换术后是否需要进行血栓预防存在争议。文献中仅有一部分报道了血友病患者关节置换术后 DVT 的发生情况以及血栓预防措施。Krause 等对 32 例血友病 TKA 术后患者未采用抗凝治疗，未发生 DVT。而 Silva 等的研究中，没有采取预防血栓的措施，68 例患者中仅有 1 例术后发生非致死性 PTE。Hermans 等的研究中，关节置换术后未给予低分子肝素抗凝，术后 3 例出现腓静脉血栓，其中 2 例未做任何治疗，血栓自行消失，另 1 例给予短程低分子肝素抗凝，3 例患者随访 3 个月均无症状。

　　血友病关节置换术的病例数较少，发生 DVT 的则更少，而且很多研究没有涉及血栓的预防措施，因此无法进行随机对照研究。目前没有血友病关节置换术后抗凝的指南，但可参考美国胸科医师学会（American College of Chest Physicians，ACCP）和美国矫形外科医师学会（American Academy of Orthopaedic Surgeons，AAOS）中具有出血倾向患者的血栓预防指南。ACCP 2008 年指南建议，对于有出血倾向的患者，TKA 或 THA 术后仅采用机械方法预防血栓形成，包括足底泵或间歇加压装置。而 AAOS 建议具有 PE 和大出血风险的患者应使用阿司匹林、华法林或什么都不采用。ACCP 和 AAOS 的建议存在不一致，而这种不一致使临床治疗更易发生混淆和不统一。我们的经验是，血友病关节置换术后避免血凝血因子浓度过高，指导患者早期活动并充分补液避免高凝状态，一般不给予物理或药物预防措施。对于使用 rFⅦ 或 APCC 的患者，根据患者个体情况，避免长时间或过量使用 rFⅦ 或 APCC。

　　我院 1 例乙型血友病 THA 患者围术期采用 APCC 替代，术后 13 天时出现左下肢肿胀疼痛，下肢静脉彩超提示左侧股总静脉、股浅静脉、腘静脉和胫后静脉血栓，血液科和血管外科会诊后建议抬高患肢，并给予低分子肝素抗凝，抗凝 9 天后复查下肢静脉彩超见血栓无变化，血液科会诊考虑血栓已机化，可指导患者下地活动。抗凝 11 天后，复查 APTT 为

76 秒,遂停用低分子肝素。术后 27 天时左下肢肿胀消退,复查 APTT 为 98 秒,恢复至术前水平。术后 34 天时顺利出院,未发生 PTE 等严重事件。APCC 单次超过 100U/kg 或每日输入 200U/kg 或反复输入 APCC 会出现血栓、心肌梗死和 DIC 等并发症,该患者最大剂量仅为 40U/kg,发生 DVT 可能与 APCC 使用时间相对较长有关(13 天)。

三、血栓性静脉炎

血栓性静脉炎是由于静脉反复刺激发生化学性炎症反应,常伴有血栓形成。沿静脉走向出现条索状红线,局部组织发红、肿胀、灼热、疼痛,有时伴有畏寒、发热,常发生于下肢静脉。血栓形成主要与血流缓慢、血液高凝状态及静脉内膜损伤有关。

1. 病因　肢体活动减少或活动受限、血管内留置导管、高浓度或高渗透压药物等导致血流缓慢;机械损伤如反复静脉穿刺、长期置管、上肢活动使导管刺激血管等造成静脉内膜损伤;手术外伤、输血等导致高凝均可诱发。

2. 临床表现　有反复静脉穿刺、静脉内注射药物等病史。病变静脉区呈红肿条索状,明显疼痛和压痛,局部皮温升高。急性炎症消散后,索条状物硬度增加,局部色素沉着,整个肢体肿胀少见,一般无全身症状,大腿和上肢者少见。本病的条索状红色结节消退快,大多仅持续 7~18 天,最终消失,留下局部棕色色素沉着。超声提示局部静脉曲张,管径增宽明显,管壁不均匀增厚,管壁回声增强,腔内可见低、等回声团,探头加压管腔不变形,病变区域内无明显血流信号,皮下组织水肿。

3. 预防和治疗

(1) 血友病患者幼年发病,长期经受疾病折磨,多数均存在恐惧、焦虑等心理,因此置管前向患者解释操作的必要性和可能出现的不适,以解除患者心理负担,防止由于患者过度紧张而使血管痉挛。

(2) 根据血管情况,穿刺时尽量选择管径较粗、静脉瓣少的血管,同时选用相对较小的导管。穿刺时尽量避免多次穿刺。

(3) 穿刺后置管侧肢体避免剧烈活动或提重物等,以减少导管对血管壁刺激和损伤。少量低分子肝素或输注凝血因子的同时通过三通管输入生理盐水可降低血栓性静脉炎的发生。

(4) 长期静脉输液者应定期更换注射部位。

(5) 局部热敷、热疗等治疗。

(华宝来　翟吉良)

参 考 文 献

1. Cohen AJ, Kessler CM. Hemophilia A and B. Consultative hemostasis and thrombosis,(3rd,ed),Philadelphia, PA:Elsevier Saunders,2013,43-57

2. DiMichele DM, Seremetis S. Hemophilia-Factor Ⅷ Deficiency. Thrombosis and Hemorrhage, (3rd, ed), Philadelphia, PA：Williams & Wilkins, 2003, 560-575

3. Bick RL. Hereditary Coagulation Protein Defects. Disorder of thrombosis and hemostasis, (3rd, ed), Philadelphia, PA：Lippincott Williams & Wilkins, 2002, 117-138

4. Goddard NJ, Rodriguez-Merchan EC, Wiedel JD. Total knee replacement in haemophilia. Haemophilia, 2002, 8 (3)：382-386

5. Rodriguez-Merchan EC. Aspects of current management：orthopaedic surgery in haemophilia. Haemophilia, 2012, 18 (1)：8-16

6. Habermann B, Hochmuth K, Hovy L, et al. Management of haemophilic patients with inhibitors in major orthopaedic surgery by immunadsorption, substitution of factor Ⅷ and recombinant factor Ⅶa (Novo Seven)：a single centre experience. Haemophilia, 2004, 10 (6)：705-712

7. Konkle BA, Nelson C, Forsyth A, et al. Approaches to successful total knee arthroplasty in haemophilia A patients with inhibitors. Haemophilia, 2002, 8 (5)：706-710

8. 翟吉良, 翁习生, 彭慧明, 等. 甲型血友病合并抗体阳性患者骨科大手术的替代治疗三例. 中华医学杂志, 2012, 92 (31)：2229-2230

9. 翟吉良, 翁习生, 彭慧明, 等. 重组活化人凝血因子Ⅶ替代下手术治疗血友病性假瘤合并FⅧ抗体患者1例报告. 中国骨与关节外科, 2013, 6 (1)：1-3

10. 翟吉良, 翁习生, 彭慧明, 等. 血友病性关节炎及骨关节炎患者膝关节置换术后出血量的比较. 中国医学科学院学报, 2012, 34 (6)：613-616

11. Zakarija A, Aledort L. How we treat：venous thromboembolism prevention in haemophilia patients undergoing major orthopaedic surgery. Haemophilia, 2009, 15 (6)：1308-1310

12. Hermans C, Hammer F, Lobet S, et al. Subclinical deep venous thrombosis observed in 10% of hemophilic patients undergoing major orthopedic surgery. J Thromb Haemost, 2010, 8 (5)：1138-1140

13. Girolami A, Scandellari R, Zanon E, et al. Non-catheter associated venous thrombosis in hemophilia A and B. A critical review of all reported cases. J Thromb Thrombolysis, 2006, 21 (3)：279-284

14. Krause M, Ch. Von Auer, Kurth A, et al. Evaluation of thrombotic events in hemophiliacs undergoing major orthopedic surgery without thrombosis prophylaxis. Presented at：the 36th Hemophilia Symposium；Hamburg, Germany, 2005, March, 144-146

15. Stein MI, Park J, Raterman S. Prevention of VTE Following total hip and knee arthroplasty in Hemophilia patients. Orthopedics, 2011, 34 (5)：393

第十二章

血友病性骨关节病的术前准备

手术是血友病性骨关节病患者,特别是重型患者的重要治疗手段,但手术和麻醉可能带来的创伤,不但会增加患者的生理和心理负担,还可能会导致严重的并发症。血友病患者不同于一般患者,其营养状况一般较差,常合并贫血,加之长期患病导致其心理负担重,因此术前充分准备对于手术的成功尤为重要。除一般的术前准备外,还应特别关注和强调两点:围术期获得接近正常的凝血功能和对患者进行充分的告知和心理辅导。

第一节 患者准备

一、心理准备

外科手术都会引起患者和家属的焦虑、恐惧等负面心理,而血友病是一种遗传性疾病,起病早、病程长,给患者造成极大的痛苦。随着血友病性骨关节病的进展,患者逐渐出现关节畸形和功能障碍、行走困难等,加之使用凝血因子带来的沉重经济负担使得患者在思想上受到很大打击,心理负担过重,从而出现焦虑、不安、烦躁等情绪,有的甚至出现悲观厌世、拒绝治疗等。因此,对待血友病患者,在治疗骨关节病变的同时,还要对其进行充分的心理辅导,这样才能使医患双方充分沟通,获得理想的手术效果。首先要使患者充分认识血友病性骨关节病,并告知其通过凝血因子的替代治疗,大多数患者都能够充分耐受手术,从而改善肢体功能和提高生活质量,使得他们重拾战胜病魔的信心。其次,要充分向患者解释手术的必要性,客观地评价手术效果,既要克服因害怕手术而延误治疗,又要避免患者的期望值过高而与手术实际效果形成偏差。最后还要向患者说明凝血因子替代治疗所需的巨额经济负担以及术后出血、感染等并发症,患者只有充分了解这些信息,才能更好地配合医生进行治疗,从而达到最佳的手术效果。

二、生理准备

1. 术前锻炼　很多血友病患者因反复出血而导致关节屈曲挛缩和肌肉失用性萎缩或纤维化,对于这样的患者,术前充分锻炼、关节活动对于术后的功能康复非常重要,这些锻炼包括髋膝关节的屈伸、股四头肌锻炼、踝关节跖屈背伸等。

2. 改善营养和纠正贫血　血友病患者营养状况常不佳,而清蛋白和血红蛋白水平是评价营养状况的重要指标。低蛋白血症和负氮平衡对心肺功能会有不良影响,并会引起组织水肿,影响切口愈合;营养不良还可造成患者的抵抗力低下,容易发生感染。因此对于低蛋白血症和贫血的患者,术前必须予以纠正,可以口服肠内营养制剂以提供充分的热量、蛋白质和维生素并适当输血以纠正贫血,这样有利于术后组织的修复和伤口的愈合,并可提高防御感染的能力。

3. 胃肠道准备　血友病患者的手术一般选用全身麻醉,因此术前胃肠道准备是必需的。从术前 12 小时应禁食、禁水,术前 1 天进行清洁灌肠,手术当天可酌情补液。

4. 预防感染　血友病患者术后容易发生感染,因此术前应采取各种措施预防感染的发生。术前充分清洗手术区域皮肤,对于任何皮肤破溃均应络合碘处理。小心剃除手术区域的毛发,注意避免损伤毛囊和皮肤。对于绝大多数手术均需预防性应用抗生素,且可视手术时间的长短酌情加用 1~2 次抗生素。

第二节　医生准备

一、明确诊断和手术适应证

任何手术都是有创的,因此在术前必须充分评估其利弊,特别是对于血友病患者,选择手术治疗时一定要慎之又慎。术前一定要明确手术是否能切实解决患者的痛苦、改善患者的功能,同时还要充分考虑手术的风险,以及有无非手术替代治疗方法等。

二、完善相关科室会诊

术前应常规请血液内科会诊,协助制定围术期凝血因子替代治疗的方案。对于合并有其他系统基础疾病的患者,应请相关科室会诊,明确有无手术禁忌证并指导围术期处理。对于预计手术创伤较大、失血量较多的患者,术前应请麻醉科和加强医疗科会诊。

三、凝血因子和血液制品

血友病患者进行手术最大的风险就在于出血及其带来的一系列并发症,因此术前必须进行充分的准备,使围术期获得接近正常的凝血功能,最大限度减少出血的风险,通过上述的凝血因子替代治疗可以达到这一目标。术前必须进行凝血因子的体内纠正和药代动力学试验(简称预试验),根据预试验结果制定替代治疗方案并计算出围术期所需要的凝血因子总量,联系所在医疗机构的药剂科,确认充足的凝血因子供应方可准备手术。

此外,尽管进行了合理的替代治疗,围术期出血的风险依然存在,特别是在产生凝血因子抑制物的情况下。因此术前准备充分的血液制品,包括红细胞悬液,特别是新鲜冰冻血浆非常重要。一旦发生严重的出血并发症,及时而足量地补充血液制品对于保证患者的生命安全和手术成功是非常关键的。

四、术前测量

根据所采用的具体手术方式的需要,术前做好相应的绘图和测量等准备工作。例如对于股骨髁上截骨术,截骨线的设计、矫正的角度及矫正后的固定措施等都必须在手术前通过插图、剪纸等设计好,这样才能在术中达到预期的矫正效果。又如人工关节置换术,术前一定要拍摄相应关节合格的 X 线片,并通过仔细的模板测量,确定正确的截骨线和适合的假体型号。

五、器械准备

术前的器械准备对于血友病患者关节置换至关重要。很多血友病患者的关节发育不良或明显畸形,常规的假体设计难以满足手术的需要,往往需要特殊的假体,如小号假体、长柄假体、翻修假体、组配式假体等,甚至需要定制特殊的假体,这些在术前必须进行充分的准备。另外血友病患者常合并骨质疏松,骨折的风险很高,术前一定要考虑到一旦术中发生假体周围骨折,采用何种固定方式并准备好相应的工具和器械。

六、支具和石膏

很多血友病患者术后需要进行外固定,因此术前一定要准备好石膏和支具等外固定材料。

七、麻醉方式的选择

考虑到血友病患者的出血风险,手术时一般选择全身麻醉,术前应和麻醉医生就手术方式、体位、出血量、应用自体血回输等进行充分沟通。

(盛 林)

参 考 文 献

1. Escobar MA. Treatment on demand-in vivo dose finding studies. Haemophilia,2003,9:360-367
2. Berntorp E,Bjorkman S.The pharmacokinetics of clotting factor therapy. Haemophilia,2003,9:35-39

3. Kasper CK,Boylen AL,Ewing NP,et al. Hematologic management of hemophilia A for surgery. JAMA,1985, 253:1279-1283

4. Lachiewicz PF,Inglis AE,Insall JN,et al. Total knee arthroplasty in hemophilia. J Bone Joint Surg Am,1985, 67:1361-1366

5. Kitchens CS. Surgery in hemophilia and related disorders. A prospective study of 100 consecutive procedures. Medicine(Baltimore),1986,65:34-45

6. Rudowski WJ,Scharf R,Ziemski JM. Is major surgery in hemophiliac patients safe? World J Surg,1987, 11:37-86

7. Goldsmith JC. Rationale and indications for continuous infusion of antihemophilic factor (factor Ⅷ). Blood Coagul Fibrinolysis,1996,7(Suppl 1):3-6

8. Roberts HR,Escobar MA. Other coagulation factor deficiencies. In:Loscalzo J,Schafer AI (eds.) Thrombosis and Hemorrhage,3rd edn. Philadelphia:Lippincott Williams & Wilkins,2003

第十三章

关节挛缩畸形的治疗

第一节　跟腱延长术治疗踝关节跖屈畸形

踝关节是血友病患者最常累及的关节之一。踝关节反复出血,若得不到及时有效的凝血因子替代治疗,踝关节病变会逐渐加重,出现慢性滑膜炎、骨质疏松和关节炎等表现。患儿往往因为疼痛而保持踝关节长期处于跖屈位,导致踝关节背伸功能受限,或因腓肠肌肌内出血导致腓肠肌腱膜挛缩,继而引起不同程度的跟腱挛缩,出现固定的马蹄足畸形,足跟无法着地,严重影响行走功能。对于这些患者,可以根据踝关节病变的轻重程度采取保守治疗或者手术干预。跟腱延长术可以作为一种单独的手术治疗方式,或者与其他手术方式配合使用,可改善踝关节功能。当然,我们也要认识到,跟腱延长术只是单纯改善血友病患者的行走功能,而血友病发生发展的整个自然病程以及导致的踝关节病变不会明显延缓。

跟腱延长术的手术指征是血友病性踝关节病变,出现固定的踝关节跖屈、马蹄足畸形,跟腱挛缩僵硬导致足跟无法落地,经石膏支具等保守治疗 3 个月无效,严重影响患者行走功能。这些患者若不行跟腱延长术则远期会有发生足跟外翻的倾向。手术禁忌证主要是局部有活动性感染。

跟腱延长术的手术方法有很多种,如改良 White 术、Z 形跟腱延长术、经皮微创延长术等。每种手术方法都有其优缺点,应当根据患者的具体情况选择最佳的手术方案。跟腱延长术可以有效地矫正马蹄足畸形,但是我们不应将其看成是一种简单、易行、短时间内可完成的小手术。足的功能与整个下肢密切相关,如果对其适应证的选择和延长长度的掌握不清,就可能造成严重后果,如术后疼痛跛行、提踵无力、行走功能差等。患者的年龄以及跟腱挛缩的程度,加上患者往往合并髋/膝关节病变,因而要求我们在制定手术方案时要整体考虑,避免局部观念,如果马蹄足均做跟腱延长至足底放平,可能会引起严重后果。

下面对跟腱延长术及术后处理做一介绍。

（一）手术方法

患者取俯卧位，在跟腱内侧做一个纵行直切口，起自跟腱在跟骨结节的止点上方 1cm，向近端延长 6~8cm。锐性分离皮下组织至跟腱表面，在跟腱的内侧切开腱围组织，再将跟腱进行环形解剖，显露范围 3~4cm。于跟腱内侧寻找𧿹长屈肌腱、趾长屈肌总腱、胫后肌腱以及血管神经束，用橡皮条将这些组织牵开加以保护。采用内外侧 Z 形跟腱延长，于跟腱后侧中线纵行切开跟腱，从远端切断跟腱的内侧半，再于近端切断跟腱的外侧半。在跟腱的横断面内层切断𧿹肌腱。手法背伸踝关节，松解后方关节囊。背伸踝关节使跟腱延长至合适的长度，保持踝关节跖屈约 5°，根据情况一般将跟腱延长 2~4cm。侧侧编织缝合修补跟腱，保持适当张力。保持踝关节于轻度跖屈位适度加压包扎，短腿石膏前后托固定制动。

（二）术后处理

术后继续予凝血因子替代治疗。石膏固定期间注意观察患足末梢血运情况，并加强下肢肌力锻炼。术后 4 周内避免患肢负重，术后 6 周拆除石膏，此后半年内可在踝关节支具保护下锻炼踝关节屈伸功能及行走。

对于腓肠肌腱膜挛缩的患者可在凝血因子替代下，用尖刀多处部分切断挛缩的腓肠肌腱膜以达到松解的目的，术后辅以石膏制动，效果良好（图 13-1）。

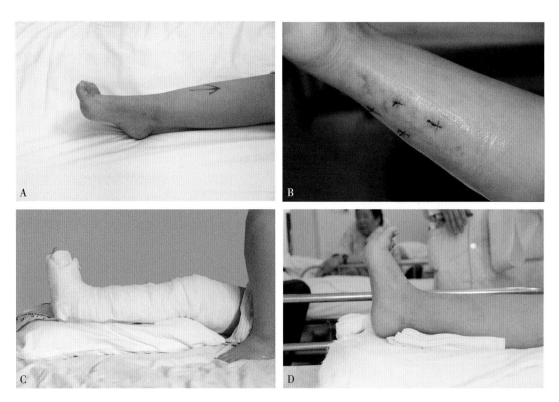

图 13-1　甲型血友病

患者男性，13 岁。右侧腓肠肌腱膜挛缩伴右踝跖屈。A. 右踝跖屈畸形，活动受限；B. 尖刀部分切断挛缩的腓肠肌腱膜；C. 术后踝关节功能位长腿石膏固定；D. 术后 1 周右踝活动明显改善，背伸接近 0°

第二节　牵张器治疗膝关节屈曲挛缩畸形

Ilizarov 牵张器技术最早被用于肢体短缩畸形的矫正治疗,国内秦泗河等首先报道应用改良 Ilizarov 技术治疗非血友病儿童膝关节屈曲畸形,取得了很好的疗效且并发症较少。改良 Ilizarov 技术如下:①牵伸器铰链的关节中央留有穿针孔,安装时先在股骨内外髁冠状线上经铰链的孔洞中央穿 1 枚克氏针,以确定膝关节的旋转中心;②用于伸缩的螺纹杆改成套状反旋杆,术后伸膝关节时更便于操作。应用该改良后的 Ilizarov 技术治疗膝关节屈曲畸形,方法简单、安全,效果确实,符合生物学原理和微创外科的原则。

Heim 及 Kiely 分别报道应用 Ilizarov 牵张器治疗血友病所致的单膝关节屈曲畸形,效果良好,并发症主要包括针道感染以及渗血等。Kiely 治疗的 1 例患者为乙型血友病,单膝屈曲畸形 50°,撑开速度为每天 2mm,最后残留屈曲畸形为 5°,撑开治疗时间长达 3 个月,并发生了一处针道感染。

迄今为止,只有一篇文献报道了血友病双膝屈曲畸形的牵张器治疗,即 Kumar 应用 Ilizarov 牵张器对 1 例 18 岁的血友病双膝关节屈曲畸形患者进行一期同时矫正,效果良好。此例患者为乙型血友病,术前双膝屈曲畸形 100°,术后 3 天开始撑开治疗,每天撑开 2mm,分 4 次撑开,整个撑开治疗周期为 3 个月,4 个月后取下牵张器,右膝残留 5°~10° 伸直滞缺,左膝完全伸直。经过理疗和功能锻炼,患者术后 3 年随访时,可以间断佩戴膝关节铰链支具行走。从术前 4 天开始应用IX因子替代治疗,治疗期间未出现明显的出血,但有 3 处针道皮肤出现浅表感染,口服抗生素后得以控制。

我科于 2009 年开始应用改良 Ilizarov 技术对 1 例甲型血友病患者双膝屈曲畸形进行矫治取得了较好的临床效果。患者男性,14 岁。体重 39kg。确诊为重度甲型血友病 11 年,入院时双膝关节屈曲畸形进行性加重 22 个月,无法站立及下地行走。入院前在物理康复科治疗 1 个月,效果不明显。入院查体:身体消瘦,不能站立及行走,只能坐轮椅,双膝关节呈梭形肿胀,双膝及左肘关节屈曲畸形,双下肢肌肉明显萎缩。左膝活动度 80°~110°,右膝活动度:95°~110°,双膝浮髌试验(−)。双下肢肌力IV级。左肘关节屈曲畸形约 20°。双膝关节 X 线显示双膝关节间隙狭窄,但关节面尚完好。入院后完善相关检查,查VIII因子抑制物阴性,行预试验后制订围术期重组VIII因子替代方案为:手术当天术前半小时予VIII因子(拜科奇)1500U 静脉注射,然后全麻下行双膝关节 Ilizarov 牵张器植入术,手术安装牵伸器时,维持膝关节于最大伸展位,牵伸器的关节铰链对准膝关节的旋转中心,于膝上下胫骨与股骨部分各穿两组直径 2mm 克氏针与牵伸器上下的钢环固定。钢环垂直于骨干,膝关节本身作为两部分钢环的铰链点。手术顺利,手术时间约 65 分钟,术中克氏针穿出的部位不做皮肤切口,均为针尖直接钻出皮肤,术中无明显出血。第 1 次注射 12 小时后加用VIII因子 1500U。患者无明显出血,术后第 1~2 天调整VIII因子用量为 1000U,每天 2 次;术后第 3 天调整VIII因子用量为 500U,每天 2 次;术后第 4~6 天减用Ⅷ因子用量为 250U,每天 2 次,术后第 7 天后停用。术后第 3 天开始每日双侧撑开 0.5cm 左右,患者无明显出血倾向,之后逐渐撑开,每次撑开前后观察足背动脉搏动、下肢感觉变化、腘后皮肤的张力及针眼处情况。术后 15 天出现小腿内侧麻木,以及左下肢下端一针道渗血,临时应用Ⅷ因子 250U 静脉注射后,出血停止;减缓撑开速度,予营养神经治疗,3 天后麻木好转。撑开治疗期间,严密监测出凝血时间等血友病方面指标的检查,同时让患者每日俯卧锻炼以防止髋关节屈曲挛缩畸形。术后 42 天双侧膝关节屈曲畸形基本得到矫正。双侧残留屈曲畸形 15° 左右。补充Ⅷ因子 500U 后在静脉麻醉下取出牵张器,改用长腿石膏固定。术后踝关节以及髋关节运动良好,足背动脉搏动良好,双下肢感觉无异常,病情稳定,针道愈合后暂时出院,长腿石膏固定 4 周后,去除石膏,患者已能自由站立,扶双拐可行走(图 13-2)。患者 17 个月后随访,可扶拐行走,屈曲畸形未加重。整个治疗结束后,患者共使用凝血因子 8250U。

　　与关节切开软组织松解术相比,其操作简单,出血风险小,可大大减少Ⅷ因子用量,降低患者的经济负担;长时间逐渐撑开,以及撑开过程中对神经血管情况的密切观察,可以减少对关节面的破坏以及神经血管受损等并发症。值得一提的是,此例患者在严密观察神经血管状况的基础上,撑开速度为每天 5mm,撑开治疗时间为 42 天,明显减少了住院时间,除发生一过性神经牵拉症状,经减缓撑开速度,予以营养神经治疗后麻木好转外,无明显并发症发生。

　　从治疗的这一例血友病患者的经验来看,应用改良 Ilizarov 技术治疗血友病儿童膝关节屈曲畸形,是一种安全、有效以及相对无创的方法。到目前为止,我院应用该技术共治疗 5 例患者(图 13-3,4),除 1 例患者屈曲畸形矫正后屈膝功能稍差外,均获得较好的治疗效果。

　　应用改良 Ilizarov 技术治疗血友病膝关节屈曲畸形,临床上需要注意的方面主要有:围术期仍需行Ⅷ因子替代治疗;撑开期间注意针道出血以及关节肿胀情况;监测出凝血时间等血友病方面指标的检查;注意双下肢感觉变化以及足背动脉搏动情况,适当调整伸直的速度(在适度伸直的过程中,患儿应无明显痛苦);锻炼双踝关节以及髋关节防止发生挛缩畸形;定期拍 X 线片,观察膝关节内外侧关节间隙的平衡。尤其重要的是,在膝关节逐渐伸直过程中,一定要保护关节软骨不受挤压。由于 Ilizarov 牵张器的关节铰链在安装过程中对准膝关节的旋转中心(股骨内外髁中后部),在膝关节伸直过程中,膝关节的旋转之力通过关节铰链,从而避免了关节软骨的持续挤压。但在后期阶段,应定期进行 X 线检查以确定膝关节的位置和关节间隙的大小,若发现关节间隙窄,应延长双侧关节铰链的螺纹杆、增加关节间隙。如果 X 线检查显示膝关节内外侧间隙宽窄不一,可通过旋转内外侧关节铰链上的螺纹杆,调整关节间隙至正常位置,同时要特别注意在牵张过程中,要定时锻炼膝关节屈曲,否则将影响矫形后的膝关节屈曲功能。

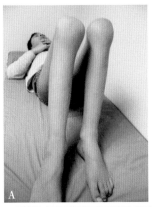

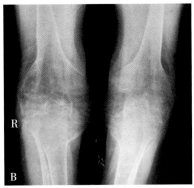
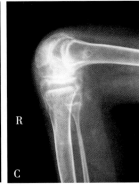
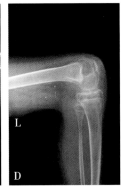

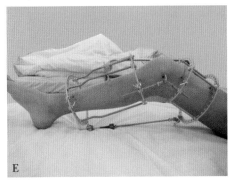
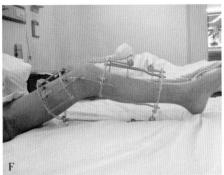

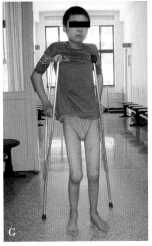

图 13-2　甲型血友病

患者男性,14 岁。双膝屈曲挛缩畸形,左膝活动度
80°~110°,右膝活动度 95°~110°。A. 双膝关节梭形肿胀、
屈曲挛缩畸形,双下肢肌肉明显萎缩;B~D. 双膝关节正侧
位 X 线片显示双膝关节间隙狭窄、屈曲畸形,股骨及胫骨
干骺端增宽、髌骨扁平,但关节面尚完好;E~F. 双膝关节
改良 Ilizarov 牵张器植入术后,维持膝关节于最大伸展位;
G. 术后 7 周拆除牵张器后,患者可拄拐站立和行走,双膝
残留屈曲畸形 15°

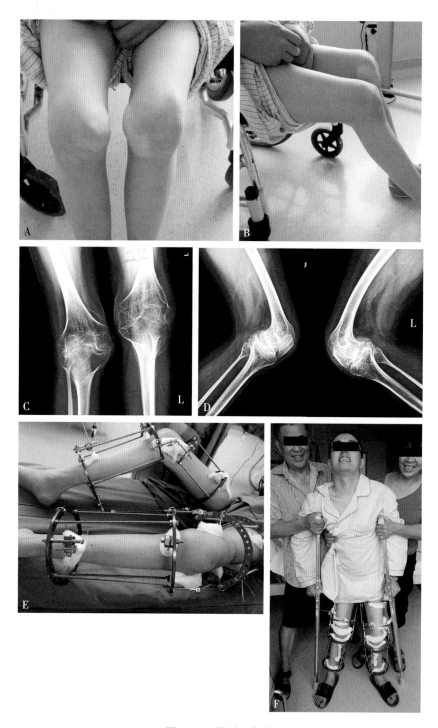

图 13-3 甲型血友病

患者男性,23 岁。患有甲型血友病 22 年,双膝屈曲畸形 19 年,不能站立 10 余年。A~B. 双膝关节梭形肿胀、屈曲挛缩畸形,双侧股四头肌明显萎缩,不能站立、长期坐轮椅,左膝活动度 60°~130°,右膝活动度 50°~130°;C~D. 双膝正侧位 X 线片见双膝干骺端增宽、骨干发育较小,关节面破坏不明显;E. 术中双下肢安装 Ilizarov 外固定架并适度撑开;F. 术后第 9 天患者尝试下地,术后 2 周时在家属辅助下可站立和行走

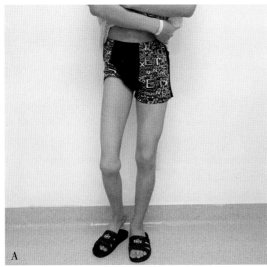

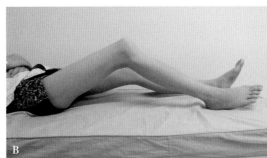

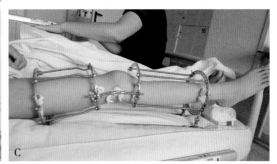

图 13-4　甲型血友病

患者男性,15 岁。患有甲型血友病 15 年,双膝肿胀、活动受限伴屈曲畸形 7 年,右侧重。A~B. 双膝屈曲畸形,右侧重,左膝活动 10°~120°,右膝活动度 45°~110°;C. 右膝 Ilizarov 架固定并逐渐撑开,术后 4 周右膝接近完全伸直

（钱文伟）

参 考 文 献

1. Pasta G, Forsyth A, Merchan CR, et al. Orthopaedic management of haemophilia arthropathy of the ankle. Haemophilia, 2008, 14 (Suppl 3): 170-176

2. Vargas A, Fernandez-Palazzi F, Bosch N. Alteraciones cromosomicas en pacientes hemofilicos. Arch Hosp Vargas, 1979, 21: 17-30

3. Hoskinson J, Duthie RB. Management of musculoskeletal problems in the haemophiliacs. Orthop Clin N Am, 1978, 9: 455－480

4. Stein H, Duthie RB. The pathogenesis of chronic haemophiliac arthropathy. J Bone Joint Surg, 1981, 63 (Br): 601-609

5. Greene WB, McMillan CW. Nonsurgical management of haemophiliac arthropathy. Instr Course Lect, 1989, 38: 367-381

6. Arnold WD, Hilgartner MW. Haemophiliac arthropathy. J Bone Joint Surg, 1977, 59 (A): 287-305

7. Heim M, Martinowitz U, Horoszowski H. Orthotic management of the knee in patients with haemophilia. Clin Orthop, 1997, 343: 54-57

8. Kiely PD, Mcmahon C, Smith OP, et al. The treatment of flexion contracture of the knee using the Ilizarov

technique in a child with haemophilia B. Haemophilia,2003,9:336-339

9.   Wallny T,Eickhoff HH,Raderschadt G,et al. Hamstring release and posterior capsulotomy for fixed knee flexion contractures in haemophiliacs. Haemophilia,1999,5(Suppl 1):25-27

10. Caviglia HA,Perez-Bianco R,Galatro G,et al.Extensor supracondylar femoral osteotomy as treatment for flexed haemophiliac knee. Haemophilia,1999,5(Suppl 1):28-32

11. 秦泗河,夏和桃.改良 Ilizarov 技术矫治儿童膝关节重度屈曲畸形.中华骨科杂志,2002,2:125-126

12. Heim M,Horoszowski H,Varon D,et al.The fixed flexed and subluxed knee in the haemophiliac child. What should be done? Haemophilia,1996,1:47-50

13. Kumar A,Logani V,Neogi DS,et al. Ilizarov external fixator for bilateral severe flexion deformity of the knee in haemophilia:case report. Arch Orthop Trauma Surg,2010,130:621-625

14. 李其一,翁习生,秦泗河,等.改良 Ilizarov 技术矫治血友病儿童双膝关节重度屈曲畸形.中国骨与关节外科,2011,4(5):422-426

第十四章

截 骨 术

第一节 概 述

膝关节、踝关节和肘关节是血友病常累及的关节,常反复发生关节内自发性出血,导致关节滑膜增生及炎症改变,从而释放蛋白水解酶,损伤关节软骨,引起血友病性关节病。目前关节置换术已经较广泛地应用于终末期血友病性关节病的手术治疗,但人工关节寿命有限,因此对于一些十分年轻、关节病变较轻的患者,人工关节置换术并不是最好的选择。关节周围截骨术能够纠正关节的解剖力线,保留关节本身,在一些特定人群中,避免或延长了接受人工关节置换术的时间,也是一种可选择的治疗方法。因此,关节周围截骨术与人工关节置换术这两种治疗方法,不应该是对立的,而应该是互补的。

血友病导致的关节病变常常是多发的,因此对下肢多发性血友病性关节病其中一个关节行截骨术时,既要考虑这个关节截骨术后对下肢力线的改变,还要综合考虑对其他关节的影响。例如,膝内翻截骨术后,会不可避免地导致代偿性髋外翻。因此,髋关节的外翻挛缩畸形必须在膝内翻纠正之前纠正,否则,会出现功能性下肢不等长及骨盆倾斜。膝关节截骨术后,需要治疗距骨内倾畸形。同时,股骨髁上伸直截骨纠正膝关节屈曲挛缩畸形后,可以恢复正常步态,并且消除髋关节屈曲畸形。

截骨术一般适用于年龄相对较轻、关节软骨和关节间隙相对正常的血友病性关节病并关节畸形患者。截骨术时慎用内固定材料以免其带来的二次手术风险。医生必须全面评估患者的一般情况、关节病变的严重程度及患者的需求。影像学上的表现并不总是与临床评分及患者满意度相关,因此需要慎重选择关节周围截骨术,并做到个体化处理,并将此操作的优缺点充分告知患者。由于其适应证相对较少,至今我们尚未采用截骨术治疗血友病性骨关节病,下面结合文献介绍几种方法。

第二节 血友病性膝关节病变的截骨术

膝关节是血友病最常累及的关节之一,严重的膝关节病,常常导致关节局部疼痛、慢性肿胀、软组织挛缩、肌力不平衡、关节不稳、轴向偏移(内外翻畸形)、屈曲挛缩畸形和功能障碍等。膝关节周围截骨术是减轻疼痛、矫正轴向偏移(膝内外翻畸形)及严重屈曲挛缩畸形的一种治疗方法。对膝内外翻畸形,主要包括胫骨平台高位截骨术(high tibial osteotomy, HTO)和股骨髁上截骨术(supracondylar osteotomy,SOT)两种方式,HTO 适用于膝内翻,SOT 适用于膝外翻。这两种截骨术治疗非血友病的膝内外翻畸形,已经有许多文献报道,其疗效是肯定的,术后 10 年随访满意率可达 90%。但这些截骨术应用于血友病膝关节病的报道较少。对屈曲挛缩角度大于 30° 的膝关节严重屈曲挛缩畸形患者,可以采用股骨髁上 V 形伸直截骨术或股骨髁上梯形伸直截骨术。虽然采用截骨术治疗血友病性膝关节病变的效果比非血友病的效果差,但是截骨术仍是处理血友病性关节病的一种选择,特别是在年轻患者中,可以推迟全膝关节表面置换术的时间。同时,临床研究发现,虽然膝关节周围截骨术后再行全膝关节表面置换术对技术的要求更高,但术后效果是不受影响的。

膝关节周围截骨术前要拍摄站立负重位双下肢全长 X 线片,必须包括股骨头中心及踝关节中心,以便于测量下肢力线及观察关节间隙。

一、胫骨平台高位截骨术和股骨髁上截骨术

Trieb 在 2004 年报道了 7 例(10 膝)血友病患者有严重轴向偏移的膝关节行关节周围截骨术的疗效。7 例患者手术时的年龄为 18~36 岁,平均 27 岁。其中 5 例(7 膝)内翻患者(平均 7.2°)膝关节行 HTO,2 例(3 膝)膝外翻患者(平均 7.0°)的膝关节行 HTO。所有患者平均随访 7.25 年(54~108 个月),行关节表面置换术作为失败的标志,也即随访的终点。随访结果显示,世界血友病联盟(WFH)咨询委员会临床评分(clinical score of the Advisory Board)与术前相比,2 膝评分无改变,3 膝改善,5 膝评分加重;Pettersson 放射学评分(radiological Pettersson score)随访与术前相比平均降低了 2.5 分;5 例患者(7 膝)主观上感觉有改善,尽管关节活动度没有明显改善;4 例患者(6 膝)在截骨术平均 6.6 年后行全膝关节置换术。

Wallny 在 2003 年报道对血友病性关节炎患者进行了 52 膝关节周围截骨术,并对其中 42 例(45 膝)患者截骨术进行了平均长达 11.6 年(1~24 年)的随访,患者手术时年龄平均 31 岁(15~49 岁),25 膝内翻,20 膝外翻。25 膝内翻患者中,24 行 HTO,1 例行 SOT;20 膝外翻中 8 膝行 HTO,12 膝行 SOT。术后膝内外翻的矫正角度为 10°~30°。根据世界血友病联盟(WFH)骨科咨询委员会(Orthopaedic Advisory Committee,OAC)临床评分,38 膝术后有所改善,5 膝无明显改变,2 膝加重;但几乎所有患者关节活动度均没有显著提高。Pettersson 放射学评分显示平均降低 0.003。1 例 SOT 患者术后出现切口浅表感染,1 例患者需行双侧膝关节置换术。

Wallny 认为，截骨矫形术适用于膝关节单间室病变严重并且有轴向偏移(内外翻畸形)的患者。即使是影像学上关节已明显破坏的患者，截骨矫形术也是治疗血友病性关节炎的一个可行方法，尤其是年轻患者，更可从中获益匪浅。

二、股骨髁上 V 形伸直截骨术

股骨髁上 V 形伸直截骨术主要用于纠正严重的屈曲挛缩畸形，临床上报道不多。Ahlberg 在 1965 年最先报道 1 例血友病膝关节屈曲挛缩合并膝外翻的股骨髁上伸直截骨术。Lofqvist 在 1996 年报道另 1 例类似患者。Arnold 和 Hilgartner 在 1997 年报道 6 例股骨髁上伸直截骨术，患膝术前屈曲挛缩 >25°，无并发症发生。Luck 和 Kasper 在 1989 年报道 4 例股骨髁上伸直截骨术，均取得良好效果。Caviglia 于 1999 年报道 19 例(25 膝)患者行膝关节股骨髁上 V 形截骨术。患者手术时平均年龄 16 岁(8~35 岁)，平均随访 13 年(3~30 年)。术前 6 例患者为膝关节屈曲强直，其余 13 例患者膝关节平均活动度 40°(10°~75°)，4 例患者膝关节合并膝外翻及髌骨半脱位。所有患者术后畸形均得到矫正、能够行走。作者认为，股骨髁上伸直截骨术虽然可以改变下肢力线，但是不会增加关节活动范围。也有学者认为，这种方法形成了一种新的畸形(短缩及成角)，可能会导致行走时不正常的关节应力。同时，它会增加关节表面置换术的难度。尽管存在这些缺点，单侧或双侧股骨髁上伸直截骨术可以改善患者的行走功能，在一些患者中增加关节总体的活动范围，这是它的优势。

三、股骨髁上梯形伸直截骨术

Mortazavi 于 2008 年报道 9 例(11 膝)膝关节严重屈曲畸形(屈曲 >30°)的女性血友病患者行股骨髁上梯形伸直截骨术。患者手术时平均年龄 15.8 岁(11~20 岁)，术前屈曲畸形平均 52.2°(35°~70°)，关节活动度平均 68.6°(0°~90°)，其中 2 例患者外翻 20°。所有患者必须用辅助装置方能行走，不能爬楼梯，不能乘坐公共交通工具，2 例双侧病变的患者只能使用轮椅。股骨髁上梯形伸直截骨术采用股骨远端外侧切口，同时矫正冠状面上的外翻畸形，矫形后使用 AO 翼状髁钢板固定。术后膝关节屈曲 20° 石膏托制动。术后 3 天开始功能锻炼及物理治疗。术后平均随访 30.5 个月(13~76 个月)，所有患者屈膝畸形均得到矫正，主观感受及日常活动均有所改善。膝关节活动度由术前平均 68.6° 增加到术后平均 98.1°，只有 1 例术前关节僵直的患者没有改善。所有患者 OAC 评分均有所降低。4 例患者疼痛减轻，2 例患者疼痛增加，其余患者无变化。4 例术前膝关节频繁出血的患者，末次随访时出血频率明显减少。患者术后可自己行走、爬楼梯、洗澡和使用公共交通工具等。术前膝关节活动范围均有所增加，这与股骨髁上 V 形伸直截骨术不同。作者认为，使用坚强内固定及早期理疗有助于恢复关节活动度及早期下地，梯形截骨后股骨短缩能够使伸膝装置得到比普通股骨髁上伸直截骨术更大程度的松解，从而获得比后者更好的疗效。同时，股骨短缩能够减少神经血管损伤的风险，并且术中能够同时纠正冠状面畸形。因此，股骨髁上梯形伸直截骨术是保守治疗无效的膝关节严重屈曲挛缩畸形的一个治疗选择。

第三节　血友病性踝关节病变的截骨术

在严重血友病患者中,踝关节是较早受到累及的关节。早期研究表明,踝关节自发性出血占血友病患者自发性关节内出血的 14.5%。由于踝关节出血常常早在青少年时期发生,因此踝关节是血友病患者 10~20 岁期间最常受累的关节。随着踝关节反复自发性出血,关节病变不断发展,踝关节的活动范围特别是背屈活动逐渐减小、足部外旋。同时距下关节逐渐受累,后足僵硬并外翻。血友病导致的踝关节及距下关节晚期病变典型的表现是踝关节僵硬性跖屈外翻畸形,通常合并周围软组织挛缩,特别是跟腱挛缩。

血友病性踝关节病变的治疗主要是保守治疗,包括补充凝血因子、镇痛、理疗、支具及矫形器械等。保守无效时,可考虑手术治疗。手术治疗主要包括滑膜切除术、骨赘切除术、踝关节融合术及踝关节置换术等。踝关节畸形可以通过软组织松解或截骨进行矫正,踝关节活动度可以通过骨赘切除术得到改善,晚期顽固性疼痛时可以选用踝关节融合术。踝关节置换术应用较少,文献鲜有报道。

胫骨截骨术一般适用于影像学无退变的后足外翻畸形,迄今为止报道很少。Pearce 于 1994 年报道 6 例(7 踝)严重血友病性踝关节病患者行胫骨截骨术,手术时患者平均年龄 24.6 岁(18~34 岁),术前均存在踝外翻畸形、踝关节疼痛及关节内反复出血。手术取内踝上方 4cm 纵行切口,暴露胫骨远端,以胫骨内侧骨皮质为底做尖端向外的楔形截骨,闭合截骨后用单个门形钉固定。术后膝下管形石膏固定 6 周。术后平均随访 9.3 年(2~12.5 年),无并发症发生,踝关节疼痛程度及出血频率明显降低。

(李其一　高　鹏)

参 考 文 献

1. Trieb K, Panotopoulos J, Hartl H, et al. Outcome of osteotomies for the treatment of haemophilic arthropathy of the knee. Langenbecks Arch Surg, 2004, 389:209-212
2. Coventry MA, Ilstrup DM, Wallrichs SL. Proximal tibia osteotomy: a critical long-term study of eighty seven cases. J Bone Joint Surg Am, 1993, 75:196-201
3. Hernigou P, Medevielle D, Debeyre J, et al. Proximal tibial osteotomy for osteoarthritis with varus deformity. J Bone Joint Surg Am, 1987, 69:332-354
4. Rinonapoli E, Mancini GB, Corvaglia A, et al. Tibial osteotomy for varus gonarthrosis. Clin Orthop, 1998, 353:185-193
5. Trieb K, Cetin E, Bitzan P, et al. Total knee arthroplasty after high tibial osteotomy. J Bone Joint Surg Am, 2001, 83:785
6. Meding J, Keating EM, Ritter MA, et al. Total knee arthroplasty after high tibial osteotomy. J Bone Joint Surg

Am,2000,82:1252-1259

7. Mortazavi SMJ,Heidari P,Esfandiari H,et al. Trapezoid supracondylar femoral extension osteotomy for knee flexion contractures in patients with haemophilia. Haemophilia,2008,14:85-90

8. Caviglia HA,Perez-Bianco R,Galatro G,et al. Extensor supracondylar femoral osteotomy as treatment for flexed haemophilic knee. Haemophilia,1999,5(Suppl 1):28-32

9. Pettersson H,Ahlberg A,Nilsson IM. A radiologic classification of haemophilic arthropathy. Clin Orthop Relat Res,1980,149:153-159

10. Ahlberg A,Nilsson IM,Bauer GC. Use of antihaemophilic factor(plasma fraction I-O)during correction of knee-joint deformities in haemophilia A. Report of three cases including one osteotomy. J Bone Joint Surg Am,1965, 47:323-332

11. Lofqvist T,Nilsson IM,Pettersson C. Orthopaedic surgery in haemophilia. 20 years experience in Sweden. Clin Orthop Relat Res,1996,242:232-241

12. Arnold WD,Hilgartner MW. Haemophilic arthropathy. Current concepts of pathogenesis and management. J Bone Joint Surg Am,1977,59:287-305

13. Luck JV,Kasper CK. Surgical management of advanced haemophilic arthropathy. An overview of 20 years experience. Clin Orthop Relat Res,1989,242:60-82

14. Wallny T,Saker A,Hofmann P,et al. Long-term follow-up after osteotomy for haemophilic arthropathy of the knee. Haemophilia,2003,9:69-75

15. Merchan ECR,Galindo E. Proximal tibial valgus osteotomy for hemophilic arthropathy of the knee. Orthop Rev, 1992,21:204-208

16. Hoskinson J,Duthie RB. Management of musculo-skeletal problems in the haemophilias. Orthop Clin North Am,1978,9:455-480

17. Gamble JG,Bellah J,Rinsky LA,et al. Arthro-pathy of the ankle in haemophilia. J Bone Joint Surg Am,1991, 73:1008-1015

18. Pearce MS,Smith MA,Savidge GF. Supra-malleolar tibial osteotomy for haemophilic arthropathy of the ankle. J Bone Joint Surg,1994,76(B):947-950

19. Mann HA,Biring GS,Choudhurym ZB,et al. Ankle arthropathy in the haemophilic patient:a description of a novel ankle arthrodesis technique. Haemophilia,2009,15:458-463

20. Rodriguez-Merchan EC. Aspects of current management:orthopaedic surgery in haemophilia. Haemophilia, 2012,18:8-16

21. Rodriguez-Merchan EC. Therapeutic options in the management of articular contractures in haemophiliacs. Haemophilia,1999,5(Suppl. 1):5-9

22. Solimeno L,Goddard N,Pasta G,et al. Management of arthrofibrosis in haemophilic arthropathy. Haemophilia, 2010,16(Suppl. 5):115-120

23. Luck JV,Kasper CK. Surgical management of advanced hemophilic arthropathy. Clin Orthop,1989,242:60-82

24. Pasta G,Forsyth A,Merchan CR,et al. Orthopaedic management of haemophilia arthropathy of the ankle. Haemophilia,2008,14(Suppl. 3):170-176

25. Van Der Heide HJL,Novakova I,De Waal Malefijt MC. The feasibility of total ankle prosthesis for severe arthropathy in haemophilia and prothrombin defi-ciency. Haemophilia,2006,12:679-682

第十五章

人工全膝关节置换术

血友病性关节病变由于关节内反复出血、含铁血黄素沉积,往往导致关节破坏,且以膝、肘、踝受累最为常见。其中,膝关节是血友病较早、最常累及的关节之一,约占50%。患者常主诉关节疼痛、肿胀、活动受限。病变进一步发展,常出现畸形、生活质量逐步下降。疾病发展到终末期,增生的滑膜组织化生为纤维组织,导致关节挛缩,最终发展为纤维性强直,广泛关节面侵蚀破坏造成患者疼痛、功能受损并丧失生活能力。

第一节　手术适应证及禁忌证

对于血友病膝关节病变的患者,若保守治疗无效将发展至关节畸形期,出现关节软骨破坏、骨质受损,以至关节僵硬、强直及畸形,同时因关节破坏导致无法忍受的剧痛,全膝关节置换术是治疗晚期严重血友病性膝关节病变的有效手段。而单纯的关节屈伸障碍或屈曲挛缩不是绝对的手术适应证,应结合骨软骨损毁情况加以选择。由于血友病患者凝血功能异常,晚期合并严重的关节畸形、关节周围肌肉萎缩、关节失稳等因素,目前文献报道全膝关节置换应用于血友病膝关节病变的疗效存在争议。Sheth 等认为血友病患者 TKA 术后,由于关节内纤维化及肌肉挛缩,术后关节功能恢复常不满意。Legroux 等认为血友病患者即使 TKA 术后膝关节功能改善满意,但其他关节病变导致最终预后不良。相反地,Bae 等研究认为 TKA 可缓解晚期血友病膝关节病变患者的疼痛,改善关节功能及生活质量。截止到 2015 年 12 月,北京协和医院骨科共行 54 例(83 膝)血友病性膝关节病变患者行人工膝关节置换术。我们曾对 2003 年 6 月 ~2013 年 12 月在我院手术的 37 例(共 52 膝)血友病膝关节病变患者进行随访,平均随访 70 个月(15 ~144 个月),患者术后膝关节 HSS 评分、关节活动度、屈曲畸形、术后手术关节再出血率均较术前明显改善。我们认为对于晚期血友病膝关节病变的患者,在凝血因子替代治疗下,全膝关节置换术是最为有效的治疗手段。

Arnold 和 Hilgartner 根据 X 线检查提示的血友病膝关节病变的严重程度将其分为五

级(表 15-1)。目前认为 Arnold & Hilgartner 分级Ⅳ级或Ⅴ级的患者是进行全膝关节置换的指征。

表 15-1 血友病性关节炎放射学分期(Arnold & Hilgartner,1977)

分期	X 线特征
Ⅰ	单纯软组织肿胀
Ⅱ	骨骺过度生长并骨质疏松;软骨间隙无病变,未见软骨下囊肿,对应临床亚急性期
Ⅲ	关节结构破坏,骺板不规则并见软骨下囊肿;软骨间隙保留;侧位髌骨成正方形;膝关节髁间切迹增宽,为可逆转的最后阶段
Ⅳ	软骨破坏,关节间隙狭窄;关节进一步破坏
Ⅴ	关节病变终末期;关节软骨消失;关节纤维性僵直和运动受限

血友病患者全膝关节置换首先需要有血友病专科的支持,以及有充足的凝血因子供围术期使用。10%~30% 的严重血友病患者体内会形成凝血因子抑制物,抑制物的形成是血友病最为严重的并发症之一,会造成关节腔内反复出血发作,对于凝血因子抑制物阳性的患者,给予 FⅧ或 FⅨ治疗无效还可能诱发抑制物产生,曾被认为是手术治疗的禁忌证。重组活性Ⅶ因子(rFⅦa)的问世为这类患者带来了希望,其替代应用已取得满意疗效。HIV 阳性的患者,术前免疫功能状态受抑制可能导致术后感染率增加。Ragni 等报道 HIV 阳性的血友病患者行全膝关节置换的术后感染率达到 30%。因此对于 HIV 阳性患者,要求 CD4$^+$T 淋巴细胞计数 >200/mm^3 才适宜手术治疗。对于合并活动感染、关节周围开放伤口的患者,也不适宜进行关节置换手术,需要待感染控制,连续 3 次筛查炎症指标正常后才可考虑手术。由于血友病患者病程多较长,就诊时膝关节运动常严重受限,肌肉萎缩明显,对于膝关节周围伸膝装置萎缩明显的患者,全膝关节置换也是相对禁忌证。同时对于单纯膝强直的患者,若无明显的膝关节疼痛,也不适宜进行关节置换手术。虽然对于膝关节退行性疾病,年轻患者被认为是相对禁忌证,但对于血友病患者,年龄不是决定是否手术的主要因素,由于血友病患者发病时多年轻,同时多为多关节受累,关节置换可以起到缓解疼痛、恢复功能、改善生活质量的目的,即使年轻也可以考虑手术治疗。在北京协和医院骨科关节中心接受膝关节置换手术的患者,年龄最小者 18 岁,最长随访时间达 12 年以上,患者仍保留有较好的功能。

第二节 手术要点

一、术前计划

血友病性膝关节病变的关节置换方法有一定特殊性,术前必须明确晚期血友病性膝关节病变的特点:关节附近肌肉萎缩、关节滑膜纤维化、严重屈曲挛缩、关节力线紊乱、骨质疏松、关节活动度小等。术前计划对于手术方案的成功实施有重要的作用。术前 X 射线片影像的放大率会影响到术前模板测量的准确性。摄像时管球与 X 线底片之间的距离保持 100cm，此时影像的平均放大率在 120%±6%。但对于存在膝关节屈曲挛缩畸形的患者，会影响 X 线片检查的真实性，X 线片影像的放大率也可能相应增大，术前计划及测量时应考虑到这些因素。

术前股骨假体测量时，在股骨负重正位像上，事先标记出机械轴，测量时股骨假体的位置应与机械轴垂直，内外径要求尽可能地覆盖股骨内外侧髁但不要悬出之外；测量股骨侧位像时，注意假体的前部要与股骨前方皮质齐平，不能形成切迹，假体远端要最大程度地覆盖股骨远端皮质，假体的中心要沿着并指向股骨干的纵轴，避免过伸或过屈。在胫骨正位像上进行测量时，将模板置于胫骨平台上，使得胫骨柄平行于机械轴，即平台与机械轴垂直，选择能覆盖最大量宿主骨但并不悬出两侧之外的假体型号；测量胫骨侧位像时，放置模板要保持胫骨柄平行于胫骨前方皮质，同时调节后倾角度以更好地与患者本身的解剖相匹配。由于血友病患者股骨及胫骨的前后径相对横径较小，在判断假体大小时，应尽量以前后径为基础。

对于术前存在骨缺损时，应了解骨缺损的位置及范围，骨缺损是否有皮质骨支撑，即骨缺损属包容性或非包容性。术前计划时需考虑术中骨缺损如何处理，如增加截骨量、使用骨水泥充填、自体骨植骨、异体骨植骨、楔形垫块或定制假体等。对于术前存在明显膝关节不稳定、膝外翻畸形的患者，应考虑使用限制性假体的可能。如选择限制性假体，应特别注意股骨和胫骨髓腔大小。由于血友病患者年幼发病，部分患者髓腔较细，如选择限制性假体，则需特别注意股骨和胫骨髓腔大小。

二、技术要点

手术入路最常采用的是膝前正中切口，内侧髌旁入路（medial parapatellar approach），在股四头肌腱中内 1/3 沿纵轴切开股四头肌联合部分，至股内侧肌髌骨止点附近绕向髌骨内缘，注意保留髌骨内缘少许髌腱组织，以便于术后缝合关节囊，向远端沿髌韧带内缘延至胫骨结节内下缘，打开关节腔，进一步操作同常规的膝关节置换。其他手术入路还包括经股内侧肌下方的关节囊入路、经股内侧肌入路、外侧髌旁入路等。

膝关节伸直功能对于血友病患者术后功能恢复尤为重要。矫正膝关节屈曲畸形，患者才能自由舒适的行走。Goldberg 等报道对 13 例 TKA 术后感染的患者，行关节融合术，虽然牺牲了膝关节活动度，但患者均获得了良好的活动功能，可见无论是对于血友病膝关节病变的患者，还是所有膝关节置换的手术，伸直功能是手术中需要首先考虑的问题。血友病患者由于长期关节病变，关节内有较多的挛缩纤维组织。为了纠正屈曲挛缩，首先可以通过软组织松解及平衡进行治疗。轻度的屈曲挛缩畸形可通过对股骨后髁及胫骨后缘的后方关节囊松解纠正，而重度的屈曲挛缩必须进行彻底的后方软组织松解，充分切除关节内挛缩纤维组织,松解后方关节囊附着点,改善伸直功能。当软组织松解仍不能达到恢复伸直功能的目的,需要通过增加截骨的方法,本中心针对血友病膝关节病变进行的全膝关节置换手术中,股骨侧最大截骨量达 21mm,胫骨侧最大截骨量达 15mm。增加截骨时需注意应保留股骨前、后髁的骨量,以维持关节屈曲位稳定性。当增加截骨量时可能伴随侧副韧带损伤,术中应及时检查并进行修补。对于术前屈曲畸形严重的患者,矫正屈曲畸形后应警惕可能合并下肢血管损伤。对于严重屈曲畸形患者,不能追求术中获得完全伸直的膝关节,当以过多增加截骨获得矫正屈曲畸形的患者,容易出现假体松动,同时不利于翻修手术,同时可能出现下肢神经、血管损伤等灾难性并发症。为了纠正屈曲畸形,同时可配合术后石膏制动、皮肤牵引等方法。

对于关节屈曲受限的患者,适当行伸膝装置的松解及延长可以改善患者屈曲功能,文献及本中心的临床实践中,均有采用 Snip 技术松解的病例,不仅利于术中暴露,也可改善患者屈曲功能。伸膝装置延长后可能出现伸膝无力,同时影响术后关节功能康复,临床中应谨慎选择,对伸膝装置萎缩明显的患者更应谨慎。

血友病患者常合并多个关节病变,在患者身体条件及经济情况允许的情况下,主张多关节多部位一期手术,不仅减少凝血因子的应用,降低医疗费用,还可以减少抑制物形成风险。当同期行髋及膝手术时最好选择肢体的两侧,否则因一侧肢体无力,影响功能锻炼,影响恢复。

三、假体选择

术前仔细判断畸形情况、关节稳定性、内外侧韧带结构的平衡对选用假体类型非常重要。一般我们选用后稳定型假体,由于股骨髁增粗变方、髁间窝增宽、前后径变短,血友病膝关节置换的假体型号多以小号为主。由于血友病膝关节炎患者较年轻,目前的假体寿命很难实现一次置换使用终身,同时因患者感染率相对较高、骨质条件差,血友病患者膝关节置换的原则是尽量选择初次置换假体。对于术前侧方不稳的患者,或当患者伴屈曲挛缩、膝内外翻畸形时,韧带结构不能提供假体稳定。若术中安装试模后,行侧方应力试验检查,膝关节有明显的不稳定,关节间隙张开大于 12mm,可考虑选用稳定加强型衬垫或选用限制性假体(如:LCCK、TC-3 等)。半限制性假体介于普通假体与铰链膝之间,这种假体可使中度以上的一侧副韧带不稳定患者在不修复副韧带的情况下获得关节的稳定,避免了过早使用铰链膝,同时假体下沉、松动断裂、感染等并发症低于铰链膝。由于血友病膝关节病变的特点,目前多不主张在血友病患者中使用铰链膝。当骨缺损明显时,可考虑做植骨或金属垫片填充。由于患者髌骨骨质破坏、疏松,骨强度差,假体置换后易发生髌骨骨折或假体下沉,我们不主张行髌骨置换。

四、骨缺损处理

血友病患者多合并严重的骨质疏松、骨缺损（图 15-1）。常见的处理方法有骨水泥充填、自体骨植骨、异体骨植骨或使用楔形垫或填充垫。截骨后，首先应刮除囊变内的组织，判断骨缺损的范围及程度。骨缺损的填补不能依靠截骨来完成，增加截骨量的方法在骨缺损深度以常规基本截骨厚度再增加 2mm 能够消除时是可行的。单纯选择小的假体以避开骨缺损，可能造成假体接触面积及应力分布和传导不平衡，增加假体失败风险。当缺损面积一旦超过整个胫骨平台截面积的 10%，则假体很难回避缺损部位。对于包容性骨缺损，缺损深度 <5mm 的，可考虑骨水泥填充，对于缺损更多的，可考虑自体骨或异体骨打压植骨。对于非包容性骨缺损，缺损范围较大，可考虑结构植骨或金属垫块的方法。

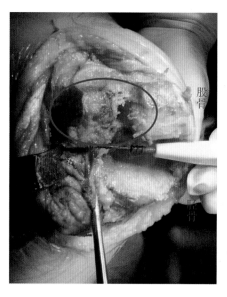

图 15-1　血友病患者 TKA 术中见滑膜增生、股骨截骨面可见股骨广泛囊性变

五、注意事项

血友病患者 TKA 术后下肢力线的恢复对于下肢功能及假体的寿命有密切的关系，术中行股骨远端及胫骨近端截骨后应测试下肢力线，避免膝内翻、外翻畸形。血友病患者骨质疏松严重，在暴露过程中，避免出现骨折，必要时可延长切口，增加暴露。对于膝外翻畸形严重、髌骨脱位患者，可适当增加胫骨侧截骨，降低关节线高度，避免术后腓总神经损伤，但截骨高度不能低于腓骨小头。对于髌骨脱位患者，不能过多游离膝外侧的皮下组织，同时行外侧支持带松解时减少广泛切开，防止术后皮肤坏死。术中提倡滑膜全切和清除所有骨刺和术中残存骨水泥，以减少术后出血和疼痛发生率（图 15-2），术中尽量结扎出血血管，慎用电凝止血以防电凝块脱落而致术后出血。

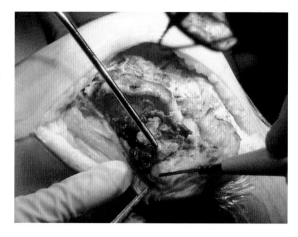

图 15-2　血友病患者 TKA 术中去除炎性滑膜组织，可见滑膜明显增生、含铁血黄素沉积

第三节　围术期处理及功能康复

对于血友病患者来说,调整术前、术中和术后的凝血因子水平是手术的关键。有经验的血液科医生会给骨科医生带来极大的帮助。术前通过实验室检查,包括血常规、凝血因子分析、循环抑制物检测等,血液科医生制定出详尽的凝血因子补充方案,并根据术后凝血因子水平、术后出现的关节内出血情况调整凝血因子的补充量。Figgie 等认为维持 100% 的凝血因子水平,可以获得最佳的术后恢复。Chiang 等认为术后应至少维持 1 周的 85% 浓度的凝血因子。

术前的膝关节活动范围是影响术后活动范围的最重要因素。术前显著的屈曲挛缩畸形和活动受限均提示手术难以取得令人满意的效果。有作者发现术前活动范围≤50°的患者术后活动范围最大仅为 90°;术前活动范围 >65° 的患者术后活动范围可达 100°~130°。因此,严格的术前评估对预后以及术后康复方案的制订具有重要意义。同时,良好的术前教育具有缓解术前焦虑的作用。

血友病患者术后功能康复的原则是循序渐进,同时功能锻炼应提前做到镇痛,由于患者对疼痛较敏感,若不能做到提前镇痛,常影响功能锻炼效果。功能锻炼应以持续被动活动器(continuous passive motion,CPM)+ 人工锻炼相结合的模式进行。CPM 锻炼能从细胞水平降低术后纤维增生,减少术后瘢痕形成,对软组织修复、肿胀治疗及关节功能恢复均有好处。同时 CPM 锻炼能尽可能减少暴力导致的关节腔出血,而且最好在补充凝血因子后再开始功能锻炼。

麻醉苏醒后即可开始行股四头肌、腘绳肌静力收缩运动和踝泵运动。如能完成上述锻炼,逐渐过渡到主动屈伸膝、终末伸膝、直腿抬高运动,逐渐增加练习次数和强度。术后第 1 天,应在理疗师或 CPM 的帮助下进行膝关节的屈伸活动以减少关节内出血和关节周围水肿的形成、促进软组织愈合和关节功能恢复。CPM 主要用于改善屈膝功能,而人工关节置换术后伸膝不良可导致假体应力增加、步态不稳。因此,促进伸膝功能恢复的运动也应积极开展,如手法治疗、主动伸膝练习、姿势伸膝练习和器械伸膝练习等。肌肉等长收缩和开放式运动链(open kinetic chain,OKC)练习也应尽早开展,以促进股四头肌的功能恢复。术后 2 天,患者可部分负重行走,以预防水肿的形成。患者的出院日期需要骨科医师、理疗师和血液科医师的会诊后方可确定。住院期间,也可利用一些理疗的方法,如冷冻疗法、水疗等,对缓解疼痛和消除水肿具有良好效果。

血友病患者 TKA 术后应定期进行门诊随诊,包括进行关节功能评定,影像学复查,指导关节功能锻炼。同时也应定期在血液科专科复查,检查凝血功能。

第四节 血友病性膝关节病变 TKA 手术病例

一、后稳定型膝关节假体治疗血友病膝关节病变

病例一

　　患者男性,60 岁,诊断为乙型血友病合并左膝关节病变,既往有左胫骨骨折病史。术前 X 线检查提示左胫骨内翻。患者于全麻下接受左侧 TKA 治疗。因患者胫骨内翻,骨折后髓腔硬化,在胫骨截骨时选择髓外定位。术后下肢力线恢复满意,假体位置良好(图 15-3)。

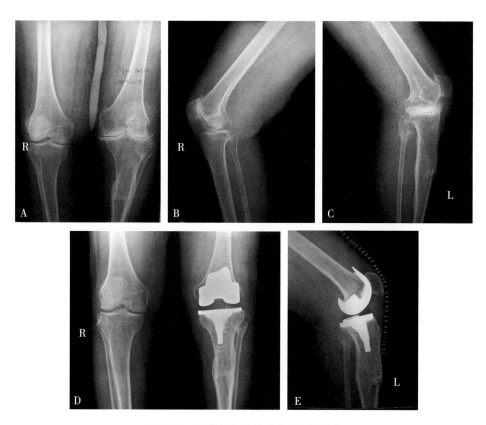

图 15-3　双膝血友病性关节炎,左侧重

患者男性,60 岁。A~C. 双膝正侧位 X 线片见左膝关节内外侧间隙明显狭窄、关节缘骨质增生、关节面硬化,患者既往有左胫骨骨折史,可见骨折愈合后骨痂;右膝髌股关节骨质增生、关节间隙狭窄,胫股关节间隙尚可;D~E. 左侧 TKA 术后正侧位 X 线片提示左膝假体大小满意,假体固定位置良好

病例二

患者男性,52 岁。诊断为甲型血友病,因双膝关节疼痛 10 余年入院。术前影像学检查提示双膝关节间隙狭窄,关节面破坏,严重骨质疏松。术前查体无明显的膝关节不稳及内外翻畸形。患者于全麻下行一期双侧 TKA 治疗,因患者无明显膝关节不稳,选用了后稳定型初次置换假体,术中见关节面破坏严重,股骨远端及胫骨近端按照常规进行截骨。在假体选择时,因股骨前后径相对横径更短,术中股骨侧假体测量时以前后径为基础,选择合适大小的假体,股骨假体安放时遵循宁外勿内的原则。术后 4 年随访时,假体位置良好,患者右膝 ROM 0°~100°,左膝 ROM 0°~95°(图 15-4)。

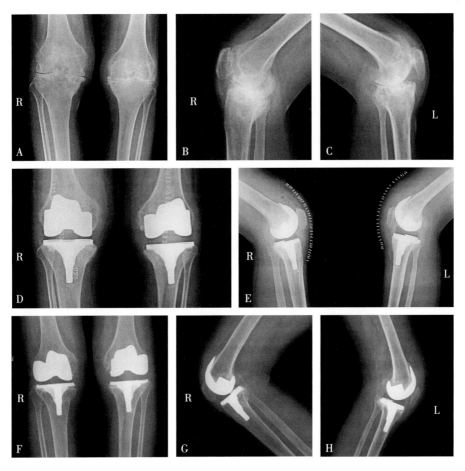

图 15-4 双膝血友病性关节炎一期行双侧 TKA

患者男性,52 岁。A~C. 双膝负重正位 X 线片显示双侧膝关节内外侧间隙均明显狭窄,软骨下骨可见囊性变,关节周缘骨质增生,左膝因出血导致股骨内外髁破坏缺损、股骨与胫骨平台破坏凹陷、双膝髌股关节间隙狭窄;D~E. 一期双侧 TKA 术后双膝关节正侧位 X线片显示假体位置良好,右侧因骨缺损少,常规截骨后使用 9mm 垫片。左侧因术前关节破坏重,骨缺损明显,常规截骨后,关节间隙宽,使用 13mm 垫片;股骨假体位置良好,无后滚与前皮质切割的情况,胫骨假体保持 3°~7° 后倾的位置安放;F~H. 术后 4 年随访,双膝关节正侧位 X 线片显示假体位置良好

病例三

患者男性,41 岁。诊断为甲型血友病,因双膝关节疼痛 20 余年入院,术前双膝关节均有 >20° 的屈曲畸形。术前影像学检查提示双膝关节间隙狭窄,关节面破坏,其中以胫骨内侧平台 破坏严重。患者于下行一期双侧 TKA 治疗。因患者存在屈曲畸形,术中除进行充分的软组织 松解后,同时进行了侧附韧带股骨附着点的松解,以及股骨侧的补充截骨。胫骨侧截骨后内侧 平台出现的骨缺损,以骨水泥进行填充。左侧因骨缺损严重,胫骨侧截骨接近腓骨小头水平。 术后 2 年随访时,假体位置良好,患者右膝 ROM 0°~110°,左膝 ROM 0°~105°(图 15-5)。

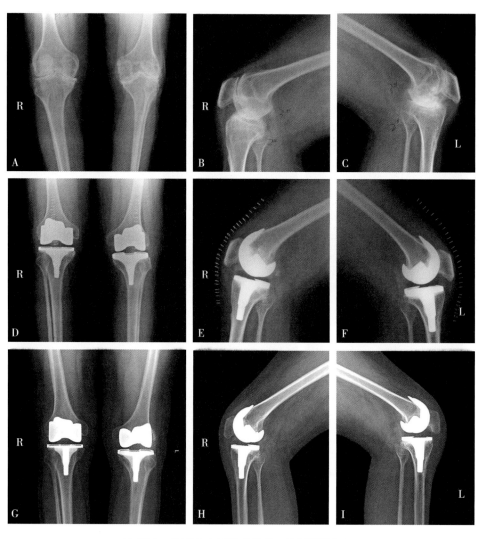

图 15-5 双膝血友病性关节炎一期行双侧 TKA

患者男性,41 岁。A~C. 双膝正侧位 X 线片显示双膝关节间隙狭窄,关节面破坏,以左侧为重,胫 骨内侧平台破坏严重;D~F. 一期双侧 TKA 术后,双膝正侧位 X 线片显示股骨侧假体偏外放置, 由于血友病前后径较小的缘故,假体左右径的选择相对股骨左右径偏小;股骨假体贴附满意,左 侧股骨假体存在一定程度的后滚;G~I. 术后 2 年随访,双膝正侧位 X 线片显示假体位置良好

二、血友病膝关节病变合并膝外翻的治疗

　　患者男性，20岁。诊断血友病19年，右膝疼痛5年入院。术前查体提示右膝外翻畸形，膝关节不稳，术前影像学检查提示右膝关节间隙狭窄，关节面破坏，严重骨质疏松，负重位相提示右膝外翻15°畸形。术前假体选择时需兼顾到患者膝外翻畸形、膝关节不稳，以及患者骨骼较小的情况，需准备较小号的假体，同时有侧方限制的垫片甚至带延长杆的假体。该患者全麻下行右侧TKA，因患者膝外翻畸形合并明显膝关节不稳，截骨后内侧关节间隙松弛明显，选用了半限制性的带延长杆的膝关节假体，该患者骨质疏松严重，骨体积小，最终股骨使用3#假体，胫骨使用最小号的1#假体，该假体延长杆不能调整偏心距，胫骨侧假体放置位置除了考虑假体覆盖与旋转，同时因兼顾延长杆在胫骨髓腔内的位置。术后4年随访时，假体位置良好，患者右膝ROM 0°~95°（图15-6）。

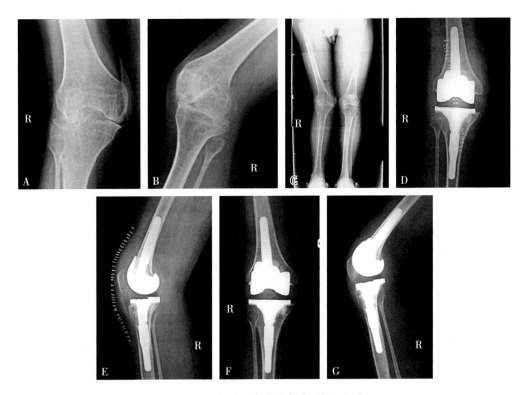

图15-6　右膝血友病关节炎，外翻畸形

患者男性，20岁。A~B.右膝正侧位X线片提示右膝关节间隙狭窄，关节面破坏，以外侧为重，胫骨外侧平台破坏、塌陷，软骨下骨囊性变，骨质疏松；髌骨因外旋未显示；C.双下肢负重全长相显示右膝外翻15°；D~E.术后即刻右膝正侧位，假体选用Smith & nephew Geniesis-Ⅱ revision，股骨假体3#，胫骨假体1#；F~G.术后3年随访，右膝正侧位X线显示假体位置良好，右下肢力线良好。

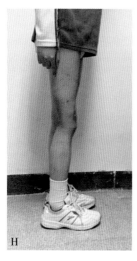
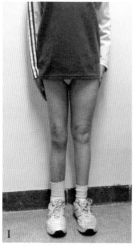
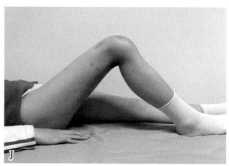

图 15-6（续）

H~J. 术后随访大体像显示伤口愈合良好，右下肢外翻畸形得到纠正，右膝活动度可达 0°~100°

病例二

　　患者男性，26 岁。甲型血友病，左膝关节疼痛 10 年。术前查体提示左膝轻度外翻畸形，膝关节不稳，术前影像学检查提示左膝关节间隙狭窄，关节面破坏，胫骨平台内侧及后方骨缺损，严重骨质疏松，负重位相提示胫骨相对股骨侧方脱位。术前假体选择时需考虑膝关节不稳以及骨缺损的处理。该患者全麻下行左侧 TKA 治疗。术中常规截骨后，测试关节张力时，提示内外侧松弛。使用宽立柱的侧方限制型垫片（Depuy，USA）。胫骨截骨后内侧平台的缺损使用骨水泥进行填充（图 15-7）。

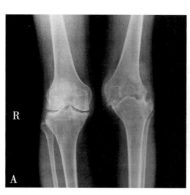
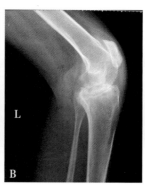
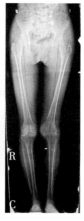

图 15-7　双膝血友病关节炎，左膝重伴膝关节不稳

患者男性，26 岁。A~B. 双膝正位及左膝侧位 X 线片显示左膝关节间隙狭窄，关节面破坏，胫骨平台内外侧及胫骨后方均有骨缺损，以内侧平台明显，胫骨相对股骨侧方脱位；C. 双下肢负重相显示左下肢短缩，左下肢 9° 外翻；D~F. 术后即刻膝关节正侧位及下肢负重全长

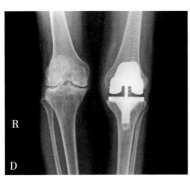
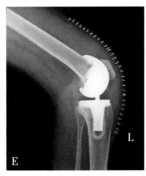
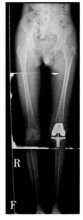

图 15-7（续）

D~E. 双膝正位及左膝侧位 X 线片显示左膝假体对位、对线良好，左股骨假体覆盖满意，无假体后滚与前方皮质切割现象，胫骨假体取 3°~7° 后倾位置放置；F. 双下肢负重相显示左下肢力线满意，有轻度外翻

病例三

患者男性，56 岁。病程 10 年。因甲型血友病，双膝关节病变，右膝外翻畸形入院。术前查体提示右膝外翻畸形，术前影像学检查提示，右膝外翻 30° 畸形，膝关节间隙狭窄，关节面破坏。患者于全麻下一期行双侧 TKA 手术。右侧使用髁限制性假体（LCCK，Zimmer），左侧使用普通的后稳定型假体。术后患者右膝外侧出现皮肤溃疡，行股前外侧转移皮瓣修复后治愈（图 15-8）。

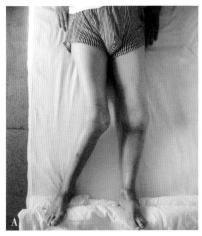
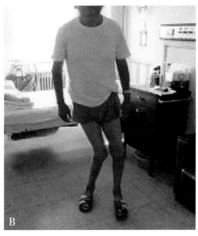

图 15-8 双膝血友病膝关节病变

患者男性，56 岁。一期行双侧 TKA，术后患者右膝因皮肤溃疡迁延不愈形成窦道，经伤口换药、皮瓣转移后伤口愈合。A~B. 术前大体像提示右膝屈曲、外翻畸形，左膝屈曲内翻畸形

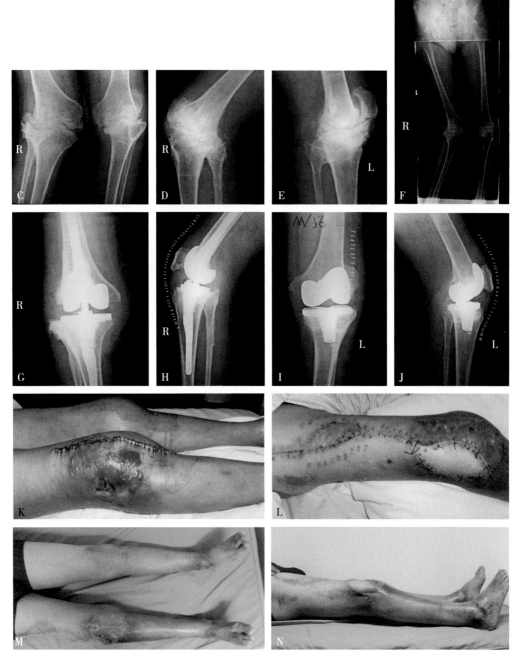

图 15-8(续)

C~F. 术前双膝正侧位 + 双下肢负重相提示右膝外翻 30°、左膝内翻 13°；右膝关节间隙狭窄、关节面破坏，以外侧明显，胫骨平台外侧及后方、股骨外侧髁及后髁骨缺损，外侧关节周缘明显的骨质增生；左膝关节面破坏，以内侧为主，胫骨平台后内侧及股骨后外侧骨缺损；G~J. 双侧 TKA 术后正侧位 X 线片，右膝使用髁限制性假体（LCCK，Zimmer），股骨及胫骨均使用带偏心距的假体，术中去除外侧关节间隙增生的骨赘，同时行膝外侧副韧带、外侧关节囊松解。左膝常规使用后稳定性固定平台假体；K. 患者出现右膝外侧张力性水疱及皮肤溃疡，虽经反复换药，溃疡逐渐加深，经久不愈；L. 右股前外侧皮瓣转移修复术，切除溃疡周围皮肤，采用股前外侧带蒂皮瓣转移覆盖右膝外侧组织缺损，供区行自体皮片植皮；M-N. 右股前外侧皮瓣转移修复术后 3 个月随访，右大腿植皮区生长良好

三、合并屈曲畸形的膝关节置换

病例一

患者男性,18岁。诊断甲型血友病,双膝血友病性关节炎伴屈曲畸形入院。术前右膝ROM 30°~110°,左膝ROM 45°~90°。术前影像学检查提示双膝关节间隙狭窄,关节面破坏。患者于全麻下行一期双侧TKA。

因患者存在屈曲畸形,术中除进行充分的软组织松解外,同时进行了侧附韧带股骨附着点的松解,以及股骨侧及胫骨侧的补充截骨。右膝胫骨截骨达13mm,股骨侧截骨14mm,左膝胫骨侧截骨15mm,股骨侧截骨21mm。术中松止血带后检查双侧足背动脉搏动可触及,术后左膝石膏固定。患者出院时右膝ROM 10°~95°,左膝ROM 10°~90°。患者术后5年随访时,患者右膝ROM 0°~110°,左膝ROM 0°~105°(图15-9)。

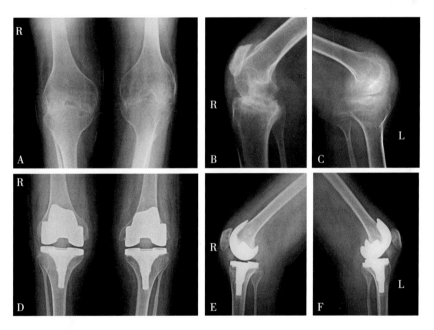

图15-9 双膝血友病性关节炎伴屈曲畸形,行一期双侧TKA

患者男性,18岁。A~C.双膝正侧位X线片显示双膝关节间隙明显狭窄,严重骨质疏松,关节面破坏,以左侧为重;左膝股骨与胫骨关节面均有严重破坏,胫骨外旋畸形;右膝关节间隙不同程度狭窄,关节面轻微破坏;D~F.双侧TKA术后5年随访,双膝正侧位X线片显示双膝假体对位良好,左膝因股骨侧截骨量较多,股骨侧假体后方覆盖少

四、合并严重膝内翻畸形的膝关节置换

病例一

　　患者男性,28 岁。诊断甲型血友病,双膝关节病变,右膝内翻畸形。既往 1.5 年前因左膝病变,拟行左膝关节置换过程中,出现股骨侧骨裂,行左侧人工铰链膝关节置换。术前影像学检查提示右膝内翻畸形,右膝内翻 24°,患者股骨侧存在关节外的内翻畸形。

　　患者于全麻下行右侧 TKA 治疗。术中行内侧副韧带的充分松解,股骨侧截骨时取 5° 外翻,常规截骨后,因股骨内侧缺损严重,行股骨内侧滑移截骨及股骨内侧结构植骨,植骨块以克氏针固定。按初次置换的方法完成手术,使用后稳定型假体。术后右下肢力线恢复满意,膝内翻恢复到 7°。术后 1 年复查假体位置良好(图 15-10)。

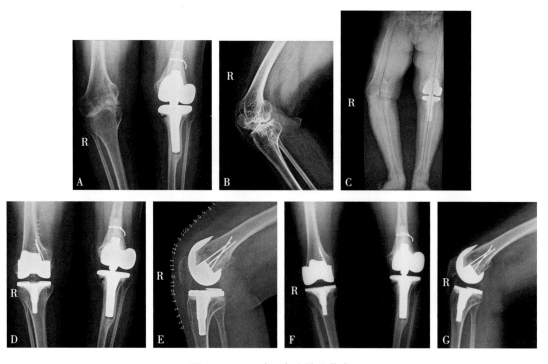

图 15-10　双膝血友病性关节炎

患者男性,28 岁。左膝关节置换术后,右膝内翻畸形,拟行右侧人工全膝关节置换。A~C. 双膝正侧位 X 线片及双下肢负重相显示右膝关节间隙狭窄,股骨内侧髁、胫骨内侧平台破坏;左膝铰链膝术后,右膝 24° 内翻畸形;D~E. 右膝关节置换术后,股骨内侧滑移截骨及股骨内侧结构植骨,植骨块以克氏针固定,双膝正位及右膝侧位 X 线片显示股骨及胫骨假体覆盖满意;F~G. 右膝关节置换术后 1 年随访,双膝正位及右膝侧位 X 线片显示假体位置良好,未见骨溶解等改变

五、关节置换术治疗血友病多关节病变

病例一

　　患者男性,30 岁。诊断甲型血友病 20 年,左髋、左膝疼痛 5 年。术前影像学检查提示血友病多关节病变,以左髋关节和左膝关节重,一期行左侧髋关节置换及膝关节置换。考虑患者年轻,骨质条件尚好,膝关节采用旋转平台的假体,采用骨水泥固定。髋关节置换中,股骨侧及髋臼侧均采用生物型假体,界面采用陶瓷对陶瓷。术后 1 年随访,假体在位良好,左膝 ROM 0°~100°(图 15-11)。

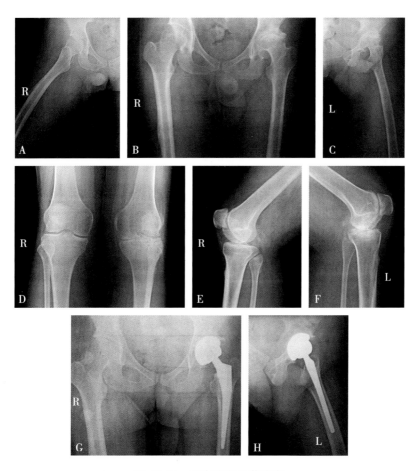

图 15-11　血友病多关节病变

患者男性,30 岁。左髋关节和左膝关节重,一期行左 THA 和左 TKA。A~C. 双髋关节正侧位 X 线片显示左髋关节间隙狭窄,左侧股骨头塌陷,关节周围骨质增生、关节面硬化;D~F. 双膝关节正侧位 X 线片显示左膝关节间隙狭窄,关节面硬化;G~H. 双髋正位及左髋侧位 X 线片显示左髋假体位置良好

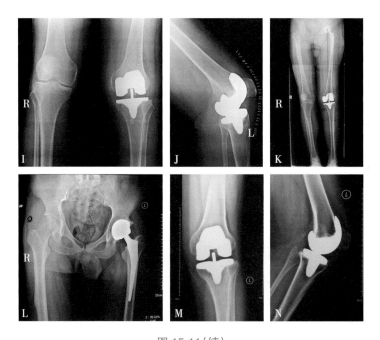

图 15-11（续）

I~K. 双膝正位、左膝侧位及双下肢负重全长像显示左股骨前方皮质存在部分切割、左胫骨假体轻度内翻；L~N. 术后 1 年随访，双髋正位及左膝正侧位 X 线片显示假体位置良好

病例二

　　患者男性，32 岁。诊断甲型血友病 20 年，双髋、右膝疼痛 10 年。术前影像学检查提示血友病多关节病变，以双髋关节和右膝关节重，一期行双侧髋关节置换及膝关节置换，术中右侧出现小粗隆处骨折，行钢丝捆扎加固。考虑患者年轻，髋关节置换中，股骨侧及髋臼侧均采用生物型假体，界面采用陶瓷对陶瓷。术后 1 年随访，假体在位良好，左膝 ROM 0°~95°（图 15-12）。

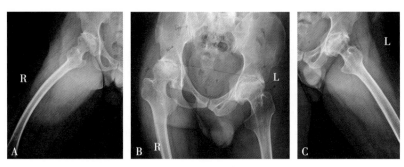

图 15-12   血友病多关节病变

患者男性，32 岁。双髋和右膝关节重，一期行双侧 THA 和右 TKA。A~C. 术前双髋正侧位 X 线片显示髋关节间隙狭窄，关节面硬化，股骨头塌陷；

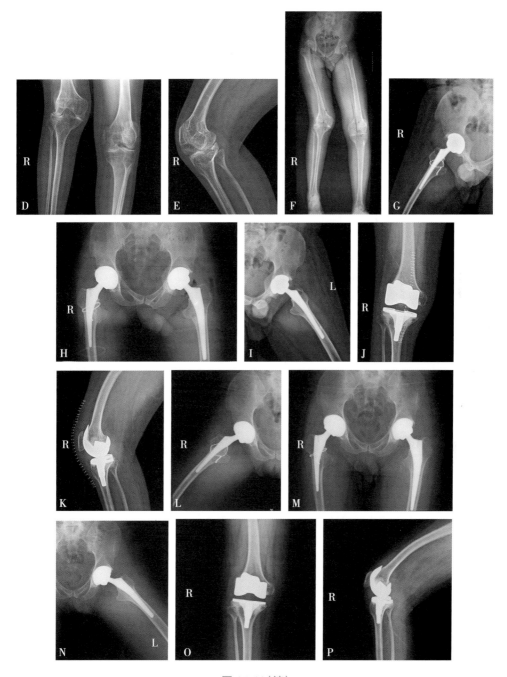

图 15-12(续)

D~F. 双膝正位、右膝侧位及术前双下肢负重全长像显示右膝外翻 21°、双膝关节间隙狭窄,右侧
为重,右股骨与胫骨髓腔发育细小;G~I. 双髋 THA 术后正侧位 X 线显示双髋假体位置良好,因
患者右侧股骨发育异常,髓腔细小,在使用小号股骨髓腔锉处理股骨髓腔时,出现小粗隆劈裂,先
行钢丝捆扎固定劈裂小粗隆,再安放同信号的股骨柄假体;J~K. 右膝关节正侧位显示右膝假体位
置可;L~P. 术后 1 年随访,双髋及右膝正侧位 X 线片显示假体位置良好

(冯 宾)

参 考 文 献

1. Timothy M, Andrew C.Orthopaedic surgery and haemophilia. Current Orthopaedics, 2004, 18:345-56

2. Beeton K, Rodriguez-Merchan EC, Alltree J. Total joint arthroplasty in haemophilia. Haemophilia, 2000, 6:474-481

3. Sheth DS, Oldfield D, Ambrose C, et al. Total knee arthroplasty in hemophilic arthropathy. J Arthroplasty, 2004, 19:56-60

4. Legroux-Gerot I, Strouk G, Parquet A, et al. Total knee arthroplasty in hemophilic arthropathy. Joint Bone Spine, 2003, 70:22-32

5. Bae DK, Yoon KH, Kim HS, et al. Total knee arthroplasty in hemophilic arthropathy of the knee. J Arthroplasty, 2005, 20:664-668

6. Takedani H, Mikami S, Kawasaki N, et al. Excision of pseudotumor in a patient with haemophilia A and inhibitor managed with recombinant factor Ⅶ a. Haemophila, 2004, 10:179-182

7. Rodriguez-Merchan EC.Total joint arthroplasty:the final solution for knee and hip when synovitis could be controlled. Haemophilia, 2007, 13 (Suppl 3):49-58

8. Goldberg VM, Heiple KG, Ratnoff OD, et al. Total knee arthroplasty in classic hemophilia. J Bone Joint Surg Am, 1981, 63:695-701

9. Bin Feng, Xi-sheng Weng, Jin Lin, et al. Outcome of total knee arthroplasty combined patellaplasty for end-stage type A hemophilic arthropathy. The Knee, 2012, 19:107-111

10. 冯宾,翁习生,林进,等.全膝关节置换术治疗甲型血友病膝关节病变的疗效分析.中华骨科杂志,2010, 30(4):363-368

11. Horoszowski H, Heim M, Schulman S, et al. Multiple joint procedures in a single operative session on hemophilic patients. Clin Orthop Relat Res, 1996, 28:60-64

12. Magone JB, Dennis DA, Weis LD. Total knee arthroplasty in chronic hemophilic arthropathy. Orthopedics, 1986, 9:653-657

13. Norian JM, Ries MD, Karp S, et al. Total knee arthroplasty in hemophilic arthropathy. J Bone Joint Surg Am, 2002, 84 (A):1138-1141

14. Llva M, Luck JV Jr. long-tem results of primary total knee replacement in patients with heamophilia. J Bone Joint Surg Am, 2005, 87:85-91

15. Figgie MP, Goldberg VM, Figgie HE 3rd, et al. Total knee arthroplasty for the treatment of chronic hemophilic arthropathy. Clin Orthop Relat Res, 1989, 248:98-107

16. Chiang CC, CHEN PQ, SHEN MC, et al.Total knee arthroplasty for severe haemophilicarthropathy:long-term experience in Taiwan. Haemophilia, 2008, 14:828-834

17. Takedani H, Mikami S, Kawasaki N, et al. Excision of pseudotumor in a patient with haemophilia A and inhibitor managed with recombinant factor Ⅶ a. Haemophila, 2004, 10:179-182

18. Chiarello CM, Gundersen LO, Halloran T. The effect of continuous passive motion duration and increment on range of motion in total knee arthroplasty patients. J Orthop Sports Phys Ther, 1997, 25:119-127

19. 高增鑫,邱贵兴,翁习生,等.关节成形术治疗血友病性关节病.中华外科杂志,2008,46(11):809-812

第十六章

人工全髋关节置换术

第一节 概 述

髋关节血友病性关节病与膝关节和肘关节相比较为少见,其机制目前还不清楚,可能是髋关节的解剖学特点决定的。髋关节属于球窝关节,球形的股骨头与半圆形的髋臼及其周缘的髋臼盂唇型合度很好,髋关节周围有较为完整的强韧的关节囊被覆,使得髋关节腔的间隙可变性很有限。股骨头的血运主要来源于旋股内外侧动脉的分支,即三条支持动脉。一旦发生髋关节内出血,关节腔内压力会急剧增高,一方面可以减少髋关节进一步出血,另一方面也可以导致股骨头的血液循环受到影响。因而部分年轻的患者可以有类似股骨头坏死的病理改变。髋关节血友病性关节病缺乏特征性的影像学改变。有时可以仅仅表现为无症状的快速进展的股骨头坏死。

髋关节血友病性关节病的外科治疗受益于凝血因子替代补充疗法的出现,包括滑膜切除术、截骨手术和人工全髋关节置换术。由于血友病性关节病的特点和髋关节的解剖位置较深,当髋关节出现严重的疼痛或畸形需要考虑手术治疗时,关节软骨往往已经出现了明显的破坏或者股骨头坏死的表现,因此滑膜切除术在髋关节血友病性关节病的作用很有限。同样的道理,截骨手术在髋关节血友病性关节病的治疗作用也很有限。

人工全髋关节置换术(total hip arthroplasty,THA)是髋关节血友病性关节病外科治疗最常用的手术方式。与人工膝关节置换术(total knee arthroplasty,TKA)相比,血友病患者接受THA手术并不常见。其原因尚不清楚,可能是因为髋关节的滑膜较少。最早的病例是20世纪60年代Bellingham等报道了1例21岁的严重血友病患者,因股骨颈骨折不愈合接受了THA,术后患者恢复顺利。Lofqvist等报道了1973~1988年间13例THA,与因骨关节炎接受THA手术的患者相比,其结果不尽如人意,13髋中有5髋术后6年内出现假体松动。Nelson等报道了一组病例,39个髋关节接受了THA,手术时患者平均年龄48.1岁。作者对其中21例患者22个髋关节进行了随访,其中5个髋关节接受了翻修手术,另有3个髋关节需要翻修。Kelley 等报告了 27 例患者 34 个 THA，平均随访 8 年手术失败率为 22%，并发症包括出血、贫血、血源性传染病、深静脉血栓、髋关节脱位、感染、假体无菌性松动和凝血因子抑制物的产生等。

　　韩国首尔 Yoo 等报道 23 例 27 髋生物型 THA 患者，平均随访时间 92 个月(60~156 个月)，髋关节 HHS 评分从术前平均 57 分(30~84 分)改善为末次随访平均 95.9 分(90~100 分)，假体生存率为 96.3%。平均Ⅷ因子输注量为(12 000 ± 4000)U，术中红细胞及新鲜冰冻血浆平均输入量分别为(1.5 ± 1.5)U 及(0.5 ± 1.4)U，术后红细胞平均输入量为 1.33U(0~3U)。澳大利亚墨尔本的 Wang 等报道了 13 例 13 髋 THA，术后平均随访 8.5 年时假体生存率为 89%。

　　截止到 2015 年 12 月，北京协和医院骨科共对 29 例(36 髋)血友病性髋关节病变患者行人工全髋关节置换术。我们曾对 2002 年 5 月 ~2012 年 6 月收治的 21 例(24 髋)血友病性关节病患者进行随访，患者年龄平均为 30.0 岁，平均随访时间 66 个月(12~133 个月)，Harris 评分由术前平均 37 分(15~81 分)，改善至末次随访时的平均 93 分(53~99 分)。所有假体均可见骨长入，无凝血因子抑制物、感染、假体松动、骨溶解、应力遮挡、异位骨化和脱位等并发症。1 例发生深静脉血栓(DVT)，给予低分子肝素治疗后恢复正常。1 例患者术后 1 年出现右大腿血肿合并皮肤破溃，经血肿清除、右大腿外侧取皮游离皮片植皮术后痊愈。其他并发症包括血肿形成 1 例、一过性坐骨神经麻痹 1 例。

第二节　手术要点

　　手术采用全麻，手术入路一般选用后外侧切口，手术步骤与非血友病 THA 患者相同。术中常见的困难主要包括出血，髋关节周围软组织挛缩、纤维化或血友病性假瘤形成造成手术显露困难，由于早期出血导致髋臼及股骨发育异常，包括髋臼宽而浅、股骨髓腔狭窄等，反复出血造成骨质破坏严重(图 16-1)、假体难于获得初始稳定。

　　我们的经验是：①术前做好血友病相关的实验室检查及围术期Ⅷ因子替代治疗的充分准备(见第十一章)，避免术中术后反复大量出血。②手术显露过程要仔细慎重，完整切除血友病性假瘤，避免其对术后骨质和假体造成进一步损害；对于挛缩和纤维化的关节周围软组织进行适度的松解，逐步显露髋关节。术中仔细清理含铁血黄素沉着及刺激增生的滑膜，以减少术后出血。③术前要仔细研究影像学资料，必要时拍摄髋关节三维 CT(图 16-2)，对髋关节的骨质破坏和残存的骨量做出客观的估计。术前通过模板测量选择合适大小的假体。对于髋臼侧的骨质缺损，我们通常选用较大型号的生物型髋臼以期获得初期稳定，避免采用植骨等其他手段，以免血友病反复出血造成植入骨被侵蚀破坏，削弱假体稳定性。血友病患者股骨颈干角增大、骨质疏松、髓腔狭小，选择的假体往往较非血友病患者小。另外，由于血友病性关节病容易出现反复的出血，可能对假体周围的骨质造成破坏，因此我们不主张采用骨水泥型假体，而建议采用生物型假体，通过直接压配获得初期假体稳定，再通过远期假体

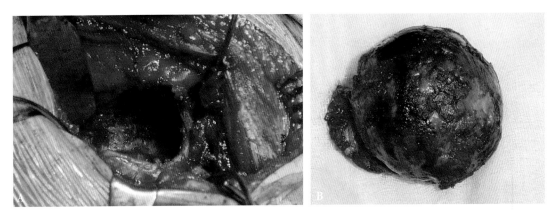

图 16-1　血友病 THA 术中见髋臼缘呈薄壳状,髋臼底深陷、松质骨稀疏(A),股骨头表面硬化、变形(B)

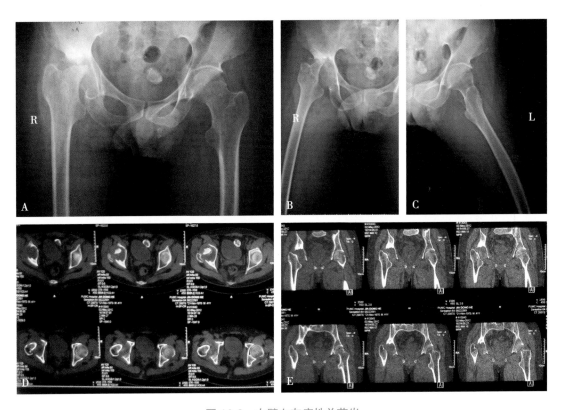

图 16-2　右髋血友病性关节炎

患者男性,41 岁。A~C. 双髋正侧位 X 线片显示右侧股骨头几乎被完全侵蚀、髋臼外上缘硬化;D~E. 术前 CT 可见右侧股骨头已被侵蚀、吸收

表面骨长入获得假体长期稳定。文献报道血友病 THA 的翻修率为 11%~36%,无菌性松动是翻修的主要原因,骨水泥型假体较生物型假体松动率更高。④如前所述,血友病患者存在骨质疏松,但髋臼表面常发生硬化,因此打磨髋臼前应将表面的硬化骨刮除,否则可能无法准确把握髋臼锉的力量以至于髋臼打磨过深或突入骨盆内;股骨扩髓时应逐渐增加型号,如

果遇到阻力,应将髓腔锉退出一段距离后再向远端打入;在打入假体时避免暴力,尤其是股骨侧,否则容易发生假体周围骨折。我们建议采用缓慢多次打入,避免应力集中和骨折的发生。对于股骨劈裂骨折的患者,术中钢丝捆扎即可,术后多能产生骨性愈合。

总之,对于终末期血友病性髋关节病变,人工全髋关节置换术的方法是一种行之有效的治疗方法,可以缓解患者髋关节的疼痛,纠正髋关节的畸形,恢复髋关节的活动度,大大提高患者的生活质量。然而,对于血友病性髋关节病变的患者,其术后假体生存率与髋关节骨关节炎患者人工髋关节置换术后的假体生存率相比结果较差,围术期发生反复出血、各种感染、假体松动和假体周围骨折的风险较高。因此,对于髋关节血友病性关节病变的患者,骨科医生在选择进行人工全髋关节置换手术之前,必须充分评估上述手术风险,并且与血液内科、麻醉科等相关科室做好充分的术前准备,才有可能获得较为满意的手术结果和远期疗效。

第三节   血友病性髋关节病变 THA 临床病例

一、单侧髋关节置换术

病例一

患者男性,31 岁。右髋活动后疼痛 2 年。影像学检查提示右侧股骨头硬化囊变并变形、髋关节间隙狭窄,诊断髋关节血友病性关节炎、甲型血友病,全麻下行右侧 THA。患者髋关节骨量充足、结构尚正常,按照常规手术步骤行 THA,采用生物型假体,术后患者髋关节疼痛消失、恢复正常活动,术后 2 年随访假体位置良好(图 16-3)。

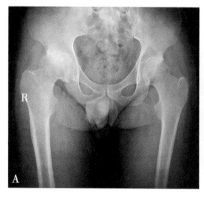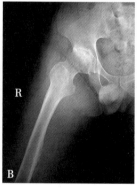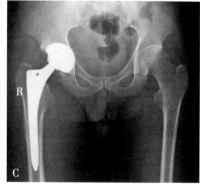

图 16-3   双髋血友病性关节炎,右侧重

患者男性,31 岁。行右侧 THA。A~B. 术前右髋正侧位 X 线片可见右侧股骨头硬化囊变并变形、髋关节间隙狭窄;C~D. 术后右髋正侧位 X 线片显示假体位置良好

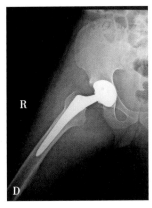
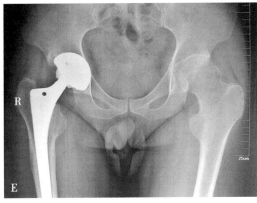
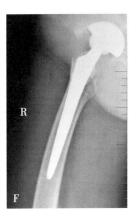

图 16-3(续)

E~F. 术后 2 年随访,右髋正侧位 X 线片显示假体无下沉、假体周围无透亮线等

病例二

患者男性,22 岁。右髋活动后疼痛伴右足背伸受限 3 年,诊断髋关节血友病性关节炎、甲型血友病、右侧腓肠肌挛缩,影像学检查提示右侧股骨头侵蚀破坏、股骨头囊内骨折塌陷、髋关节间隙狭窄、髋臼结构尚正常,患者于全麻下行右侧 THA 及右侧腓肠肌腱膜松解,采用生物型假体,术中打入股骨假体时发生大转子劈裂骨折,遂给予钢丝捆扎,术后患者右髋疼痛明显改善、右下肢短缩较术前好转、右足背伸改善,术后 4 个月随访,假体位置良好、骨折未移位(图 16-4)。

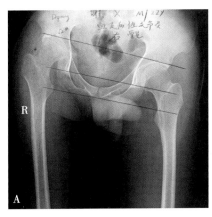
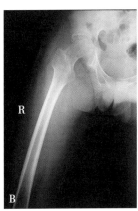
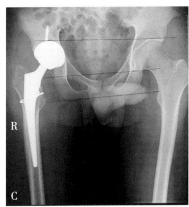

图 16-4 右髋血友病性关节炎

患者男性,22 岁。行右侧 THA,术中股骨大转子劈裂骨折,遂给予钢丝捆扎。A~B. 术前右髋正侧位 X 线片可见右侧股骨头囊内骨折并塌陷、髋关节间隙狭窄;C~D. 术后右髋正侧位 X 线片可见股骨大转子骨折给予钢丝捆扎、假体位置良好

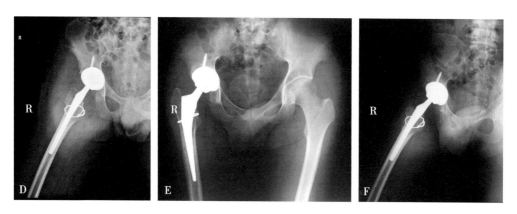

图 16-4(续)

E~F. 术后 4 个月随访,右髋正侧位 X 线片显示假体无下沉、骨折未移位

二、双侧髋关节置换术

病例一

患者男性,19 岁。诊断甲型血友病18 年,双髋疼痛伴活动受限5 年,双髋伸直位强直,影像学检查提示双侧髋臼及股骨头侵蚀破坏、股骨头塌陷变形、髋关节间隙狭窄,右髋周围可见软组织钙化,患者于全麻下行双侧 THA,采用生物型陶瓷头大直径假体,术后患者右髋疼痛明显减轻、双髋活动度 0°~100°,术后 2 年随访,假体位置良好、未发生脱位等(图 16-5)。

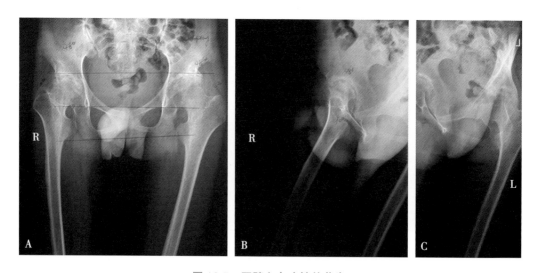

图 16-5 双髋血友病性关节炎

患者男性,19 岁。一期行双侧 THA。A~C. 术前双髋正侧位 X 线片可见双侧髋臼及股骨头侵蚀破坏、股骨头塌陷变形、髋关节间隙狭窄,右髋周围可见软组织钙化;

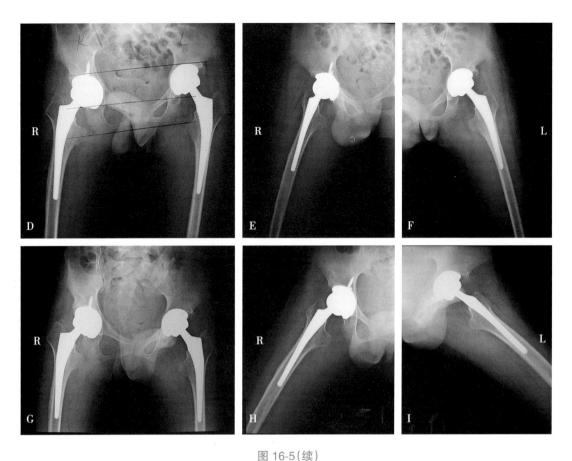

图 16-5（续）

D~F. 术后双髋正侧位 X 线片可见生物型假体位置良好；G~I. 术后 2 年随访，双髋正侧位 X 线片可见假体位置无变化、假体周围无透亮线等

病例二

　　患者男性，48 岁。双髋血友病性关节炎、双髋活动明显受限，双髋正侧位提示双侧髋臼及股骨头侵蚀破坏伴增生硬化、髋臼骨缺损（Paprosky ⅡA 型）、髋关节间隙明显狭窄，患者于全麻下行双侧 THA，由于患者髋臼骨质缺损、髋臼宽而深，为避免植骨不愈合和假体塌陷等并发症，术中打磨髋臼时将髋臼中心适当内移，选用大直径生物型臼杯以增加假体稳定性、不需要额外辅助固定，术后患者双髋活动度明显改善，假体固定牢靠（图 16-6）。

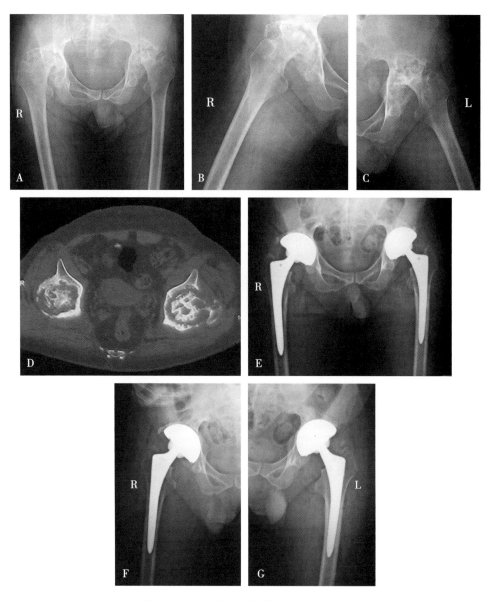

图 16-6   双髋血友病性关节炎、髋臼内陷

患者男性,48 岁。采用大直径白杯行双侧 THA。A~C. 双髋正侧位 X 线片可见双侧髋臼及股骨头侵蚀破坏伴增生硬化、髋臼骨缺损、髋臼中心向内上方移位;D. 双髋 CT 横断面提示双侧髋臼及股骨头骨破坏伴骨缺损,髋臼内壁尚完整,股骨头骨质硬化;E~G. 双侧 THA 术后双髋正侧位 X 线片显示采用大直径生物型白杯,通过压配获得初始稳定性,不需要额外辅助固定

病例三

　　患者男性,48 岁。双髋疼痛、僵直 6 年。双髋正侧位提示双侧髋臼及股骨头侵蚀破坏伴增生硬化、髋臼中心内移,患者行双侧 THA,术中选用大直径生物型白杯以增加假体稳定性,术后患者双髋疼痛明显减轻,活动度 0°~90°,随访 3 年时假体位置良好(图 16-7)。

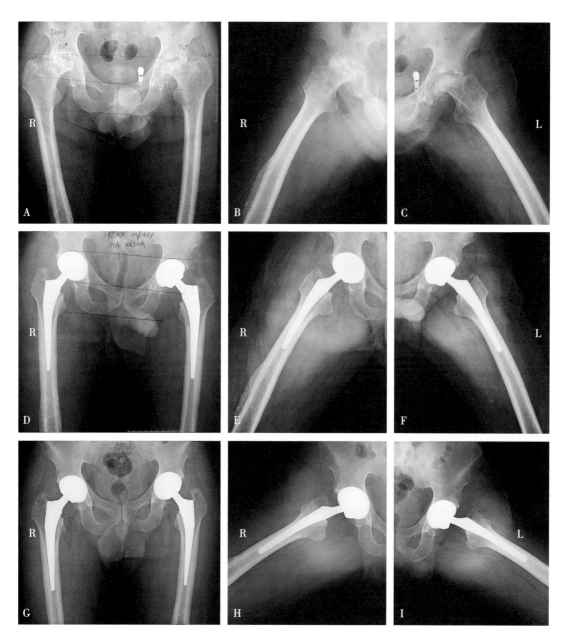

图 16-7 双髋血友病性关节炎、髋臼骨缺损

患者男性,48 岁。采用大直径臼杯行双侧 THA。A~C. 双髋正侧位 X 线片可见双侧髋臼及股骨头侵蚀破坏伴增生硬化、髋臼中心内移伴骨缺损;D~F. 生物型假体双侧 THA 术后,双髋正侧位 X 线片显示假体位置良好、双下肢等长;G~I. 随访 3 年时,双髋正侧位 X 线片显示假体位置良好、未发生下沉或假体周围透亮线等

三、多关节置换

病例一

　　患者男性,46岁。诊断甲型血友病40年,多关节肿痛伴活动受限8年,加重1年。右髋及左膝活动受限,左髋活动正常,右髋屈伸活动度0°~90°,右膝屈伸活动度0°~120°,左膝屈伸活动度35°~90°,X线片提示右侧髋臼及股骨头变形、软骨下骨硬化、关节间隙消失,左膝外翻、关节间隙狭窄、股骨外侧髁及胫骨外侧平台软骨下骨硬化,患者症状及影像学表现以右髋、左膝为重,一期行右侧THA及左侧TKA(图16-8),术后患者右髋及左膝疼痛明显缓解,左膝活动度0°~110°。

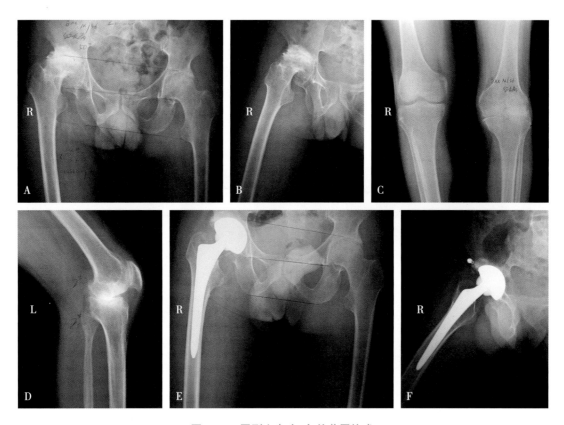

图16-8　甲型血友病,多关节置换术

患者男性,46岁。甲型血友病40年,多关节肿痛伴活动受限8年,加重1年。右髋及左膝活动受限,一期行右侧THA及左侧TKA。A~B.右髋正侧位X线片可见髋臼及股骨头变形、软骨下骨硬化、关节间隙消失;C~D.左膝正侧位X线片可见左膝外翻、关节间隙狭窄、股骨外侧髁及胫骨外侧平台软骨下骨硬化;E~F.右髋THA术后正侧位X线片见假体位置良好

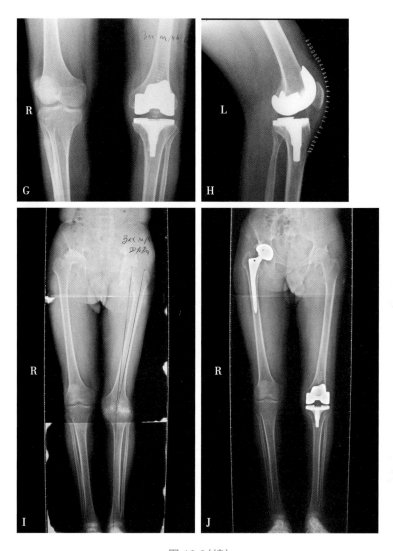

图 16-8(续)

G~H. 左膝 TKA 术后正侧位 X 线片见假体位置及大小合适;I~J. 术前术后下肢负重全长相见左膝 TKA 术后左膝外翻已矫正,但左下肢长度较右侧仍短

病例二

　　患者男性,38 岁。甲型血友病 20 年,右髋、左膝疼痛伴活动受限 2 年。左髋屈伸活动度 0°~100°,右髋屈伸活动度 0°~90°,双膝屈伸内翻畸形,左膝活动度 20°~100°,右膝屈伸活动度 10°~100°,X 线片提示右侧股骨头囊变形、髋臼及股骨头软骨下骨硬化、关节间隙消失,双膝关节间隙狭窄、软骨下骨硬化,左侧为重,患者影像学上右髋、双膝均存在病变,但右膝症状不明显、活动度可,因此手术主要解决右髋及左膝病变,一期行右侧 THA 及左侧 TKA (图 16-9),术后患者症状缓解满意,左膝活动度 0°~110°。

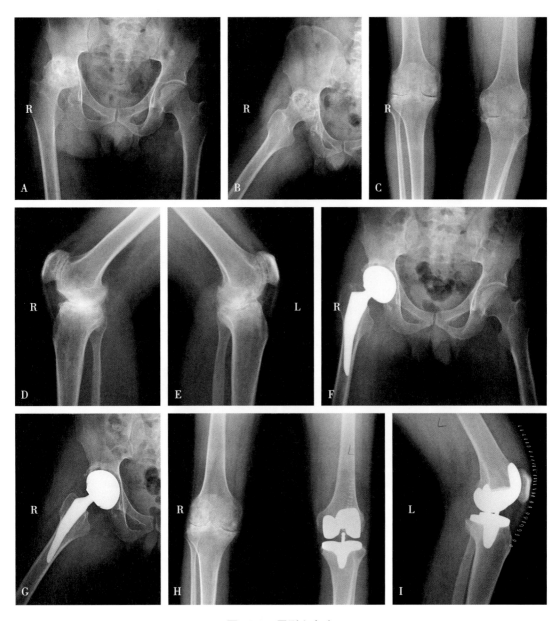

图 16-9　甲型血友病

患者男性,38 岁。甲型血友病 20 年,右髋、左膝疼痛伴活动受限 2 年。左髋屈伸活动度 0°~100°,右髋屈伸活动度 0°~90°,双膝屈伸内翻畸形,左膝活动度 20°~100°,右膝屈伸活动度 10°~100°,一期行右侧 THA 及左侧 TKA 。A~B. 右髋正侧位 X 线片提示右侧股骨头囊变变形、髋臼及股骨头软骨下骨硬化、关节间隙消失;C~E. 双膝正侧位 X 线片见双膝关节间隙狭窄、软骨下骨硬化,左侧为重,伴内翻畸形;F~G. 右髋 THA 术后正侧位 X 线片提示生物型假体固定,位置良好;H~I. 左膝 TKA 术后正侧位 X 线片显示假体大小及位置良好

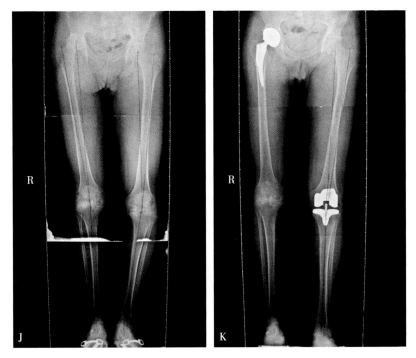

图 16-9（续）

J~K. 下肢负重全长相见左侧内翻畸形达到矫正

病例三

　　患者男性,48 岁。甲型血友病 30 年,伴双髋、双膝及双踝疼痛伴活动受限。左髋屈伸活动度 0°~20°,右髋屈伸活动度 0°~15°,左膝活动度 0°~10°,右膝屈伸活动度 30°~80°。X 线片提示双侧股骨头囊变塌陷变形、关节间隙狭窄,双膝关节间隙狭窄,左侧为重,患者双髋双膝均存在病变,但左髋、左膝症状重,一期行左侧 THA 及左侧 TKA,1 年后再一期行右侧 THA 及右侧 TKA。术后患者症状缓解满意,术后 6 年随访双髋活动度 0°~100°,双膝活动度 0°~90°,患者可正常生活和参加轻度体力劳动,假体位置良好、未见骨溶解等(图 16-10)。

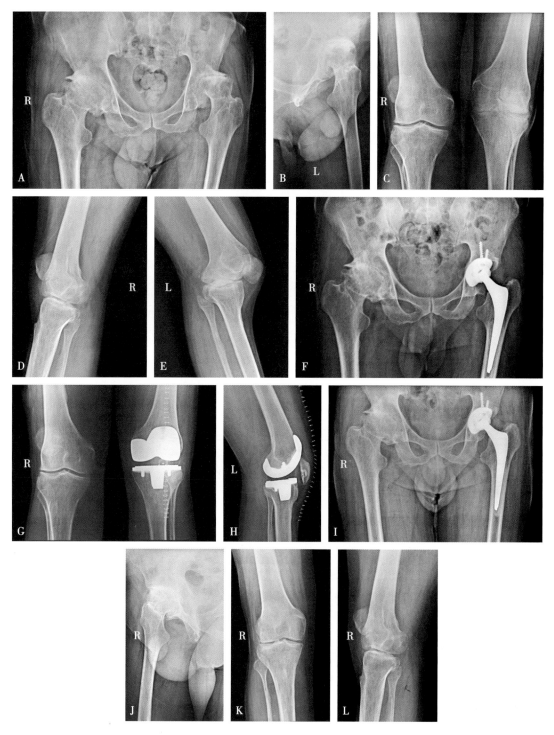

图 16-10　甲型血友病

患者男性,48 岁。甲型血友病 30 年,伴双髋、双膝及双踝疼痛伴活动受限。左髋屈伸活动度 0°~20°,右髋屈伸活动度 0°~15°,左膝活动度 0°~10°,右膝屈伸活动度 30°~80°。X 线片提示双侧股骨头囊变塌陷变形、关节间隙狭窄,双膝关节间隙狭窄,左侧为重,患者双髋双膝均存在病变,但左髋、左膝症状重,先一期行左侧 THA 及左侧 TKA,1 年后再一期行右侧 THA 及右侧 TKA,术后 6 年随访临床功能及假体位置良好

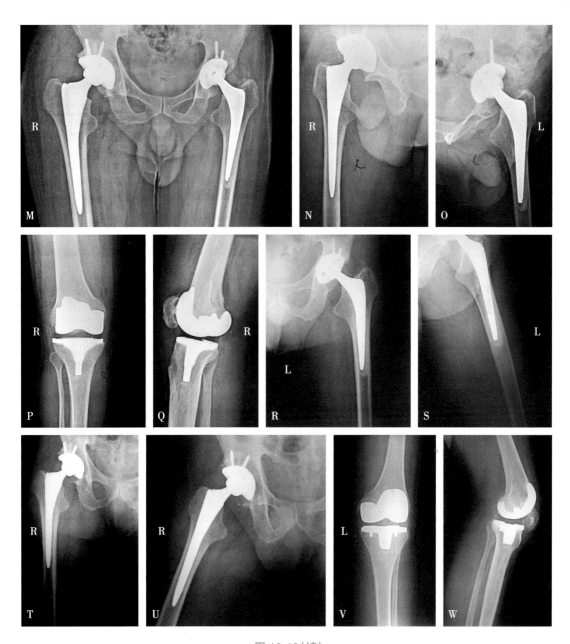

图 16-10(续)

A~B. 双髋正位及左髋侧位 X 线片提示双侧股骨头囊变塌陷、关节间隙狭窄;C~E. 双膝正侧位 X 线片见双侧股骨前髁发育较小、髌骨半脱位,双膝关节间隙狭窄,左侧为重;F~H. 左髋 THA 及左膝 TKA 术后骨盆正位、左膝正侧位 X 线片见左侧髋关节及膝关节假体位置良好;I~L. 右侧 THA 及右膝 TKA 术前右髋及右膝正侧位 X 线片见右髋及右膝关节软骨侵蚀、关节间隙狭窄;M~Q. 右侧 THA 及右膝 TKA 术后双髋及右膝正侧位 X 线片见假体位置良好;R~W. 左侧髋膝关节置换术后 6 年随访双髋正侧位及左膝正侧位 X 线片见假体位置良好,无下沉、内外翻变化或骨吸收

(钱文伟 翟吉良 林 进)

参 考 文 献

1. Yoo MC, Cho YJ, Kim KI, et al. The outcome of cementless total hip arthroplasty in haemophilic hip arthropathy. Haemophilia, 2009, 15 (3): 766-773

2. Wang K, Street A, Dowrick A, et al. Clinical outcomes and patient satisfaction following total joint replacement in haemophilia-23-year experience in knees, hips and elbows. Haemophilia, 2012, 18 (1): 86-93

3. Mann HA, Choudhury MZ, Allen DJ, et al. Current approaches in haemophilic arthropathy of the hip. Haemophilia, 2009, 15 (3): 659-664

4. Rodriguez-Merchan EC. Total joint arthroplasty: the final solution for knee and hip when synovitis could not be controlled. Haemophilia, 2007, 13 (Suppl 3): 49-58

5. Beeton K, Rodriguez-Merchan EC, Alltree J. Total joint arthroplasty in haemophilia. Haemophilia, 2000, 6 (5): 474-481

6. Kelley SS, Lachiewicz PF, Gilbert MS, et al. Hip arthroplasty in hemophilic arthropathy. J Bone Joint Surg, 1995, 77 (A): 823-834

7. 翟吉良, 翁习生, 彭慧明, 等. 血友病性关节炎及骨关节炎患者膝关节置换术后出血量的比较. 中国医学科学院学报, 2012, 34 (6): 613-616

8. 翟吉良, 翁习生, 林进, 等. 人工全髋关节置换术治疗血友病性关节炎的中期疗效观察. 中国骨与关节外科, 2013, 6 (5): 1-4

第十七章

关节融合术

血友病性骨关节病发展到终末期,关节往往剧烈疼痛、严重畸形,功能完全丧失,而关节融合术可以为患者提供一个无痛、不出血、能承重的关节。随着人工关节技术的迅速发展和日趋成熟,髋关节和膝关节置换术成为治疗中晚期血友病性髋关节、膝关节病变的首选手术方式,但对于终末期血友病性关节炎,特别是严重的踝关节病变,关节融合术仍不失为其选择。

第一节 踝关节融合术

踝关节是人体重要的承重关节,因此是血友病患者较早受到累及的关节。踝关节自发性出血占血友病患者自发性关节内出血的 14.5%,且常常早在青少年时期发生。随着病情的进展,血友病患者在 20 岁之后,踝关节病变会明显加重,产生严重疼痛、内外翻畸形及屈伸功能障碍。而踝关节融合术,尤其是胫距关节融合术是解除血友病患者踝关节疼痛、避免再出血、矫正关节畸形并提供关节稳定性的重要手段。这种手术方法往往存在较高的并发症风险,如骨不连、伤口裂开、伤口感染以及血管神经问题等,但是对于存在踝关节顽固性剧烈疼痛和严重关节畸形的终末期血友病患者来说,仍是最理想的标准治疗方法。截止到2015 年 12 月,北京协和医院骨科共行 10 例(11 踝)踝关节融合术。

(一) 适应证和禁忌证

血友病患者踝关节融合术的手术适应证是终末期踝关节病变,出现反复关节出血肿胀、顽固剧烈疼痛、关节功能障碍或固定的内外翻畸形,影响行走功能(图 17-1)。此外还可作为人工踝关节置换手术治疗失败后的补救措施。手术禁忌证主要是邻近关节已经发生了强直或者骨骺未闭的 18~20 岁以下的青少年患者。

(二) 基本原则

踝关节融合术的基本原则包括以下 4 点。

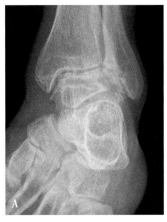
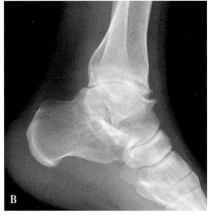

图 17-1   典型的终末期血友病性踝关节病变的 X 线表现,可见关节间隙狭窄,距骨坏死塌陷,踝关节肿大、跖屈畸形

1. 踝关节应融合固定于功能位,以踝关节屈曲 0°、中立位或外翻 5°~10°、外旋 5°~10°以及距骨轻度后移效果最佳,尽量避免踝关节内翻畸形。

2. 尽量形成面积大而平整的松质骨融合面,并且使其接触以利于融合。

3. 用坚强内固定来维持固定位置并适当加压,必要时同时应用外固定。

4. 后足应该与小腿、前足与后足对线一致。

(三) 手术方式

踝关节融合的手术方式有十余种。常规显露途径可分为前侧入路、后内侧入路和外侧入路,显露踝关节,切除残存的关节软骨并植骨融合。关节融合固定的方式主要包括松质骨螺钉固定、外固定架固定、髓内钉固定、关节镜下微创固定以及钢板固定等方式。各种固定方式各有其优缺点,但不管何种固定手段,最终的目标都是达到骨性融合。

目前临床中应用最多的踝关节融合固定方式是松质骨螺钉交叉固定(图 17-2)。松质骨螺钉固定具有切口小、稳定性高、保留踝关节正常形态和维持肢体正常长度的优点。国外学者通过有限元分析发现 3 枚螺钉固定的稳定性更好;前侧入路具有无需进行腓骨截骨、稳定性高和切口小的优势;在与胫骨长轴成 30° 角的方向由内、外侧各向融合部位交叉打入两枚松质骨螺钉,第 3 枚螺钉由后侧打入最合适,打入顺序不影响最终产生的压力。当然我们应当根据患者踝关节病变的程度,选择合适的螺钉方向和数量。而对于存在踝关节严重内外翻畸形的血友病患者,一般不适用于螺钉固定。下面以螺钉固定为例简单描述胫距关节融合术的手术操作及术后处理。

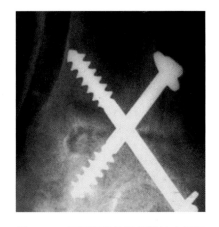

图 17-2   经胫距关节松质骨拉力螺钉

1. 体位　患者向健侧斜卧位,与手术床成 45° 角,用沙袋固定。

2. 切口和显露　沿腓骨下段后下缘弧形切开,远端至第 4 跖骨基底、近端至外踝上 8cm 处,牵开腓骨肌腱,骨膜下剥离腓骨(其远端的距腓、跟腓韧带须保留),在踝上 2~3cm 处截断腓骨下段,即可显露踝关节。

3. 切除软骨面　在骨间膜处纵行切开胫骨骨膜,骨膜下剥离胫骨下端外侧面,准备接受植骨。在前方应将伸肌腱、足背动静脉、神经拉开保护后清除病灶,切除关节囊,然后将足内翻,使踝关节脱位,继续清除关节腔内病灶,切除滑膜。伤口内冲洗后,用小骨刀凿除胫距关节的软骨面、硬化骨质直至正常渗血软骨面。尽可能与胫骨纵轴垂直,从胫骨远端和距骨顶各截除 3~4mm 的骨组织,使截骨平面平行以利于骨接触。

4. 植骨及螺钉固定　由专人保持踝关节于功能位,注意避免踝关节内外翻或内收外展。将踝关节上下加压,使平行的胫距关节截骨面紧密接触后,用 2~3 枚 6.5mm 松质骨空心拉力螺钉交叉固定。用 3.5mm 钻头分别从跗骨窦和外侧突上方穿过截骨面朝胫骨内上方钻两个孔,然后分别拧入 2 枚 50~60mm 的 6.5mm 的松质骨半螺纹螺钉,螺纹必须完全通过截骨面以获得最大加压力。若骨质疏松严重可加用垫圈,必要时可由后方打入 1 枚合适长度的螺钉增加稳定性。剩余的关节间隙用松质骨填充。

5. 术后处理　术后用小腿石膏后托将踝关节固定于功能位。麻醉失效后即可进行足趾屈伸活动,同时注意观察趾端血运。术后 12 天拆线,改用小腿管形石膏外固定,直至骨性愈合(一般需 3 个月,但可能更久)方可拆除石膏。日常生活中应当避免过多上下楼或斜坡的活动。

其他踝关节融合术:

Ilizarov 环形外固定架和 Taylor 立体支架是目前比较常用的两种外固定装置。外固定支架适用于踝关节局部软组织条件差、严重骨缺损或存在慢性骨关节感染病灶的血友病患者。并且作为一种补救措施,在踝关节畸形愈合或融合失败的病例中发挥着重要作用。但是外固定架固定也存在钉道感染、胫骨应力性骨折等并发症,限制了其在临床中的应用。

逆行髓内钉固定的优势在于它更加符合生物力学原理、固定的稳定性更好,具有更高的植骨融合率、最大程度地减少了软组织的破坏、避免了伤口不愈合的问题(图 17-3,4)。逆行髓内钉固定尤其适用于合并距跟关节病变的患者,也避免了踝关节融合术后远期的距跟关节诱发新的疼痛。缺点是:学习曲线较长;牺牲了距下关节的活动度,足部的僵硬感

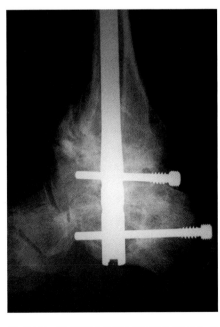

图 17-3　逆行髓内钉固定行踝关节融合术

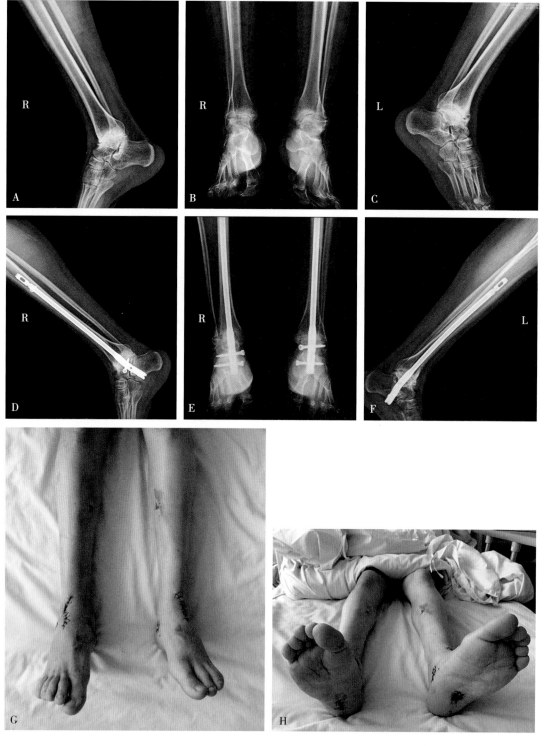

图 17-4 乙型血友病

患者男性,23 岁。双侧踝关节肿痛 10 余年,加重伴无法负重行走半年,双踝及距下关节呈血友病性关节炎改变,行双侧踝胫骨跟融合。A~C. 术前双踝关节正侧位 X 线片显示双侧踝关节内翻、关节软骨破坏、关节间隙狭窄、骨质增生硬化;D~F. 术后踝关节正侧位 X 线片;G~H. 术后 3 天大体像,伤口无出血或渗出

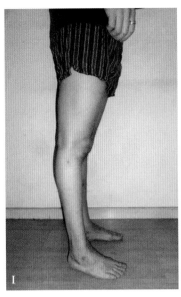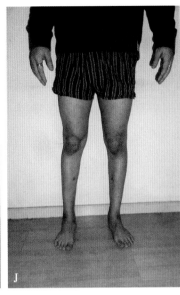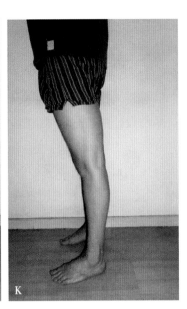

图 17-4（续）

I~K. 术后半年大体像,可正常负重行走

明显;慎用于距下关节正常或骨骺未闭的血友病患者。逆行髓内钉固定手术操作步骤简单描述如下。

患者取仰卧位,术中上气囊止血带。取踝关节前正中 S 形切口长约 10cm,逐层切开皮肤、皮下及筋膜。用骨刀和磨钻将硬化骨充分去除,显露松质骨。再于足底跖腱膜止点前方约 3cm 切开约 1.5cm 切口,钝性分离至足跟骨表面,用导针向胫骨方向进针,行正侧位透视。沿导针开孔扩髓,沿导针置入逆行髓内钉,透视下至合适深度。在内踝远端,沿导向器开孔,打入两枚远端锁定钉。从胫骨近端,沿导向器开孔,打入 1 枚近端锁定钉,最后上主钉尾帽。混合自体骨及可吸收骨替代材料(固髂生)后打压填塞于踝关节骨缺损处。充分止血后,逐层缝合伤口。

传统 DCP 接骨板用于踝关节融合的缺点是软组织剥离多,损伤大,需要辅助外固定。随着锁定接骨板及踝关节融合专用解剖性锁定板的出现,可以减少软组织剥离,同时多平面固定,增加融合部位的稳定性。因此,适用于踝关节骨缺损和严重关节畸形的修复和重建,有助于恢复踝关节的正常解剖结构。目前多采用前侧入路安放锁定或重建钢板,取得了较好的临床效果。

关节镜辅助下的踝关节融合术(胫距关节)是当前踝关节融合术发展的趋势。对于具有严重出血倾向的血友病患者,如果踝关节大致正常而不存在明显骨质缺损或完全固定的严重内外翻畸形,可以考虑使用该技术。该术式具有创伤小、出血少、并发症极少、融合率高、康复时间短的优点,其临床疗效已经得到肯定。关节镜下可清晰显露关节腔,比较直观地了解关节腔内病变程度,彻底去除所有软骨和软骨下坏死骨,复位到合适位置融合,采用经皮

6.5mm 空心钉经关节融合面进行交叉固定,术后 3 个月即可见连续骨小梁通过融合面。但对于存在明显冠状面和矢状面固定畸形(超过 10°)和较大骨缺损的病例则不适合行关节镜下融合术。

近年来,踝关节融合术开始受到踝关节置换术的挑战。踝关节置换术要求精湛的外科技术和设计精良的假体,并且受制于踝关节的局部解剖和生物力学因素,往往存在相当高的并发症发生率,术后常伴有严重的骨溶解、假体松动、假体与踝关节或周围组织撞击等。对于终末期血友病性踝关节病变来说,患者往往合并严重的骨质疏松和局部软组织菲薄、僵硬,因此应避免行踝关节置换术。

第二节 膝关节融合术

膝关节融合术会导致较为明显的下肢功能残疾,目前已基本被技术成熟且安全有效的膝关节置换术所取代,但它可以作为膝关节置换术失败后的一种补救办法,从而避免截肢。

外固定加压固定法仍是膝关节融合术的最常用方法之一,其优点在于加压可使截骨创面紧密接触,并使其位置保持不变;加压可刺激骨生长愈合,加速关节融合。通常适用于膝部骨丢失较少、松质骨表面积较大并且有足够皮质骨的患者。其缺点在于外固定钉道感染、患者难以适应,并且往往需要提早拆除和石膏固定制动。

(周 磊 高 鹏)

参 考 文 献

1. S.Terry Canale,James H.Beaty(美)编,王岩译.坎贝尔骨科手术学(第 11 版).北京:人民军医出版社,2009,1:137-159
2. Paley D,Lamm BM,Katsenis D,et al.Treatment of malunion and nonunion at the site of an ankle fusion with the Ilizarov apparatus surgical technique.J Bone Joint Surg Am,2006,88:119-134
3. Cottino U,Collo G,Morino L,et al. Arthroscopicanklearthrodesis:a review.Curr Rev Musculoskelet Med,2012,5(2):151-155
4. Luck JV Jr,Silva M,Rodriguez-Merchan EC,et al. Hemophilicarthropathy.J Am Acad Orthop Surg,2004,12(4):234-245
5. Fong JY,Luck JV,Silva M. Ankle Fusion in Hemophilia.American Academy of Orthopaedic Surgery. Annual Meeting,2007
6. 左乔,魏显招,苏佳灿.踝关节融合术固定方式研究进展.中国修复重建外科杂志,2012,26(4):449-452
7. Rodriguez-Merchan EC. Orthopaedic Problems about the Ankle in Hemophilia. J Foot Ankle Surg,2012,51(6):772-776
8. Panotopoulos J,Hanslik-Schnabel B,Wanivenhaus A,et al. Outcome of surgical concepts in haemophilic arthropathy of the hindfoot. Haemophilia,2005,11(5):468-471

第十八章

上肢血友病性骨关节病的治疗

第一节　血友病肩关节病变的治疗

（一）简介

一般认为肩关节并非血友病主要受累关节，截至 2015 年 12 月，北京协和医院骨科共对 167 例血友病患者行外科治疗，尚未收治血友病性肩关节病变的患者，但仍有不少学者报道了血友病累及肩关节的临床病例。其病理过程为反复的肩关节内出血、积血，刺激滑膜增厚、含铁血黄素侵蚀，引起肩关节软骨破坏，继而侵及软骨下骨。病变反复发作，严重者形成关节纤维强直（多见）或骨性强直，伴以反应性骨硬化等继发性骨关节病改变。关节疼痛、肿胀及外展受限是血友病肩关节病变的主要临床症状。肩关节镜手术的主要指征包括肩袖撕裂、肩关节撞击症状及无法缓解的疼痛肿胀。

（二）诊断

常规 X 线片显示肩袖损伤者肱骨头上移和肱骨大结节畸形，其阳性率为 78%，特异性为 98%。肩关节造影是诊断的重要方法，有助于对完全性肩袖撕裂做出诊断，包括单对比剂造影和双重对比剂造影，但对血友病患者使用要极为慎重。MRI 具有非侵入性、对比度和组织分辨率良好、可进行多维扫描、诊断准确性高等优点，对完全性肩袖撕裂的诊断准确率很高，其敏感性为 100%，特异性为 95%，而对不完全性损伤诊断则较困难。MRI 能显示肩袖损伤的程度、大小和残余肩袖组织的情况。

（三）保守治疗

非手术治疗为首选，早期治疗预后较好。一般用外展架或肩人字石膏将肩关节外展 90°、前屈 30°~45°、外旋 30°~40° 固定，4~6 周去除固定，逐渐加强功能锻炼。

（四）手术治疗

良好的凝血因子替代治疗是手术治疗的前提。一般采用肩关节镜手术，手术操作如下。

1. 常规检查

(1) 标记骨突及切口：肩峰、肩锁关节、喙突。

(2) 三种手术入路：后入路、前上入路、前外入路。常规后入路穿刺进入盂肱关节，对盂肱关节进行检查。

2. 肩峰下滑膜切除术

(1) 肩峰下穿刺：后入路，用钝头棒带套管，沿肩峰下穿刺近肩峰前缘；前外侧入路，要求基本与肩峰前缘平行，与肩峰外缘距离 2.5~3cm，使与肩峰下表面平行。

(2) 滑膜切除：切除时注意几点：①刨刀面背离镜面，避免碰上镜头；②刨刀面向肩峰，以免伤及肩袖组织；③内侧滑囊少切，此处血运丰富，以免引起过多出血。

3. 肩峰下减压术

(1) 喙肩韧带切断：用射频刀将肩峰前缘及前外缘完全暴露，这是肩峰成形的关键步骤，可用针头作标记。

(2) 肩峰成形：从前到后，从外到内，用磨钻磨削。方法主要有两种：从后侧入镜，从前外侧入磨钻；或从前外侧入镜，从后侧入磨钻。肩峰成形术的关键是肩峰前缘及前外缘切除足够的量，使其成为 I 型肩峰。术前出口位 X 线片对确定切除量很重要。需要注意的是对弧形较大及肩峰较薄时要特别慎重，易于切除过量。术中肩峰缘暴露之后，可用 6mm 工作套管来测量切除量大小，一般需要 2 个工作套管宽(12mm)。从后侧入镜，将镜管贴于肩峰下表面，将镜面向下，垂直于肩峰下表面，则肩峰前下镜子可视部分均应切除。从后侧入磨钻时，可将其紧贴肩峰下表面，从后向前，从外侧入镜监测，切除隆起部分。

(3) 肩锁关节成形。

(4) 肩袖检查。

(五) 术后处理

术后三角巾悬吊 24~48 小时，对症镇痛、消肿。在良好的凝血因子替代治疗前提下，术后 2~3 天起进行肩关节摆动练习，以防止粘连；如果同时行肩袖缝合，可推迟 1~2 天进行，但不应超过 5 天。术后 7~10 天开始正规理疗，小心被动关节活动；14 天开始，主动助力活动；3~4 周开始主动活动。

第二节　血友病肘关节病变的治疗

肘关节是血友病仅次于膝关节最易受累的关节。长期的慢性肘关节滑膜炎将导致桡骨头增大及关节僵直，前臂旋转受限是肘关节血友病性关节炎的一大特征，这将严重影响患者日常生活。除保守治疗外，有作者报道了多种术式：肘关节滑膜切除术、桡骨头切除 + 关节清理术、肘关节切除成形术、关节融合术及肘关节置换术。其中桡骨头切除 + 关节清理术简单易行，能改善患者疼痛症状及肘关节活动度、减少关节内出血，应用较为广泛。

一、桡骨头切除术

1. 适应证　主要为晚期血友病滑膜炎患者,有显著肘关节疼痛、活动受限(特别是前臂内外旋),影像学提示桡骨头增大。对屈伸功能受限不明显患者,应交代改善前臂旋转功能是手术的首要目的,屈伸功能的改善可能无法达预期效果。

2. 手术技术

(1) 体位:上肢外展、前臂旋前,置于操作台上。

(2) 切开、显露:上肢应用止血带,使用桡骨头后侧显露途径(标准 Kocher 入路,由肘肌和尺侧伸腕肌间隙进入,纵行切开关节囊即可显露肱桡关节。

(3) 切除桡骨头:显露桡骨头后,在桡骨头下做环形切口,将软组织做骨膜下剥离至环状韧带上缘,显露桡骨颈部。在颈部环钻数孔,然后在孔间用骨刀凿断或用骨剪剪断,断面用骨蜡止血。断面以上的残余骨膜需全部切除,以防止新骨生长,影响日后功能。骨断面用翻下的软组织缝合覆盖。

(4) 缝合:关节囊内骨屑要去除干净。冲洗关节腔后,用可吸收细线缝合关节囊。

(5) 止血:手术一旦完成,应尽量缩短止血带时间;在缝合切口前细致止血,尤其是同时行滑膜切除术,截骨面使用骨蜡止血。术后常规放置引流管,伤口适度加压包扎。

(6) 术后处理:以长臂支具制动,术后 4 天内保持前臂屈曲外旋位。

二、肘关节置换术

最早在 1990 年,英国伦敦的圣托马斯医院报告了 13 例严重肘关节血友病性关节炎患者行肘关节置换术。术后肘关节疼痛的频率和严重程度、自发出血及肘关节活动度均有很大改善,围术期仅需要较少的凝血因子替代治疗。其中 3 例患者接受翻修手术,1 例因为感染,2 例因为硅橡胶假体磨屑,翻修术后功能均良好。最近一项有关肘关节置换治疗严重肘关节血友病性关节炎的病例报道来自英国牛津大学,共 5 例甲型血友病,平均随访 25 个月。术后疼痛及关节活动度均改善明显。有 3 例发生严重的术后并发症,1 例尺神经麻痹、1 例腋静脉血栓形成、1 例因晚期感染接受了关节切除成形术。其余有关肘关节置换术的报道均来自散在的病例报告。我院对 1 例血友病多关节病变患者行一期双侧全膝关节表面置换术及左肘关节置换术,术后 4.5 年随访假体位置良好(图 18-1)。

1. 适应证　主要为严重晚期血友病关节炎患者,有显著肘关节疼痛、活动受限(特别是前臂内外旋),影像学提示肘关节间隙狭窄、消失甚至毁损。

2. 禁忌证　绝对禁忌证为存在肘关节周围感染,开放性伤口。相对禁忌:①肘关节融合。②发生肱二头肌或肱三头肌瘫痪(麻痹)者应在进行肌肉移位重建肱二头肌或肱三头肌功能之后(如背阔肌移位重建肱二头肌功能,胸大肌移位重建肱三头肌功能)再考虑进行关节置换术。③严重的关节囊挛缩也限制了肘关节置换术的应用。肌肉麻痹同时合并软组织

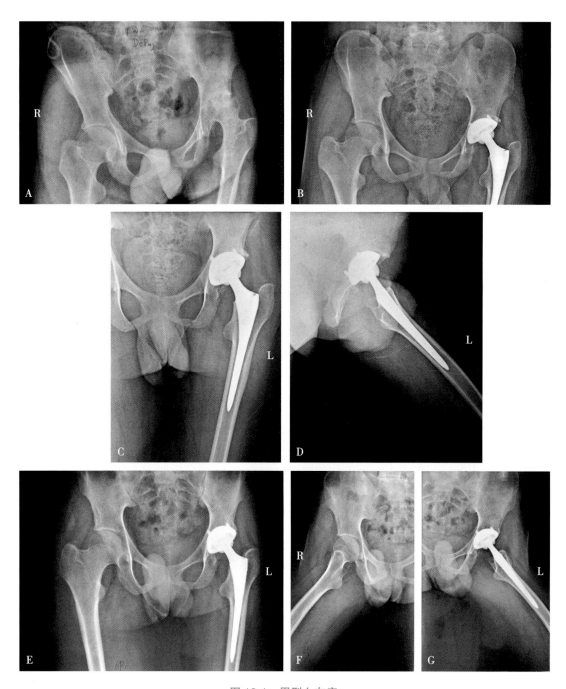

图 18-1　甲型血友病

患者男性,24 岁。因血友病累及左髋关节行左侧 THA,5 年后因双膝及双肘关节受累一期行双侧 TKA 及左肘关节置换。A.骨盆正位 X 线片显示左侧股骨头塌陷、左髋关节间隙狭窄,右髋正常;B~D.左侧 THA术后骨盆正位及左髋正侧位 X 线片显示左髋假体位置良好及大小合适;E~G.左侧 THA 术后 5 年双髋关节正侧位 X 线片显示左髋假体位置良好、未发生下沉或骨溶解等,右髋正常

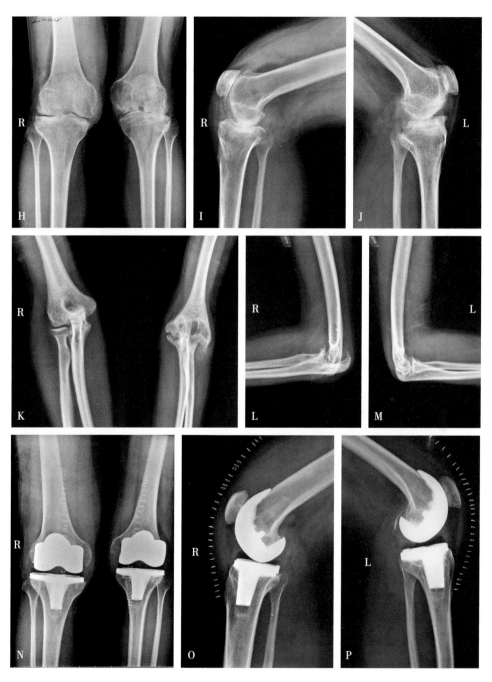

图 18-1（续）

H~J. 双膝正侧位 X 线片显示双膝关节间隙明显狭窄、胫骨外侧平台塌陷；K~M. 双肘关节正侧位 X 线片显示肘关节骨质破坏、关节间隙轻度狭窄；N~R. 双膝及左肘关节正侧位 X 线片显示双侧 TKA 及左肘关节置换术后假体位置良好

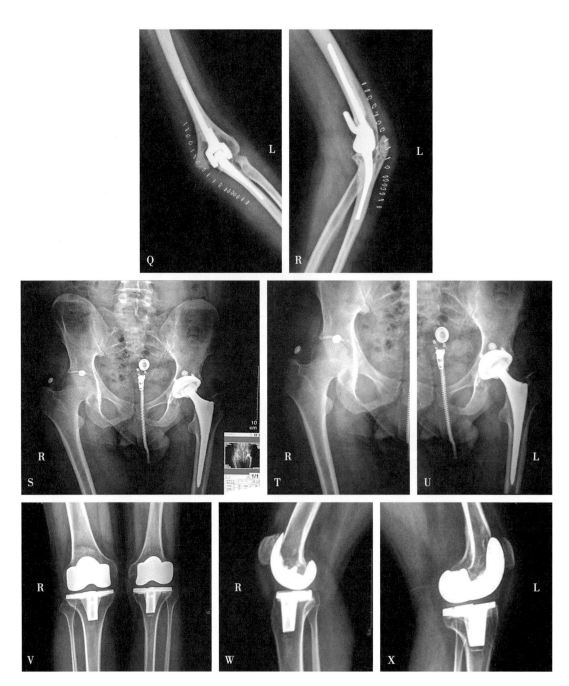

图 18-1（续）

S~U. 左髋 THA 术后 9 年半双侧髋关节正侧位 X 线片显示左髋假体位置无变化、假体周围无骨溶解等，右髋正常；V~Z. 双膝及左肘关节置换术后 4 年半双膝及双肘正侧位 X 线片显示假体位置良好，无移位、松动等，右肘关节面部分侵蚀

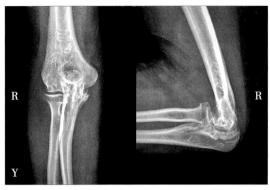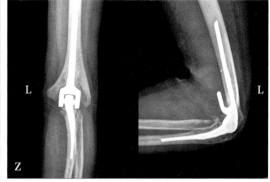

图 18-1（续）

挛缩也是进行关节置换的相对禁忌证。但是，考虑到血友病肘部僵硬的患者常常合并有软组织的挛缩，也可以采取切除肱骨远端并使用半限制型假体进行置换。④在决定手术方案时，也必须考虑到患者是否配合等因素。某些特殊的工作，包括进行上举运动或提取重物的活动都是进行假体置换的相对禁忌证。由于肘关节位置比较特殊，肘关节置换术后功能恢复极具挑战性，因此对血友病性肘关节病变患者，肘关节置换应慎重，从长期治疗效果来看，融合术是一项较好的选择。

3. 手术技术（Coonrad-Morrey 型假体置换技术） Coonrad-Morrey 假体为半限制铰链假体，允许 8° 的内、外翻和 8° 的内、外旋，并在假体的下端前方增加了凸翼，防止肱骨柄向后上方的移位和轴向旋转，也可以在前方嵌入植骨块加强固定，是目前临床上使用最为广泛的假体。

（1）体位：仰卧位，上肢外展、前臂旋前，置于操作台上。

（2）切口、显露：上肢应用止血带，取 Bryan-Morrey 肘后入路口。显露并保护尺神经。自尺骨近端剥离肱三头肌，将全部伸肌装置，包括肘后肌，一起向外侧翻开，显露肱骨远端、尺骨近端以及桡骨头。

（3）截骨：用咬骨钳或摆动锯切除滑车中央部分，用截骨模板对肱骨远端进行截骨，截骨模板紧贴肱骨小头外侧，以保证正确的截骨深度，并紧贴肱骨远端后方，以保证正确的旋转对线；对肱骨远端骨折或骨折不愈合，则将所有骨折块全部切除，以防术后发生骨化。为判断假体长度是否合适，也可将骨折块临时对合在一起，再按照上述截骨方法进行截骨。

（4）假体安装：用高速磨钻，与冠状突基底成 45° 角扩大尺骨髓腔。用试模进行复位，以评估假体柄置入深度和软组织对伸肘的限制。冲洗尺骨和肱骨髓腔，根据所测定的肱骨柄长度向髓腔注入骨水泥。将所切除的滑车或骨折块作为植骨块备用，植骨块厚 3~4mm，长 2cm，宽 1.5cm。将植骨块放置在肱骨远端前侧皮质前方，然后将肱骨侧假体插入髓腔，使其与尺骨侧假体通过"针-针系统"组成关节，且肱骨侧假体前方凸翼恰好覆盖植骨块。若肱骨髓腔太紧，可用钢板折弯器将假体柄向前轻度弯曲，以适应肱骨远端髓腔的向前曲度。将三头肌与鹰嘴通过钻孔用不吸收缝线缝合在一起。

（5）缝合止血：应尽量缩短止血带时间；在缝合切口前细致止血，截骨面使用骨蜡止血。术后常规放置引流管，伤口适度加压包扎。

（6）术后处理：术后用掌侧石膏夹板将肘部制动于屈肘 30° 位 2~3 天，并抬高肘部。2~3 天后鼓励开始主动屈肘及被动伸肘，3~4 周开始主动伸肘。不建议采取物理治疗。告知患肢单次上举重物不超过 5kg，反复上举不要超过 1kg。

由于肘关节位置比较特殊，即使行肘关节置换，肘关节功能恢复是一个挑战，且手术本身也极具挑战性，因此对血友病性肘关节病变行肘关节置换应慎重，从长期疗效分析，肘关节融合术是一项较好的选择。

第三节　血友病致前臂 Volkmann 缺血性挛缩的治疗

（一）病理生理

血友病患者前臂软组织出血控制不佳，可使前臂骨筋膜室内压力急剧上升，压迫肌肉和神经等组织，并依次压迫肌肉的微循环、静脉、小动脉和大动脉。由于局部循环障碍，肌肉因缺血而产生类组胺物质，使毛细血管床扩大，渗透性大大增加，渗出大量血浆和液体，导致水肿，致室内压力进一步增加，形成缺血-水肿的恶性循环。当缺血持续 6 小时以上，肌肉即可发生坏死，初期病理变化为血液渗入肌肉内，白细胞浸润，肌纤维变性有空泡形成。病变进一步发展，出现纤维细胞增生和产生大量的胶原纤维，变性的肌纤维被胶原纤维代替，新生的胶原纤维收缩使肌肉挛缩。由于受累的是前臂肌肉，所以最多见的是手指屈曲畸形。附近的神经可被纤维组织挤压而失去其传导功能，最终则出现退行性病变，患肢出现麻痹现象。当肢体和骨筋膜室缺血时，如能及时阻断缺血-水肿的恶性循环，而无严重功能障碍和后遗症者，称骨筋膜室综合征；如已发展到肌肉坏死，经修复后遗留肌肉挛缩和神经功能缺陷者，称 Volkmann 缺血性挛缩。

（二）诊断

本病是局部病症，故以局部症状和体征为主。疾病早期，由于持续缺血使上肢神经失去功能，这时疼痛可以不明显，但患肢张力很高、压痛严重，感觉由异常转为消失，肌力减弱或消失。晚期，肌肉萎缩、拉伸肌肉时无痛，肘关节呈半屈位、手指和腕关节均呈屈曲僵硬状态、掌指关节过度伸直，手的功能几乎丧失。对每个手指活动度及功能评估需与关节活动度分别进行。X 线检查有利于了解手部各关节情况，肌电图检查有利于了解神经损伤程度。

（三）手术方法

于上臂上气囊止血带，采用前臂掌侧大 Z 字形切口，从肘部以下 2cm 起，远端达腕部上方 2cm 止。游离松解屈指深、浅肌腱，从腕部上方达肘关节处，松解神经及部分尺桡骨间膜，至有正常肌纤维时止。可将屈指深、浅肌腱分别行 Z 字形切开延长，每根肌腱断端均用有色丝线做标记,全部切开松解后手指能全部伸直、腕关节能背伸,然后在手指和腕关节伸直位逐一吻合肌腱,吻合点尽可能不在同一平面以防相互粘连。还可采用在伸指、伸腕位置下单纯行深、浅屈指肌腱交错吻合,剪除远端多余部分无弹性肌腱。

(四) 术后康复

术后制动4周后行关节功能锻炼,通常需使用前臂掌侧支具维持伸直位长度。

(彭慧明)

参 考 文 献

1. Högh J,Ludlam CA,Macnicol MF. Hemophilic arthropathy of the upper limb. Clin Orthop Relat Res,1987,218:225-231

2. MacDonald PB,Locht RC,Lindsay D,et al. Haemophilic arthropathy of the shoulder. J Bone Joint Surg Br,1990,72(3):470-471

3. Wiedel JD. Arthroscopic synovectomy:state of the art. Haemophilia,2002,8(3):372-374

4. Luck JV Jr,Kasper CK. Surgical management of advanced hemophilic arthropathy. An overview of 20 years' experience. Clin Orthop Relat Res,1989,242:60-82

5. Silva M,Luck JV Jr. Radial Head Excision and Synovectomy in Patients with Hemophilia. J Bone Joint Surg Am,2007,89(10):2156-2162

6. Gilbert MS,Glass KS. Hemophilicarthropathy in the elbow. Mt Sinai J Med,1977,44(3):389-396

7. Rodriguez-Merchan EC,Galindo E,Magallon M,et al. Resection of the radial head and partial open synovectomy of the elbow in the young adult with haemophilia:long-term results. Haemophilia,1995,1:262-266

8. Butler-Manuel PA,Smith MA,Savidge GF. Silasticinterposition for haemophilicarthropathy of the elbow. J Bone Joint Surg Br,1990,72(3):472-474

9. Chapman-Sheath PJ,Giangrande P,Carr AJ. Arthroplasty of the elbow in haemophilia. J Bone Joint Surg Br,2003,85(8):1138,1140

10. Little CP,Graham AJ,Carr AJ. Total elbow arthroplasty:a systematic review of the literature in the English language until the end of 2003. J Bone Joint Surg Br,2005,87(4):437-444

11. 蒋协远,公茂琪,刘兴华,等. Coonrad-Morrey 半限制型假体全肘关节置换的临床应用. 中华骨科杂志,2009,47(12):884-887

第十九章

血友病性假瘤的治疗

血友病性假瘤又称血友病性血囊肿,是血友病患者较为少见的合并症之一。1918 年由 Starker 首先提出并描述,1965 年 Valderrama 和 Matthews 首先将其定义为:由于反复出血导致的进行性增大的囊肿样改变,常伴有骨质破坏。据估计,严重血友病患者中有 1%~2% 会出现血友病性假瘤,轻度或中度的血友病患者也有类似的表现。临床表现主要为无痛、质硬与深部组织粘连的肿块,仅在病理骨折时出现疼痛;或以剧痛、进行性肿胀,广泛的骨质破坏为特点。

第一节 血友病性假瘤的形成及特点

血友病性假瘤表现为缓慢的进行性增大的肿块,可以有或无明确的外伤史,通常情况下没有明显的疼痛,局部质硬,与深部的软组织相粘连,可以长期处于稳定的状态没有临床症状,也可以在发生外伤导致病理性骨折时发生剧痛,伴有进行性肿胀和疼痛。

一般来说,快速的肌肉内出血常常伴有疼痛、肿胀、淤斑、皮温增高,而深部肌肉的出血常常伴有相邻关节或其他组织脏器的压迫症状,如髋关节屈曲挛缩,代偿性的腰椎前凸增加、膝关节屈伸受限、疑似急性阑尾炎的腹痛、臀部肌肉内血肿压迫坐骨神经导致的类似椎间盘突出的下肢放射痛等。

第二节 血友病性假瘤的发生部位

血友病性假瘤可以发生在人体的任何部位,从目前散在文献报道来看,血友病性假瘤发生的部位较为广泛,包括四肢长骨的远端或近端、骨盆周围等,多见于髂腰肌、股四头肌和腓肠肌等肌腹较长、周围空间较大的软组织内,腹部、上颌骨和眶骨等部位较少见。Gilbert 报道血友病性假瘤在成人多见于股骨和骨盆等;在儿童则多见于手和足。

第三节　血友病性假瘤的病理特点及分型

　　血友病性假瘤是由于反复出血导致的进行性增大的囊性包块,可有囊内纤维分割,从而形成多房间隔。位于肌肉内的假瘤肌纤维变薄、移位,多层变薄的肌纤维常常被误认为是假囊,在囊内常常含有大量钙化、骨化及含铁血黄素沉积,骨膜下出血常常伴有反应性新骨形成,可见成纤维细胞、吞噬含铁血黄素的巨噬细胞、多核巨细胞以及新生血管等;无动脉瘤样骨囊肿的纤维管状结构,边缘突起的编织骨为良性成骨细胞,可与骨肉瘤鉴别。血友病性假瘤的周围有不同程度的水肿、纤维化挛缩和肌肉萎缩、骨质破坏严重,呈虫蚀朽木状。一般认为,其发生机制包括:①骨膜下或肌间的广泛出血,血肿机化增生压迫周围组织,使其变性、坏死;②软组织间隙内出血产生的亚铁血红素可以诱导并活化中性粒细胞,进而释放氧自由基和细胞因子,如干扰素、白介素-1、肿瘤坏死因子等介导炎症和组织坏死;③血肿机械压迫导致局部微循环障碍,进而出现周围组织在长期乏氧状态下的病理改变。

　　根据血友病性假瘤发病部位的不同以及及其病理特点将其分为三种类型:Ⅰ型:位于软组织内,肿物增大缓慢,周围常有纤维包膜包裹,可以侵蚀周围相邻的骨质,最常见的发生部位为髂腰肌、股四头肌、肱二头肌和臀大肌等。Ⅱ型:位于骨组织旁,由于骨膜下出血将骨膜从骨质上剥离,进而刺激导致向外或向内的新骨形成,使累及的骨质进一步破坏。Ⅲ型:通常发生在骨内,由于反复或持续的出血,血肿逐渐增大,导致骨膨胀和骨皮质变薄。

　　北京协和医院骨科根据血友病性假瘤骨结构破坏的程度及其稳定性将其分为两种类型六种亚型(图 19-1~ 图 19-7),并根据分型选择不同治疗方案。自 1996 年以来,共收治血友病性假瘤患者 38 例,采用这一临床分型指导治疗,其中手术治疗 26 例,取得了良好的效果,术后仅 4 例患者出现伤口感染,2 例伤口愈合不良,3 例出现假瘤复发。

　　Ⅰ型为骨外型血友病性假瘤。

　　Ⅰa型:四肢血友病性假瘤,骨结构未发生破坏,反复发作或保守治疗无效时手术切除假瘤;

　　Ⅰb型:四肢血友病性假瘤,骨结构受累 < 骨直径的 1/3,骨稳定性不受影响,应手术切除假瘤。

　　Ⅰc型:四肢血友病性假瘤,骨结构受累大于骨直径的 1/3,但小于骨直径的 1/2,骨稳定性部分受累,应手术切除假瘤,同时给予植骨重建骨结构以增加骨量,尽量不用金属内固定,可结合石膏外固定。

　　Ⅰd型:四肢血友病性假瘤,骨结构破坏 > 骨直径的 1/2 或已经发生骨折、骨稳定性明显受影响,应手术切除假瘤、重建骨结构稳定性,可酌情选择相应的内固定或外固定。

　　Ⅰe型:骨盆血友病性假瘤,应手术切除假瘤,酌情选择是否重建骨盆骨结构。

　　Ⅱ型:骨内型血友病性假瘤,骨稳定性良好时行刮除植骨,若骨的稳定性破坏或发生骨

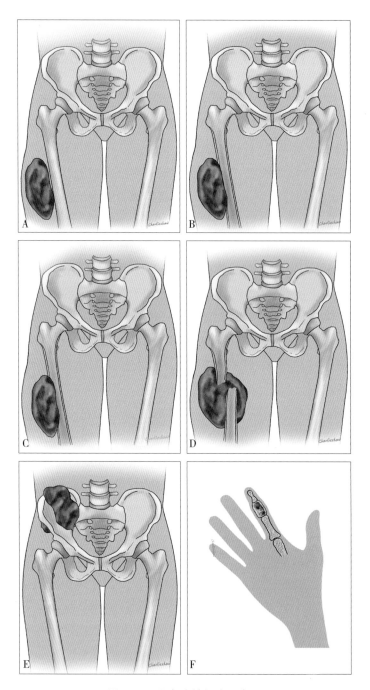

图 19-1 血友病性假瘤示意图

Ⅰ型为骨外型血友病性假瘤,Ⅱ型为骨内型血友病性假瘤。A.Ⅰa型血友病性假瘤为位于四肢的血友病性假瘤,骨结构未发生破坏;B.Ⅰb型血友病性假瘤为位于四肢的血友病性假瘤,骨结构受累<骨直径的1/3;C.Ⅰc型血友病性假瘤为位于四肢的血友病性假瘤,骨结构受累<骨直径的1/2,骨稳定性部分受累;D.Ⅰd型血友病性假瘤为位于四肢的血友病性假瘤,骨结构破坏>骨直径的1/2或已经发生骨折、骨稳定性受影响;E.Ⅰe型血友病性假瘤为位于骨盆的血友病性假瘤;F.Ⅱ型血友病性假瘤,为骨内型血友病性假瘤,骨稳定性良好时行刮除植骨,若骨的稳定性破坏或发生骨折,则按照骨折的原则进行植骨固定

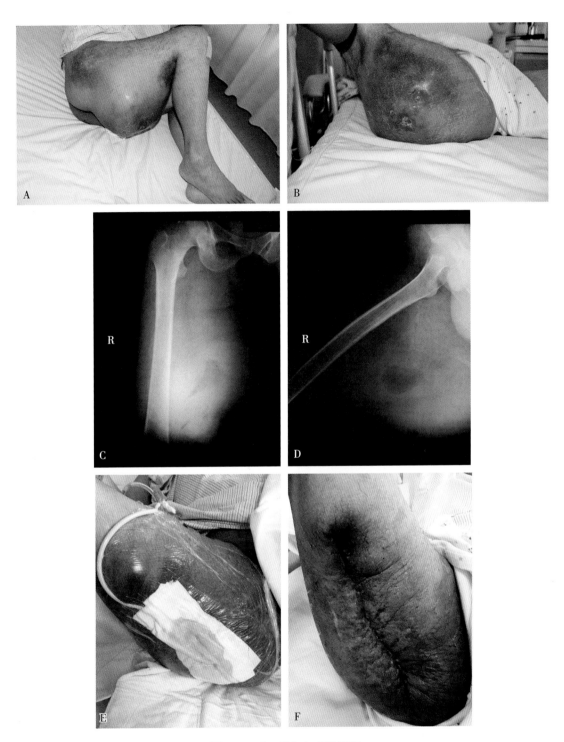

图 19-2 Ⅰa 型血友病性假瘤

患者男性,32 岁。右大腿 Ⅰa 型血友病性假瘤,大小约 25cm×17cm,并右膝屈曲,软组织张力大,局部可见皮肤破溃和色素沉着,股骨结构未受累。A~B. 侧卧位及平卧位右大腿侧后方大体像显示右大腿巨大包块并皮肤破溃;C~D. 右股骨正侧位 X 线片显示右大腿软组织内巨大包块影、骨结构正常;E~F. 血友病性假瘤切除术后伤口渗液、经负压吸引伤口换药后愈合

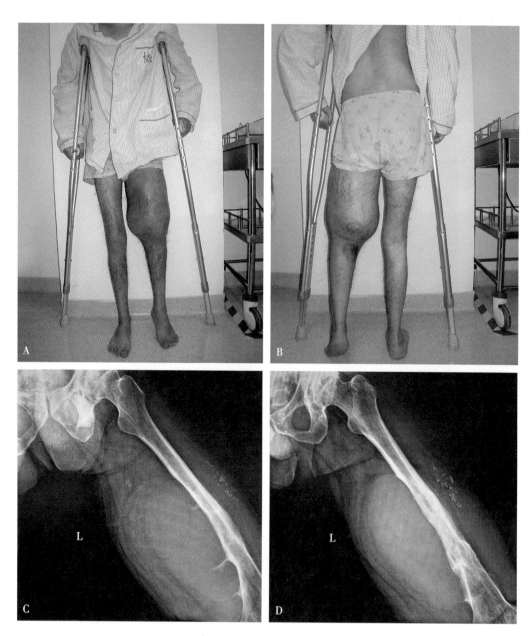

图 19-3 Ⅰb 型血友病性假瘤

患者男性,44 岁。左大腿Ⅰb 型血友病性假瘤,大小约 18cm×15cm,左大腿直径较对侧明显增粗、软组织张力大,股骨结构部分破坏,骨稳定性未受影响。A~B. 站立位左大腿前后位及侧位大体像显示左大腿远端包块、向内侧隆起明显;C~D. 左股骨正侧位 X 线片显示左大腿软组织内包块影、股骨中下段骨皮质受侵,但受侵直径小于骨直径 1/3

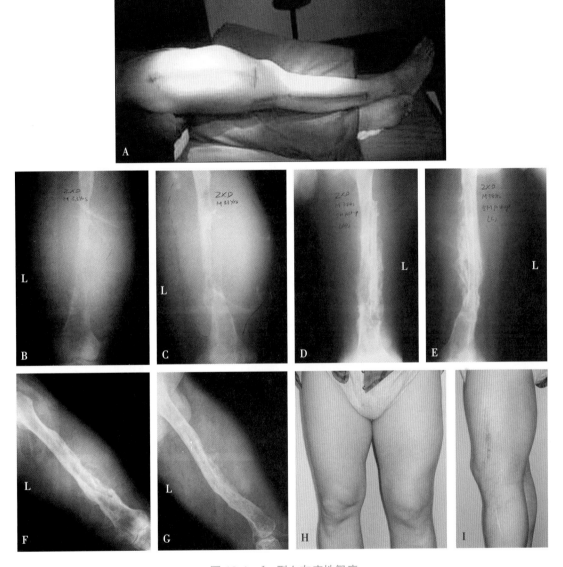

图 19-4　Ⅰc 型血友病性假瘤

患者男性，33 岁。左大腿 Ⅰc 型血友病性假瘤，大小约 22cm×18cm，左大腿直径明显增粗、软组织张力大，股骨干骨折，骨稳定性丧失。A. 左大腿大体像见左大腿中下段明显肿大；B~C，左股骨正侧位 X 线片见左大腿软组织内包块影，股骨干中下段受侵大于直径的 1/2、股骨干远端骨折并部分移位；D~E，术后 5 个月左股骨正侧位 X 线片可见左股骨周围骨痂生长良好、骨折愈合；F~G，术后 13 年左股骨正侧位 X 线片可见软组织内包块、提示血友病性假瘤复发，但骨折愈合良好、稳定性正常；H~I，术后 13 年左大腿大体像见左大腿较对侧稍增粗

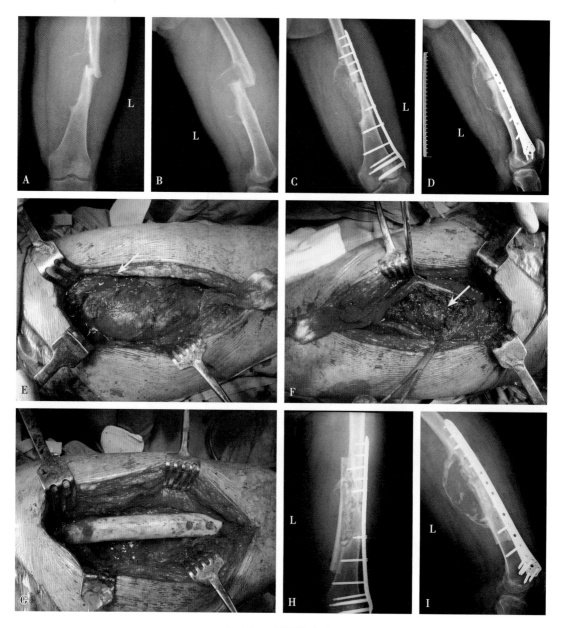

图 19-5　甲型血友病

患者男性,41 岁。甲型血友病 19 年。左股骨干病理性骨折钢板螺钉内固定术后骨折不愈合,左大腿Ⅰd 型血友病性假瘤,大小约 22cm×18cm,合并股骨干骨折、骨稳定性丧失,行左大腿血友病性假瘤刮除、骨折端刮除植骨、同种异体股骨远端骨置入、可吸收螺钉内固定术。A~B. 左股骨正侧位 X 线片显示左大腿软组织明显肿胀,股骨中段骨质受累超过股骨干直径的 1/3 并有病理性骨折;C~D. 第一次手术行假瘤切除、切开复位钢板内固定、自体髂骨取骨植骨融合术,术后 3 年 X 线片显示假瘤复发,骨折处未见连续骨痂形成、骨折线清晰、骨折未愈合;E~G. 第二次手术术中见血友病性假瘤外被假包膜,其内充填大量红褐色豆渣样组织,第二次手术术中在钢板对侧采用同种异体骨板重建;H~I. 第二次手术术后 3 年随访,左股骨正侧位 X 线片显示内固定位置良好,异体骨板内侧支撑无移位并与宿主骨融合,但异体骨板轮廓仍存在,原骨缺损及骨折断端所植同种异体骨部分完成爬行替代,骨折断端未完全愈合

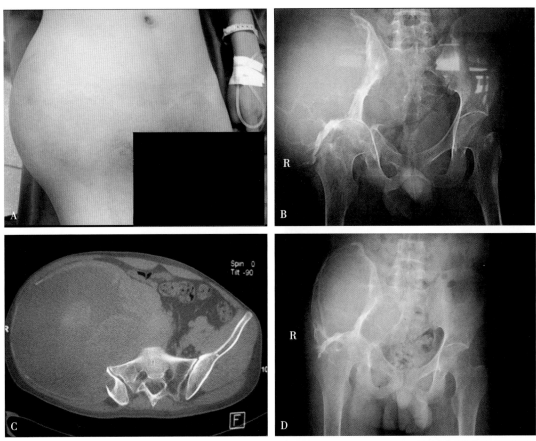

图 19-6 Ⅰe 型血友病性假瘤

患者男性,26 岁。右骨盆Ⅰe 型血友病性假瘤,大小约 35cm×32cm,右侧下腹部膨隆,髂骨大部分受累并突入盆腔,伴肠管受压。A. 右骨盆左斜位大体像见右髋前上方包块、局部隆起;B. 骨盆正位 X 线片见右侧髂骨大部分被肿块破坏、髋臼上缘仅部分残留;C. 骨盆 CT 轴位相显示包块破坏骨盆内侧壁、右侧髂骨消失、包块突入盆腔并挤压盆腔内脏器;D. 术后 21 个月骨盆正位 X 线片见右侧髂骨软组织包块消失、右侧髂骨轮廓存在、中央可见骨缺损;E~F. 术后 21 个月右骨盆正侧位大体像见右髋包块消失、伤口愈合良好

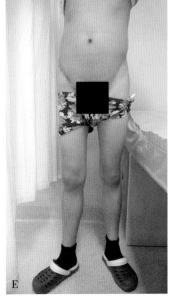

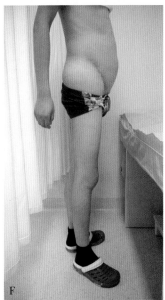

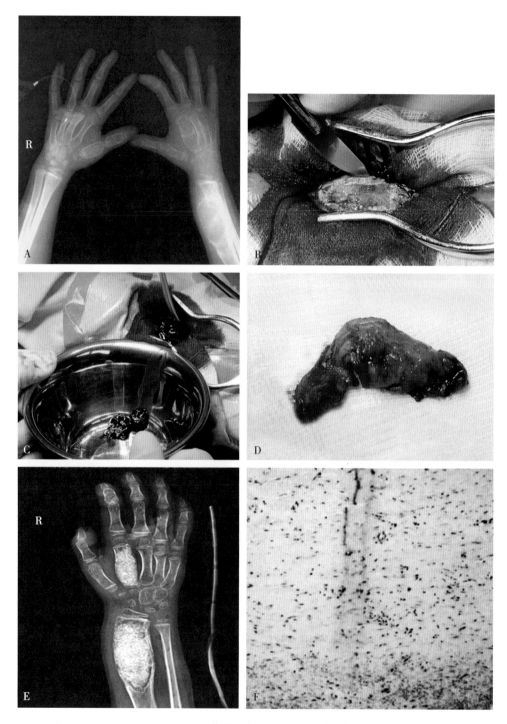

图 19-7　Ⅱ型血友病性假瘤（骨内型）

患者男性，6 岁。右侧前臂肿胀伴疼痛 2 年余。右前臂远端可见梭形隆起，诊断Ⅱ型血友病性假瘤（骨内型），骨稳定性无明显受累，行血友病性假瘤刮除植骨。A. 术前双手斜位 X 线片，提示多发骨质破坏，以右侧桡骨远端为著，呈膨胀性生长，皮质变薄，可见分隔；B. 术中见局部骨皮质完整但菲薄，局部呈暗蓝色；C. 假瘤内充满褐色陈旧血凝块；D. 刮除之假瘤囊壁；E. 病灶刮除打压植骨后右手正位 X 线片见病灶已刮除、植骨充分；F. 术后病理证实为右侧桡骨、掌骨纤维囊壁组织显慢性炎，可见新鲜及陈旧出血，局灶可见钙化

折,则按照骨折的原则进行植骨固定。

第四节　血友病性假瘤的非手术治疗

血友病性假瘤手术风险高、术后并发症发生率高,因此对于症状不明显、不伴有病理性骨折、无局部脏器组织受压的患者来说,非手术治疗仍然是首选。但也有学者认为,假瘤一经诊断,应在较小的时候切除,这个时候容易切除。许多研究表明,早期企图通过凝血因子替代的方法控制假瘤生长是无效的。完全切除是治愈的方法,如果不能完全切除,就应尽量切除。

凝血因子替代治疗是目前唯一有效的治疗血友病患者出血的方法,根据 2010 年《血友病诊断和治疗的专家共识》,在明确血友病类型以后,患者越早开始治疗,出现血友病性假瘤的概率越小,而且所需的凝血因子制品剂量也越少,康复也越快,一般最好能在症状出现 2 小时以内给予替代。

根据出血的程度可进行临床分型:①重度出血:包括特殊部位出血,如中枢神经系统和软气道(咽喉、颈部)出血;消化道、泌尿道、呼吸道以及腹膜内或腹膜后出血,眼底出血等。②中度出血:包括关节出血、肌肉出血、口腔出血、软组织血肿等。③轻度出血:包括皮肤淤斑、皮下出血、鼻出血等。这也是决定凝血因子用量的一个重要参考指标,同时结合患者所测得的凝血因子活性,有无凝血因子抑制物等选择相应的凝血因子替代物。根据每公斤体重、每次输注 1U 的凝血因子可以使患者循环血液中的凝血因子水平提高 2% 计算,一般需要将患者血浆 FⅧ:C 水平维持在止血水平(20%~30%)以上,APTT 维持在 60 秒(正常对照值 3~43 秒)以下,FⅧ抑制物滴度维持在 <5BU/ml。

对于及时补充凝血因子的患者来说,合理的制动和理疗是保守治疗的有效补充。此外对于一些无法手术或存在凝血因子抑制物的患者还可以尝试局部放疗的方法,可以有效镇痛并减少肿胀。

第五节　血友病性假瘤的手术治疗

自 1918 年 Starker 报道第 1 例血友病性假瘤手术治疗开始,广大学者一直在不断尝试各种方法,包括针刺抽吸、手术切除等,但是早期由于没有凝血因子替代,使得假瘤的复发率很高,而且术后出血、感染、窦道形成等并发症率也居高不下,患者死亡率很高,这阻止了血友病性假瘤手术治疗的进一步发展。1975 年以后,由于凝血因子替代治疗的进步,血友病性假瘤手术并发症发生率和死亡率明显降低;对于一些保守治疗患者,若病变持续进展或反复复发,也需采用手术治疗。血友病性假瘤的手术指征主要包括进行性增大的假瘤、病理性骨折、保守治疗无效、皮肤坏死或神经血管受压等。

（一）术前准备

尽管血友病性假瘤常见于骨盆、四肢等处，但其实际的发生部位可在全身各处，所以术前了解肿物的大小、结构、与周围组织毗邻关系以及假瘤血供等非常重要。

（二）影像学评估

X线片和CT可以明确和评估相邻骨质的破坏程度，从而对术中骨质重建的计划提供有力的帮助。

处于特殊部位的血肿和假瘤（如腹膜内或腹膜后）可以通过MRI来明确其和周围软组织结构的关系，同时可以通过增强造影来进一步判断其供血血管和明确其囊壁的轮廓。

如果腹膜后血肿或假瘤位于肾脏周围或累及泌尿系统结构以及大的血管，术前有必要进行血管造影或静脉肾盂造影，并且可以在手术前进行假瘤供血血管栓塞以减少术中出血，或放置输尿管导管以便术中更容易分辨此类重要结构防止误伤。

（三）凝血因子替代方案的制定

根据患者术前凝血因子活性、有无凝血因子抑制物、凝血因子药代动力学等制定相应的替代方案，具体参考第十一章。如果涉及术后功能锻炼，还需要根据患者的一般情况、引流等适当调整。同时注意监测APTT维持在45秒（正常对照值30~43秒）以下。凝血因子应从术前30分钟开始输注，保证术中的安全浓度，如果患者体内产生凝血因子抑制物，需要换用凝血酶原复合物，必要时给予新鲜冰冻血浆。

（四）手术要点

为了避免椎管内麻醉导致硬膜外血肿的发生，手术均应采用全身麻醉。为了防止术中清除假瘤内积血导致的污染，术前消毒完毕后应尽量采用手术贴膜和治疗巾严密覆盖、包裹手术区域。手术尽量使用止血带，解剖一般从近端正常组织开始，便于辨认神经血管和进行保护，血管神经束有可能包埋于假瘤的多房间隔内，手术中需要特别小心，必要时可以保留部分病变组织。在切开囊壁前可以用7号丝线缝扎囊皮以作为牵引用，囊壁切开后由于囊内高压会有大量陈旧性积血涌出，顺囊壁长轴切开，首先清理囊内大量的陈旧性积血，在囊壁与正常组织之间进行切除，遇到出血点以缝扎为主，对于周围因假瘤压迫纤维化变性的条索状组织，在评估其活性后尽予以保留，对于血肿侵蚀破坏的骨质，术前需要根据X线片和CT检查结果做好重建计划，术中通过刮匙尽量将贴于骨面的软组织清理干净，对于骨质强度尚可但缺损较多的可以考虑异体骨植骨；对于病理性骨折的情况，需要在植骨的同时使用内固定加强。由于血友病患者骨质强度和软组织条件差，术中出血，术后血肿复发、感染、翻修等风险较高，我们主张在骨重建的过程中力求简单有效，建议采用自体骨或异体皮质骨板固定，并用可吸收螺钉进行有限固定结合石膏外固定，尽量避免采用金属内固定，以降低感染和金属内固定物断裂等风险。术毕用温生理盐水反复冲洗创面，仔细止血，可以使用止血凝胶等相关产品进行创面喷涂，以减少术后渗血。术毕放置1根引流管，持续负压引流，尽量利用周围组织填充假瘤切除以后残留的空间，避免形成死腔，伤口加压包扎。

（五）术后处理

血友病性假瘤切除术后一般需要根据患者的具体情况予以凝血因子替代直到伤口愈合良好，对于一些特殊部位的假瘤（如腹膜后）或者术后需要进行功能锻炼的患者（如位于四肢关节附近），术后凝血因子的用量及时间需要适当延长。

术后引流通常放置 24~48 小时，局部切除假瘤囊腔后残留的空间，术后局部加压包扎需要持续 2 周左右，伤口换药及局部护理后必须及时加压包扎，以防止血肿再次出现，以及由此导致的伤口局部张力过大、伤口愈合不良等情况。术者可以通过术后测量患肢周径来进行监测，以便明确血肿是否有复发或进展。

对于术中进行骨重建的患者，根据骨破坏部位、骨质强度和手术处理情况等综合考虑，必要时给予石膏或支具制动，逐步增加负重。

第六节　典型病例

病例一

患者男性，26 岁。确诊甲型血友病 9 年，外伤后发现右髋部包块 2 年入院。患者 9 年前因右髋部血肿于当地医院就诊诊断为血友病（甲型），予以Ⅷ因子输注后好转。2 年前患者不慎摔伤右髋部，局部明显肿胀，伴疼痛，至当地医院就诊提示局部血肿形成，予以制动以及Ⅷ因子输注治疗，症状好转后出院。之后右髋部包块反复发作疼痛，间断应用Ⅷ因子治疗，但肿物仍进行性增大，目前患者局部明显隆起，行走时右髋部疼痛明显。入院后查体发现右髋关节明显肿胀，局部可及直径约 35cm 巨大肿物，向内接近腹正中线，局部皮温不高，皮肤张力较高，无明显压痛，质地硬，活动度差。右髋关节各向活动均明显受限。术前 X 线片提示假瘤侵蚀右侧髂骨，瘤内伴有多房和钙化；CT 提示假瘤内大量低密度影，右侧髂骨被侵蚀，周围软组织及脏器被推挤；术前完善相关检查并请血液科会诊后，给予凝血因子替代。取右髂嵴方向做皮肤切口，长约 28cm，依次切开皮肤、皮下组织及深筋膜，探查见假瘤张力高，表面腹外斜肌菲薄，腹外斜肌止点处髂嵴仅残留少许皮质，假瘤囊壁与表面浅层组织粘连，难以分离。遂于假瘤表面切开约 1cm，引出陈旧血性积液约 1000ml。然后沿腹外斜肌止点剖开假瘤，探查见内部充满褐色豆渣样组织。彻底刮除假瘤内豆渣样组织，大量生理盐水冲洗。进一步探查见假瘤囊腔大小约 35cm×25cm×25cm，后方至骶骨表面，内侧过中线，远端至闭孔以远，髂骨大部缺如，仅残留闭孔及髋臼上缘部分骨质。考虑残留骨质少，如行骨盆重建难以获得足够强度和稳定性，遂放弃行骨盆重建。彻底止血，确定囊内无活动性出血，清点敷料器械无误，用大块止血纱布包裹吸收性明胶海绵填塞囊腔，折叠囊壁并重叠缝合，分层关闭囊腔。逐层缝合切口并加压包扎。手术出血约 300ml，术中未输血。术毕患者安返病房并凝血因子替代，术后维持伤口加压包扎以及沙袋压迫，恢复良好。术后 21 个月随访假瘤无复发，X 线片可见新骨形成（见图 19-6）。

　　患者男性,34 岁。自发性出血 30 余年,发现右腹部肿物 2 年。患者 2 岁时外伤后出血不止后,诊断为甲型血友病。5 岁时出现鼻腔自发性出血,约 2 个月 1 次,可自行止血,外伤后出现双膝关节、踝关节血肿,制动 5~7 天后可自行恢复。10 年前出现膝关节、肘关节自发性出血,约 10 天 1 次。输入Ⅷ因子后好转,Ⅷ因子剂量起初为 200~400U,逐渐增量至 1000U。3 年前无明显诱因出现右侧腰痛,查Ⅷ因子活性＜ 0.1%,无抑制物。2 年前无明显诱因出现右侧腰部肿物,约鸡蛋大小,质软,有波动感,输入Ⅷ因子 1000U 后无明显好转。此后肿物逐渐增大,间断输入Ⅷ因子 1000U 后效果不明显。查体:右腹部可见巨大包块,上达肝缘下到腹股沟韧带,内侧超过腹中线,外侧越过腋后线,局部皮肤未见明显发红,皮温不高,肿块局部张力较高,压痛(+),余腹软,无明显压痛、反跳痛、肌紧张,无肠鸣音亢进。右髋关节屈曲畸形,活动受限。术前 CT 提示右髂腹部巨大假瘤,肝脏及右肾被推挤移位,CT 证实假瘤来源于右侧腰大肌。术前给予凝血因子替代治疗。麻醉成功后,患者左斜卧位,右侧臀部垫高,约束带固定后,右腰腹部常规消毒、铺巾。沿假瘤纵轴(上到肋缘下到腹股沟韧带上方约 5cm)做皮肤切口,长约 20cm,依次切开皮肤、皮下组织、深筋膜、腹外斜肌、腹内斜肌、腹横肌;探查见假瘤巨大,张力甚高,表面呈暗蓝紫色,瘤体高达肝下,肾脏被推挤移位,瘤体下缘延伸到腹股沟韧带下方,内侧毗邻下腔动静脉,后方深达椎体横突,浅面肌肉菲薄纤维变性。假瘤囊壁与周边表浅层组织粘连,呈葱皮样,7 号线缝扎牵引后,先于假瘤表面切开约 5cm,引出陈旧血性积液约 4600ml。然后纵行剖开假瘤,探查见假瘤囊腔大小约 35cm×25cm×20cm,内部充满褐色豆渣样陈旧性血块组织伴多个分隔。彻底刮除假瘤内豆渣样组织,称重约 2.5kg,于瘤壁外缘与正常组织间选择可分离间隙逐步分离切除假瘤硬化囊壁,大量温生理盐水冲洗、浸泡创面,电凝及止血方纱等覆盖创面彻底止血,确定无活动性出血后,清点敷料器械无误,放置 1 根引流管,分层关闭囊腔。逐层缝合切口并用腹带加压包扎(图 19-8)。手术过程艰难但顺利,术中出血 3000ml,术中追加凝血因子 1500IU,自体血回输 1501ml,输 RBC 6U、血浆 600ml,术毕患者带气管插管返 ICU。

　　患者男性,6 岁。因右侧前臂肿胀伴疼痛 2 年余入院。患者 2 年前活动后出现右侧桡骨远端肿胀,无明显疼痛及活动受限,行 X 线片检查诊断为骨囊肿,术前检查发现Ⅷ因子活性 1.9%,确诊为甲型血友病。1 个月前活动后右侧桡骨远端肿胀、疼痛较前明显。入院查体:右前臂远端可见梭形隆起,约 5cm×3cm×2cm,质硬,未及囊性及波动感,无明显发红,皮温不高,压痛可疑阳性,前臂旋前旋后略受限,肘关节活动正常,腕关节屈伸活动略受限。实验室检查Ⅷ因子活性 11.1%,无抑制物。X 线片及 CT 扫描提示:双手掌骨、指骨及右桡骨远端膨胀性骨质破坏,伴局部病理性骨折,髓腔内填充软组织密度影、多发骨囊性变。术中所见:局部骨皮质完整但菲薄,局部呈暗蓝色,壳内有多个分隔,局部有暗红色凝血块,皮质内壁有

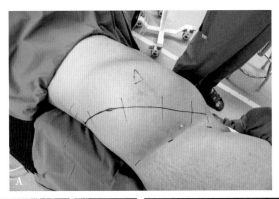

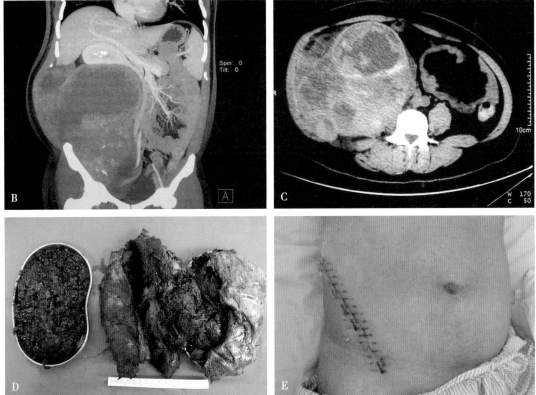

图 19-8 右腹部血友病性假瘤

患者男性,34 岁。自发性出血 30 余年,发现右腹部肿物 2 年,诊断为右腹部血友病性假瘤行血友病性假瘤切除术。A. 右髂腹部局部隆起明显;B~C. CT 见右腹部巨大假瘤,假瘤来源于右侧腰大肌,肝脏及右肾被推挤移位;D.术中切除的假瘤囊壁及部分豆腐渣样内容物;E.右侧髂腰肌血友病性假瘤切除术后局部平坦,伤口愈合良好

增生囊壁。彻底清除凝血块并刮除囊壁,冲洗伤口后取同种异体股骨髁粉碎并打压填塞植骨,放置引流条后逐层关闭切口,局部加压包扎,支具保护。围术期采用Ⅷ因子替代。术后病理证实为多发骨内血友病性假瘤(见图 19-7)。

病例四

　　患者男性,41 岁。因患甲型血友病 19 年,左股骨干病理性骨折钢板螺钉内固定术后骨折不愈合 2 个月。X 线片提示左大腿内侧软组织肿块,伴局部骨质受压表现,查Ⅷ因子缺乏,诊断为甲型血友病、左大腿血友病性假瘤,当地医院给予消肿、输入全血后肿胀减轻,此后患者未予规律治疗,症状反复。1 年半前患者左大腿内侧肿胀加重,疼痛剧烈,假瘤较前明显增大,骨质受侵蚀明显,建议手术,患者拒绝。2 个月后由于不慎摔倒致左股骨干病理性骨折,当地医院给予假瘤切除、切开复位钢板内固定、髂骨取骨植骨融合术。术后 3 年复查 X 线片提示骨折处未见连续骨痂形成,骨折未愈合。查体:扶双拐步入病房,左下肢不能负重,左大腿较对称肿胀明显,其内、外侧各可见长约 15cm、10cm 的术后瘢痕。左大腿内侧可触及大小约 15cm×8cm 质韧包块,与周围组织粘连,活动度低,轻压痛。左下肢肌力Ⅳ级,右下肢肌力Ⅴ级。双髋及双膝关节活动度正常。外伤后左股骨正侧位 X 线片提示:左大腿中段可见局部软组织包块,股骨干皮质受压并侵蚀变薄,股骨干连续性中断。术后 1 年 X 线片显示:股骨干骨折术后,内固定位置良好,骨折断端局部增生硬化,未见明显骨痂形成。围术期在凝血因子充分替代下行左大腿血友病性假瘤刮除、骨折端刮除植骨、同种异体股骨远端骨置入、可吸收螺钉内固定术。术中见假瘤约 20cm×10cm×10cm,基底止于股骨干内侧,其内部充满黄褐色豆渣样组织,外被假性包膜;骨折端及股骨干表面被增生的肉芽组织填充,用磨钻打磨骨折断端及股骨干表面骨痂至表面均匀渗血后,取同种异体股骨远端长约 20cm,纵行劈开,取其中一半置于股骨干内侧,并与骨折线两端各用两枚可吸收螺钉固定,同时将剩余同种异体股骨咬碎后连同 5 包同种异体松质骨条植入骨折断端,假瘤残留腔隙用止血纱布包裹吸收性明胶海绵填塞。术中出血约 2200ml,术中输红细胞 4U,血浆 400ml。围术期共使用凝血Ⅷ因子约 62 000U。术后患者规律随访,术后 3 年骨折仍未完全愈合(见图 19-5),左大腿周径未再增粗,患者可以扶拐行走及完成日常工作生活。

(边焱焱　刘　勇)

参 考 文 献

1. 丁秋兰,王学峰,王鸿利,等 . 血友病诊断和治疗的专家共识:血友病的规范化诊断 . 临床血液学杂志,2010,(1):49-51
2. 窦国胜 . 血友病性关节病影像回顾性分析 . 中国社区医师(医学专业),2012,14(17):242
3. Roosendaal G, Vianen ME, Wenting MJ, et al.Iron deposits and catabolic properties of synovial tissue from patients with haemophilia. J Bone Joint Surg Br, 1998, 80(3):540-545

4.　Øvlisen K, Kristensen AT, Jensen AL, et al. IL-1 beta, IL-6, KC and MCP-1 are elevated in synovial fluid from haemophilic mice with experimentally induced haemarthrosis. Haemophilia, 2009, 15 (3): 802-810

5.　Wen FQ, Jabbar AA, Chen YX, et al. C-myc proto-oncogene expression in hemophilic synovitis: in vitro studies of the effects of iron and ceramide. Blood, 2002, 100 (3): 912-916

6.　Hakobyan N, Kazarian T, Jabbar AA, et al. Pathobiology of hemophilic synovitis I: overexpression of mdm2 oncogene. Blood, 2004, 104 (7): 2060-2064

7.　Acharya SS, Kaplan RN, Macdonald D, et al. Neoangiogenesis contributes to the development of hemophilic synovitis. Blood, 2011, 117 (8): 2484-2493

8.　Hooiveld M, Roosendaal G, Vianen M, et al. Blood-induced joint damage: Longterm effects in vitro and in vivo. J Rheumatol, 2003, 30 (2): 339-344

9.　Arnold WD, Hilgartner MW. Hemophilic arthropathy. Current concepts of pathogenesis and management. J Bone Joint Surg Am, 1977, 59 (3): 287-305

10.　Pettersson H, Ahlberg A, Nilsson IM. A radiologic classification of hemophilic arthropathy. Clin Orthop Relat Res, 1980, 149: 153-159

11.　Brant EE, Jordan HH. Radiologic aspects of hemophilic pseudotumors in bone. Am J Roentgenol Radium Ther Nucl Med, 1972, 115 (3): 525-539

12.　Ahlberg AK. On the natural history of hemophilic pseudotumor. J Bone Joint Surg Am, 1975, 57 (8): 1133-1136

13.　Silber R, Christensen WR. Pseudotumor of hemophilia in a patient with PTC deficiency. Blood, 1959, 14 (5): 584-590

14.　Gilbert MS. Characterizing the hemophilic pseudotumor. Ann N Y Acad Sci, 1975, 240: 311-315.

15.　Sim KB, Hong SK. Cranial hemophilic pseudotumor: case report. Neurosurgery, 1996, 39 (6): 1239-1242

16.　Inoue T, Suzuki Y, Nishimura S, et al. Cranial hemophilic pseudotumor associated with factor IX deficiency: case report. Surg Neurol, 2008, 69 (6): 647-651

17.　Jensen PS, Putman CE. Hemophilic pseudotumor. Diagnosis, treatment, and complications. Am J Dis Child, 1975, 129 (6): 717-719

18.　Kashyap R, Sarangi JN, Choudhry VP, et al. Pseudotumor of calcaneus: treatment with radiotherapy and replacement therapy. Am J Hematol, 1998, 57 (3): 263-264

19.　Zhai J, Weng X, Zhang B, et al. Surgical management of hemophilic pseudotumor complicated by destructive osteoarthropathy. Blood Coagul Fibrinolysis, 2015, 26 (4): 373-377

20.　Bian Y, Weng XS, Zhai J. Multiple intraosseous pseudotumours of distal radius and hands in a patient with haemophilia A: case report. Haemophilia, 2014, 20 (6): e432-435

21.　高增鑫, 翁习生, 邱贵兴, 等. 血友病性假瘤的临床特点分析. 中华医学杂志, 2008, 88 (17): 1181-1184

22.　翁习生, 高增鑫, 林进, 等. 血友病性假瘤的诊断与治疗. 中国骨与关节外科, 2008, 1 (2): 129-134

第二十章

血友病合并骨折的治疗

第一节　血友病合并闭合性骨折的治疗

血友病患者发生骨折与内因及外因相关。内因指疾病所伴随的严重骨质疏松、关节活动度下降、骨骼肌萎缩，从某种程度上讲类似于病理性骨折；外因指外在能量损伤。既往认为由于血友病患者活动量少且行动较慢，骨折发病率低于正常人群，Taser 报道 2002~2005年期间在其中心登记的 800 例血友病患者中仅有 5 例(0.6%)发生骨折。但需注意的是，目前由于药物治疗及预防措施的改进，血友病患者参与日常活动的程度及频率较以往大大增加，提示其骨折发病率将有可能增加。闭合骨折定义为骨的完整性或连续性受到破坏，骨折处皮肤或黏膜完整、不与外界相通。血友病合并闭合性骨折的治疗原则同一般闭合骨折：复位、固定、功能锻炼。

一、诊断与急救处理

骨折的一般表现为局部疼痛、肿胀和功能障碍，但在血友病患者，尤其是有关节内反复出血史者，骨折后疼痛及功能障碍较伤前变化可不明显，此时需警惕关节周围骨折的发生，X 线筛查极为重要。诊断需要有整体观念，查体时需关注神经及血管有无损伤。为减少血友病患者痛苦、防止骨折断端活动增加周围软组织、血管、神经损伤以及诱发休克的发生，患肢需给予有效的临时固定，一般可使用夹板等固定，固定范围应超过骨折部位上、下各一个关节。同时应开始凝血因子替代治疗，治疗方案与目标值参考相关章节。

二、骨筋膜室综合征的处理

发生在四肢长骨的骨折在血友病患者中更为常见，由于凝血功能障碍，骨折断端血肿形成更为迅速与严重。这时需警惕骨筋膜室综合征的发生，其显著特点是疼痛远较普通骨折严重。在血友病患者中及时诊断骨筋膜室综合征至关重要，依靠传统的"5P"征往往会延误诊断,而组织测压则是较可靠的选择,有文献报道较传统方法更为优越。治疗原则同非血友病患者。

三、骨折复位与固定

鉴于血友病患者闭合骨折多为低能量损伤,多数骨折都可以进行手法复位、外固定治疗,常用的外固定方法有石膏绷带、外展架、持续牵引、小夹板和外固定架等。

血友病患者选择手术治疗还是非手术治疗的指征同非血友病患者,需要特别考虑的是:①血友病患者伴随的严重骨质疏松可能无法达到坚强内固定;②有文献报道血友病患者全膝关节置换术后假体周围感染率较其他原发疾病明显增高,因此同样需警惕内固定相关的感染;③手术切开可能导致血友病患者原本萎缩肌肉的功能进一步丧失;④文献报道由于出血及骨质疏松,血友病患者经皮穿针有较高的松动率与感染率,这可能对外固定架的使用产生一定影响。

非血友病患者骨折主要有三种内固定方法:髓内钉、接骨板和螺钉。髓内钉是治疗长骨骨干骨折的首选固定方式,由于会导致出血增加及术后瘢痕形成,接骨板和螺钉是次选。关节内骨折需解剖复位,常用螺钉辅助接骨板固定。干骺端及关节周围骨折可根据情况选钢板、螺钉或髓内钉固定。对于血友病患者骨折的内固定存在较大的争议,有学者采用金属内固定取得良好效果(图 20-1),但也有学者建议不采用金属内固定。由于血友病患者骨折术后骨折不愈合(图 20-2)、感染等风险较高,而一旦发生此类并发症,常需再次手术,而此时行翻修手术所面临的困难较非血友病患者严重得多,包括失血、凝血因子抑制物形成、骨折不愈合、再发感染等。笔者建议,血友病骨折患者慎重采用金属内固定,可选用皮质骨(自体或异体)支撑、可吸收螺钉内固定、石膏辅助外固定等方式,从而避免内固定失败后所面临的诸多困难。笔者曾处理 1 例患者因血友病股骨骨折在外院行髓内钉固定后,再发血友病性假瘤及股骨骨折、内固定断裂,行内固定取出、异体骨固定后患者出现凝血因子抑制物,给予APCC 替代、伤口换药等治疗,仍然迁延不愈、面临截肢的困境,患者换药长达 8 年后伤口方才愈合(图 20-3)。

四、康复

尽早进行系统合理的功能锻炼,不仅能维持机体正常的生理功能水平、加快骨折愈合、防止毗邻未受伤关节的功能障碍,更重要的是可以防止因肌肉粘连、关节僵硬及肌肉萎缩所引起的受伤关节的永久性功能障碍,最大限度地恢复患者的肢体功能,预防肢体失用性萎缩及关节挛缩。

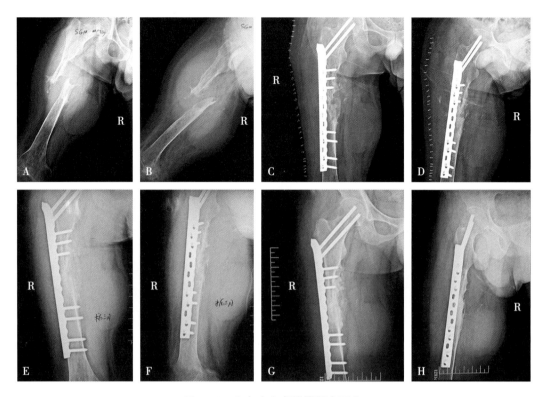

图 20-1　血友病患者的骨折内固定

患者男性,33 岁。外伤后右大腿疼痛、肿胀、畸形伴活动受限 8 个月,行右大腿外侧假瘤切除、右股骨干假关节清理复位内固定(股骨近端锁定接骨板)、自体髂骨 + 异体骨植骨术,术后 3 个月复查骨折愈合,术后 15 个月复查内固定位置良好。A~B. 术前右股骨正侧位 X 线片显示有大腿近端软组织包块并右股骨骨皮质连续性中断,骨折断端吸收变细并分离;C~D. 术后右股骨正侧位 X 线片显示固定位置良好,股骨内侧及骨折断端可见植骨材料;E~F. 术后 3 个月复查右股骨正侧位 X 线片显示钢板螺钉位置良好、骨折断端骨质连续,骨折愈合;G~H. 术后 15 个月复查右股骨正侧位 X 线片显示钢板螺钉位置良好、骨折断端骨质连续,骨折周围发生骨重建

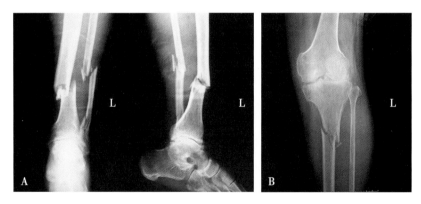

图 20-2　血友病患者骨折术后出现骨折不愈合

患者男性,44 岁。车祸致左下肢疼痛伴活动受限,患者伤后左下肢逐渐肿胀伴麻木,查体左小腿皮温低、感觉减退、足背动脉搏动未扪及,考虑发生骨筋膜室综合征。骨筋膜室综合征缓解后行左腓骨骨折切开复位、内固定术及左胫骨骨折闭合复位、外固定术。术后 4 个月见左胫骨下段骨折未愈合,行胫骨下段骨折切开复位、内固定术。A~B. 左胫腓骨正侧位及左膝正位 X 线片提示左胫腓骨下段骨折及左胫骨上段骨折

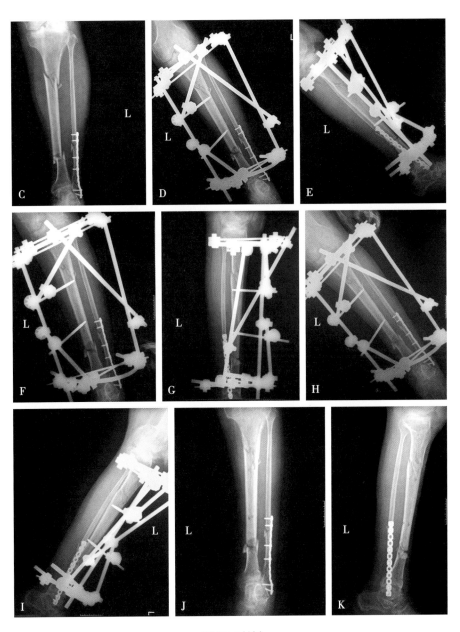

图 20-2（续）

C~E. 左腓骨骨折切开复位、内固定术和左胫骨骨折闭合复位、外固定术后左胫腓骨正侧位 X 线片见骨折对位对线良好；F~I. 术后 3 个月和 4 个月复查时左胫腓骨正侧位 X 线片显示左腓骨及胫骨上段骨折已愈合、下段骨折未愈合；J~M. 左胫骨外固定取出后行左胫骨下段骨折切开复位、内固定术后左胫腓骨正侧位 X 线片见骨折对位良好

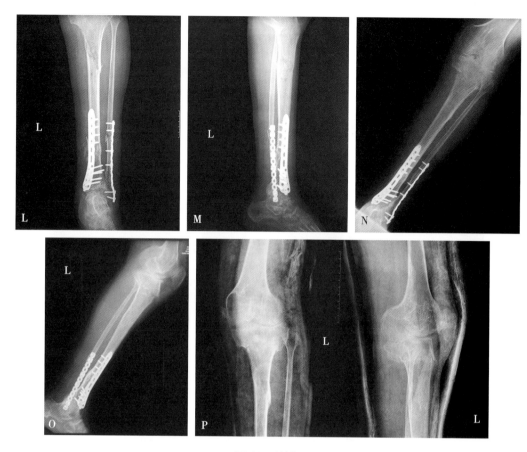

图 20-2(续)

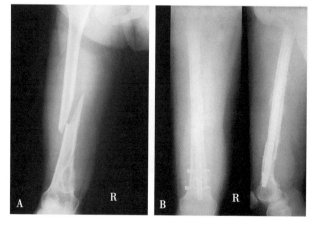

图 20-3　血友病患者股骨骨折行切开复位髓内钉固定后迁延不愈

患者男性,26 岁。因甲型血友病、右股骨干骨折于外院行右股骨干骨折切开复位髓内钉固定术,术后 2 年右股骨血友病性假瘤复发并发生病理性骨折、远端锁钉松动和断裂,手术行髓内钉取出、异体骨植骨、可吸收螺钉固定、石膏外固定术,术后 7 周可见骨生长、骨痂形成,但伤口迁延不愈并合并感染,患者换药长达 9 年后伤口愈合。A. 右股骨正位 X 线片见右股骨干螺旋形骨折;B. 右股骨正侧位 X 线片见骨折复位及髓内钉位置良好

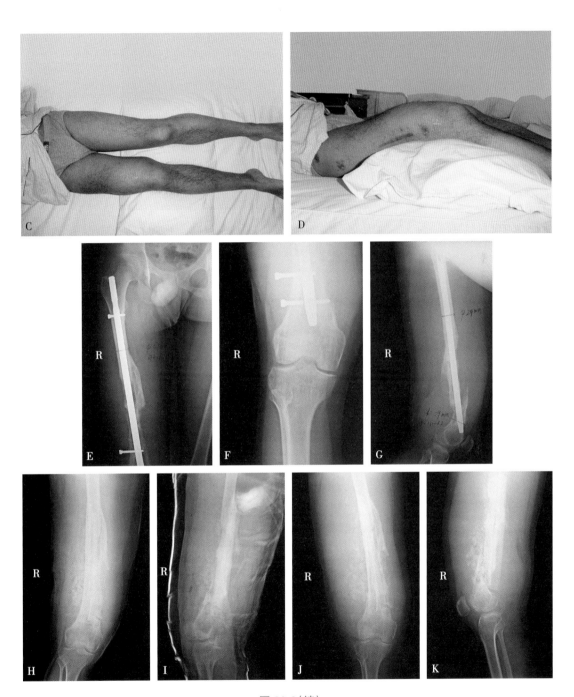

图 20-3（续）

C~D. 术后 2 年患者右大腿疼痛、活动受限，左大腿远端肿胀；E~G. 右股骨正侧位 X 线片见右股骨远端骨吸收形成骨折、远端锁钉松动断裂；H~I. 二次术后右股骨正侧位 X 线片见骨折对位可；J~K. 二次术后 20 天右股骨正侧位 X 线片见骨折未移位

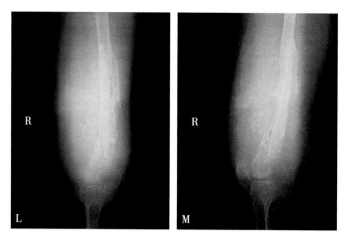

图 20-3(续)
L~M. 二次术后 7 周可见骨生长、骨痂形成

第二节　血友病合并开放性骨折的治疗

凡骨折合并皮肤及皮下软组织损伤破裂,使骨折断端和外界相通者,称为开放性骨折。但凡发生开放骨折,主要关注两点:一为肢体所吸收能量的多少,二为伤口污染程度。这两点往往优先于对骨折程度的关注,而第二点往往提示是高能量还是低能量损伤。处理血友病患者开放骨折时的三个主要步骤包括准确分型、急救处理及在手术室进行最终处理。

一、分型

国内外学者对开放性骨折的分型都十分重视,它关系着治疗方法的选择和预后的评估。Anderson 依据软组织损伤的程度将开放性骨折分为三型。Ⅰ型:伤口不超过 1cm,伤缘清洁;Ⅱ型:撕裂伤长度超过 1cm,但无广泛软组织损伤或皮肤撕脱;Ⅲ型;有广泛软组织损伤包括皮肤或皮瓣的撕裂伤、多段骨折、创伤性截肢以及任何需要修复血管的损伤。1984 年 Gustilo 在临床应用中发现此种分类存在不足,又将Ⅲ型分为三个亚型。Ⅲ A:骨折处仍有充分的软组织覆盖、骨折为多段或为粉碎性;Ⅲ B:软组织广泛缺损、骨膜剥脱、骨折严重粉碎、广泛感染;Ⅲ C:包括并发的动脉损伤或关节开放脱位。Anderson-Gustilo 分型是目前国际上最常用的分型方法之一。

二、急救处理

做好开放骨折血友病伤员的急救处理非常重要,是保证伤员安全、防止再损伤与再污染、为进一步治疗创造条件的重要前提。

1. 整体观念　首先要有整体观念,不能只顾及骨折局部及软组织伤口,而忽视身体其他部位可能合并发生的脏器损伤。因此应首先尽快地对伤员进行全面检查,注意可能合并的颅脑、胸腹腔及盆腔脏器损伤,对神志不清的伤员更应提高警惕,以免漏诊、误诊。优先处理致命伤,遇有休克要及时抢救。

2. 凝血功能正常化　这一点非常重要,它不仅能避免伤口大出血,并且能预防局部血肿形成。有关药物替代治疗方案及目标值已在其他章节中讨论,在此不再赘述。

3. 止血　一般开放伤口可用无菌棉垫或干洁的布单局部加压包扎,既可止血,又可防止伤口进一步被污染。如有大血管活动性出血时,可用止血带止血,但必须严格按照要求正确使用,不然将给伤员带来危害。上止血带时一定要记录时间,一般不可持续至 1 小时以上,超过 1 小时者应每 0.5~1 小时松解 1~2 分钟,同时在伤口加压止血,以免肢体坏死。止血带松紧要适中,否则会导致静脉血被止住而动脉血却未止住,不但起不到止血作用反而会增加出血。

4. 伤口包扎与处理　应仔细检查伤口,去除异物后用无菌敷料包扎,如现场无法获得无菌敷料,亦可用洁净的布单包扎。如骨折断端外露,应在其原位用无菌敷料包扎,不应立即将其复位,以免被污染的骨端再污染深部组织,待清创后再将骨折端复位。伤口内不要涂敷任何药膏或药粉,以免给观察伤口和清创带来困难。不应在清创前缝合伤口,以免增加感染的机会。若预计患者将在 2 小时内接受急诊清创手术,转运中可考虑无菌绷带包扎;若患者在伤后数小时内无法接受清创手术,有文献推荐持续伤口无菌生理盐水灌洗,从而降低感染的概率。最近的数据表明,清创前伤口微生物学培养价值有限,故不再推荐。

5. 临时固定　为减小血友病伤员痛苦、防止骨折断端活动增加周围软组织、血管、神经损伤以及诱发休克的发生,患肢需给予有效的临时固定。一般可使用夹板等固定。固定范围应超过骨折部位上、下各一个关节。原则上骨折未经固定不应随意搬动伤员或移动伤肢,如必须搬动而当时又确无适当的外固定物,应利用躯干或对侧肢体固定。

6. 转运　经上述必要处理后,应及时转运至有条件进行下一步治疗的医学中心治疗,转运力求迅速、舒适、安全。转运途中应继续注意伤员全身情况,必要时可行静脉输液,并适当应用抗生素。

7. 抗生素的使用　循证医学证据推荐尽快静脉使用疗程短且覆盖革兰染色阳性球菌的第一代头孢菌素,可大大降低损伤后感染的风险。其后抗生素的选择可参考伤口微生物学培养结果。近年来,有报道局部使用抗生素取得明显效果。Ostermann 等报告 1085 例开放性骨折,第一组 240 例,只使用静脉抗生素;第二组 845 例,局部加用抗生素串珠。结果是第一组感染率为 12.0%,而第二组为 3.7%。

三、开放性骨折的手术室处理

血友病患者开放性骨折的治疗既要保证骨折的愈合,又要避免伤口的感染,还要尽快地恢复肢体的功能,因此一直是创伤骨科的难题。开放性骨折的治疗,包括清创、骨折复位固定、伤口闭合及截肢等几个主要方面。

1. 彻底清创   清创是治疗开放性骨折的基础,彻底清创是预防感染的关键。对污染的新鲜开放性骨折,在细菌繁殖和侵入组织的潜伏期内(伤后 6~8 小时)施行清创术,彻底切除污染的创面、失活的组织和异物,清洗干净后将创口闭合,可以避免发生感染,残留的少数细菌通常能被健康组织消灭。通常认为 6~8 小时的新鲜伤口经过彻底清创闭合术后,绝大多数可以一期愈合;在 8 小时以后,感染的可能性增大;24 小时后感染就难以避免了。因此必须努力争取在 6~8 小时内施行清创闭合术;在 8~24 小时之间的创口仍可做清创术,但早期是否闭合应根据创口情况而定;超过 24 小时的创口通常不宜行清创术,因为此时细菌已大量繁殖,创口已感染,清创可破坏已形成的肉芽组织屏障使得感染扩散,弊大于利;但若敞开创口换药,一方面容易出血,另一方面创面通过换药难以愈合,笔者经验推荐采用负压吸引装置(VSD)覆盖创面、低压吸引可收到良好效果。

2. 骨折的复位固定   骨折的复位固定是治疗开放性骨折的中心环节。骨折固定除具有维持骨折复位、保障骨折愈合、实现肢体早期锻炼、促进功能恢复的一般目的外,对开放性骨折来说更具有消除骨折端对皮肤的损害、减少污染扩散、便于重要软组织(血管、神经、肌腱)修复、利于伤口闭合的特殊意义。

回顾历史,开放性骨折的固定,20 世纪 60 年代以前基本上是以外固定为主,主要是石膏固定。60 年代初以后开始逐渐使用内固定,但当时被视为违反原则。由于内固定所取得的良好疗效,到 70 年代内固定治疗开放性骨折已逐渐被人们接受,但内固定治疗开放性骨折也同时出现不少难以解决的问题。70 年代中期以后金属架外固定器治疗开放性骨折如雨后春笋般迅速发展起来,它大大地充实了治疗开放性骨折的手段,明显地提高了开放性骨折的治愈率。

治疗开放性骨折不同于闭合性骨折,它容易发生感染和坏死。因此处理开放性骨折要求迅速,尽量减少对组织的再损伤。骨折的固定方法应以简单、迅速、有效为原则。我们认为:石膏、夹板、骨牵引虽然简单、迅速,但不能达到骨折的有效固定,骨折端的异常活动不仅威胁伤口皮肤的愈合,更可能增加污染扩散的机会;内固定方法由于操作复杂,严重污染创伤者感染的发生率也将因内固定手术而大大增加;外固定器操作迅速简便、固定可靠、调节容易且便于局部创面的处理,故在处理开放性骨折中具有独特的优越性。骨折固定方法的选择,应根据患者全身情况,伤口能否安全闭合及骨折类型来判断:I 型骨折可考虑 I 期闭合伤口和骨折内固定;II 型和 III 型骨折应优先选用外固定器行骨折外固定,后者兼有骨折固定和便于观察处理伤口的优点。

非血友病开放骨折常用三种内固定方法:髓内钉、接骨板和螺钉。髓内钉是治疗 I 型长骨骨干骨折的首选固定方式。关节内骨折需解剖复位,常用螺钉辅助接骨板固定。干骺端及关节周围骨折可根据情况选择接骨板、螺钉或髓内钉治疗。II 型开放性骨折伴有严重组织损伤,不建议使用扩髓的髓内钉和钢板内固定,以防止进一步破坏血运、坏死范围增加。股骨血运佳、肌肉覆盖多,I、II、III A 型开放性骨折固定方法不受伤口因素影响,III B、III C 型开放性骨折最好选用外固定架。胫骨血运差、软组织覆盖少,应用非扩髓带锁髓内钉治疗Ⅰ、Ⅱ、ⅢA型开放性骨折可获得良好的治疗效果,ⅢB、ⅢC型开放性骨折选用外固定架是初始固定的最安全方法。如有骨缺损、常取髂骨松质骨植骨。如皮肤缺损需实施皮瓣覆盖,植骨应延迟到皮瓣稳定后实施。如前所述,血友病患者骨折不愈合、感染风险高,因此软组织损伤较轻时(GustiloⅠ型),则可选用皮质骨支撑可吸收螺钉固定;若软组织损伤严重(GustiloⅡ、ⅢA、ⅢB、ⅢC型),则建议选用外固定架。

3. **伤口闭合** 完全闭合创口,争取Ⅰ期愈合,是达到将开放性骨折转化为闭合性骨折的关键。一般认为,GustiloⅠ~Ⅱ型骨折,清创后Ⅰ期闭合。GustiloⅢ型骨折软组织损伤重,多采用敞开换药,观察5~7天后再次清创,游离植皮或皮瓣覆盖创口。随着现代医学的发展,闭合创口的时间发生了改变。虽然有人担心创口闭合后容易形成血肿和死腔,成为细菌繁殖的良好培养基,但在彻底清创的基础上早期闭合创口,可以避免细菌进入创口,进而减少感染。李雷等研究认为,早期软组织覆盖成形可明显减少重度开放性胫骨骨折的并发症,缩短骨愈合时间。"早期"应尽量限于1周内,1周后医源性感染的机会将会增加,当然早期闭合创口是建立在彻底、科学的清创基础上。在临床工作中,由于开放性骨折多并发其他损伤,彻底清创较难达到,而且早期很难正确估计肌肉活力。在这种情况下,反复清创后闭合创口更为可取。创口闭合的方法很多,包括直接缝合、减张缝合、植皮术以及皮瓣移植术等。最佳治疗方法依赖众多因素,包括软组织缺损位置、大小、骨折类型以及功能保留情况和预计恢复情况。近年来兴起的真空辅助创口闭合(vacuum assisted closure,VAC)由于能够减少感染,增加局部血运,增加创口IL-6、IL-8、VEGF等的生成,进而促进中性粒细胞聚集和血管生成,促进创口肉芽组织的生成而受到重视。Labler所做的回顾性研究显示,VAC能够减少感染率,创口愈合效果较好。

4. **截肢与保肢** 对于ⅢB型损伤软组织挫伤范围大、功能性肌群毁损或是坏死在1/2以上者、骨折端广泛外露或存在严重的骨缺损者应予以截肢。ⅢB型若损伤范围小、肌肉毁损范围小于1/2、骨外露范围小,通过一、二期软组织瓣转移使骨外露可完全消失或大部分消失者,应通过修复血管神经将肢体予以保留,否则应给予截肢。ⅢC型损伤保留肢体要注意以下两点:①由于显微外科技术的发展,许多血管神经以及软组织损伤严重的患者可以一次或多次修复使其重建,从而使得过去认为需要截肢的肢体得到保留,但患者往往获得的是一个无知觉、无功能的肢体,外形丑陋、肢体僵硬,实际与患者所期望的外形及功能要求相差甚远,患者满意度较差。②虽经早期清创及各种修复,损伤的肢体仍进一步感染、坏死,肢体虽得以保留,但伤口经久不愈,患者的心理及经济负担较重。血友病伤员若存在此类型骨折,截肢是最佳选择。

5. **功能康复** 开放骨折血友病伤员术后康复基本原则同普通人群,但需要考虑早期锻炼关节腔内出血、严重骨质疏松及内固定强度等因素。

(彭慧明 张保中)

参 考 文 献

1. Rodriguez-Merchan EC. Bone fracture in the haemophilic patient.Hemophilia,2002,8(2):104-111

2. Wolff LJ,Lovrien EW. Management of fractures in hemophilia,1982,70(3):431-436

3. Gustilo RB,Anderson JT. Prevention of infection in the treatment of one thousand and twenty-five open fractures of long bones:retrospective and prospective analyses. J Bone Joint Surg Am,1976,58(4):453-458

4. Brumback RJ,Jones AL. Interobserver agreement in the classification of open fractures of the tibia.The results of a survey of two hundred and forty-five orthopaedic surgeons. J Bone Joint Surg Am,1994,76(8):1162-1166

5. Ostermann PA,Seligson D,Henry SL. Local antibiotics therapy for severe open fractures. A review of 1085 consecutive cases. J Bone Joint Surg,1998,16:654-659

6. Hauser CJ,Adams CA Jr,Eachempati SR. Surgical Infection Society guideline:prophylactic antibiotic use in open fractures:an evidence-based guideline. Surg Infect(Larchmt),2006,7(4):379-405

7. Anglen JO,Apostoles S,Christensen G,et al. The efficacy of various irrigation solutions in removing slime-producing Staphylococcus. J Orthop Trauma,1994,8(5):390-396

8. Spencer J,Smith A,Woods D,et al. The effect of time delay on infection in open long bone fractures:a 5-year prospective audit from a district general hospital. Ann R Coil Surg Engl,2004,86:108-112

9. Khatod M,Botte MJ,Hoyt DB,et al. Outcomes in open tibia fractures:relationship between delay in treatment and infection. J Trauma,2003,55(5):949-954

10. 李雷,王欢,王海义. 早期软组织覆盖成形在重度开放性胫骨骨折治疗中的作用. 中华外科杂志,2000,38(7):526-528

11. Ashford RU,Mehta JA,Cripps R. Delayed presentation is no barrier to satisfactory outcome in the managemem of open tibial fractures. Injury,2004,35:411-416

12. Kesemenli CC,Kapukaya A,Subasi M,et al. Early prophylactic autogenous bone grafting in type Ⅲ open tibial fractures. Acta Orthop Belg,2004,70(4):327-331

13. Labler L,Keel M,Trentz O. Vacuum assisted closure(V.A.C.)for temporary coverage of soft tissue injury in type Ⅲ open fracture of the lower extremities .Eur J Trauma,2004,30:305-312

第二十一章

血友病合并脊柱疾病和自发性脊髓硬膜外血肿的治疗

第一节　血友病合并脊柱疾病

　　血友病合并脊柱病变相对少见,如果并发脊柱畸形或脊柱外伤骨折或退变性疾病以及肿瘤等,其外科治疗与关节及其他部位外伤、骨折的治疗不同,主要是围术期出血难以控制,国内外这方面研究鲜有报道,本节结合我们收治的一例脊柱椎体形成障碍所致先天性脊柱后凸畸形患者的治疗经过就该专题进行阐述。

　　(一) 术前准备

　　对于合并血友病需要行脊柱外科手术的患者而言,术前准备主要包括血液常规检查、凝血功能检查、凝血因子活性以及抑制物检查,并制订围术期凝血因子替代方案(具体可参考第十一章)。需要特别指出的是,在没有FⅧ或FIX制剂的情况下,需要使用人凝血酶原复合物(PCC)进行替代治疗。术前一般要将FⅧ或FIX活性提高至60%~80%。由于PCC导致凝血功能亢进的风险很大,围术期可能出现深静脉血栓甚至肺栓塞等严重并发症,其替代治疗方案要在出血风险与血栓形成风险之间进行权衡,并根据病情进行及时的调整;术前要采取必要的物理预防措施,例如双下肢预防应用抗血栓压力带等。

　　(二) 术中要点

　　不同于骨折以及关节置换术,脊柱外科术中出血主要以骨面以及硬膜外静脉丛出血为主,止血措施相对有限,因此应在保证手术疗效的同时尽可能缩短手术操作时间,这对术者手术技巧、术前周密手术计划有一定要求。此外对于某些大手术,例如截骨术、多节段减压等预计术中出血可能会比较多的患者,应常规使用自体血回输系统;对于无心脑血管高危因素者术中可通过控制性降压减少出血。需要特别指出的是,对于存在FⅧ抑制物的患者,需补充FⅦ或PCC,而FⅦ半衰期只有6小时,故术中应根据半衰期及时再次补充。还有一点需要引起重视,气管插管全身麻醉下手术结束时,在准备拔除气管插管时,应当予以适当的镇痛以尽量保持患者清醒、平静,以免引起气道受损出血,术后应当对患者气道情况变化进行密切观察、评估。

（三）术后处理

术后需要密切观察患者引流量，及时换药查看切口渗出情况，监测血红蛋白以及凝血功能，根据引流的变化逐步减少凝血因子用量。术中开放椎管的患者，要注意观察神经系统症状及体征，警惕硬膜外血肿的发生。对于血红蛋白下降用手术部位出血不能解释者，应注意排查有无消化道、气道出血等情况，以免贻误治疗。对于使用 PCC 替代治疗的患者，术后应密切监测凝血功能，在卧床期间应用双下肢抗血栓压力带、气压式足底泵等物理措施预防下肢深静脉血栓。随着出血风险逐渐减小，尽快减用 PCC，完全停药后要密切观察，警惕出血情况。

（四）并发症及其处理措施

1. 大出血   脊柱大手术例如截骨术、肿瘤切除术等本身出血即较多，血友病患者接受此类手术术中大出血的风险相应增加，严重时可危及患者生命。预防措施主要有以下几种。

（1）术前充分评估患者凝血功能，制订并严格执行凝血因子替代治疗方案。

（2）术前根据预计出血量充分备血，尤其是新鲜冰冻血浆。

（3）术中准备充足的凝血因子，因为在出血的同时，凝血因子也会随之丢失，需要根据术中出血情况以及凝血因子的半衰期进行及时的补充。

（4）对于无禁忌者，术中可常规采用控制性降压以及自体血回输系统。

（5）由手术操作熟练的医生进行手术，术前需对手术进行周密的计划，在保证手术疗效与安全的前提下尽可能提高手术速度，减少术中失血。

2. 硬膜外血肿   常见于术后，严重时可导致患者出现截瘫等神经系统并发症，需要引起足够的重视。发生的主要原因可能为凝血因子减量过快，而过早拔除引流管所致。主要的预防措施是术后密切监测患者的凝血功能，根据患者引流的情况逐步减少凝血因子用量。在引流量少于 50ml 时方可考虑拔除引流管，需要注意的是拔除引流管前后凝血因子活性应维持稳定，并密切观察患者伤口以及神经系统症状、体征。拔除引流管后患者需要尽量避免对切口可能产生刺激的因素，例如剧烈的体位改变等。待拔管后 2 天无明显出血征象时方可按计划逐步停用凝血因子。如确认发生硬膜外血肿，应当立即进行足量的凝血因子替代治疗，根据患者恢复情况确定是否需要外科手术处理。已有文献报道血友病患者如发生脊髓硬膜外出血，即使出现神经功能缺陷症状，通过严格的凝血因子替代治疗可以取得满意的效果，从而可避免外科干预。

3. 切口感染   由于血友病患者凝血功能差，术后切口内积液风险高，成为潜在的切口感染高危因素，而血友病患者一旦发生感染，尤其对于需要内固定手术的患者而言，意味着再次手术以及再次凝血因子替代治疗，在增加患者病痛的同时也造成很大的经济负担，因此需要引起充分的重视。为降低切口感染的发生率，从术前手术室的层流以及无菌术即应严格要求；术中、术后预防性使用抗生素；术后凝血因子补充要充分、减量要谨慎。如果切口引流量持续增多,可适当延长引流管的放置时间,以减少切口内积液。对于拔管后有切口内出血倾向者,要及时、足量、足疗程地补充凝血因子;严重时需及时切开、清创引流。对于接受脊柱手术的血友病患者,尤其需要内固定者,抗生素使用时间可适当延长,我们推荐用至拔除引流管。

4. 深静脉血栓　在纠正凝血功能低下的同时,凝血因子替代方案有导致凝血功能亢进,进而引起深静脉血栓的可能,尤其易见于使用 PCC 替代治疗者,严重时可能会导致肺栓塞而出现严重后果。因而,对于血友病患者应当尽可能选择 FⅧ制剂或 FⅨ制剂进行替代治疗。对于使用 PCC 进行替代治疗的患者,应当在保证安全的前提下,尽量缩短 PCC 的应用时间。在整个治疗过程中,必须密切监测患者的凝血功能,注意监测 D- 二聚体的水平变化。其他预防措施主要为物理措施,例如双下肢抗血栓压力带的使用,手术后双下肢的主动、被动活动以及气压式足底泵的应用都可帮助减少双下肢深静脉血栓的风险。

（五）典型病例

患者男性,13 岁。40kg。因发现背部不平 3 年、加重 1 年入院。10 岁行包皮环切术时发现活化部分凝血酶时间(APTT)延长,进一步检查确诊为血友病 B 型。同年,家属发现患者背部不平,X 线片检查提示先天性脊柱后凸,L$_2$ 椎体发育不良,未予处理(图 21-1A,B)。近 1 年来患者身高增长较快,复查 X 线片提示脊柱畸形加重,决定手术治疗。患者否认既往异常出血史,行包皮环切术时曾经使用小剂量凝血酶原复合物,平日未行凝血因子预防性替代治疗。入院检查:APTT 57.5 秒(参考值 22.7~31.8 秒),纠正后 APTT 33.5 秒,凝血因子Ⅸ活性 2%。

由于国内医疗市场尚无纯化的凝血因子Ⅸ制剂,围术期使用凝血酶原复合物(含人凝血因子Ⅱ、Ⅶ、Ⅸ、Ⅹ)进行替代治疗,治疗剂量详见表 21-1,同时积极预防血栓形成等可能发生的并发症。

手术前 12 小时开始给予凝血酶原复合物 1200U,并让患者双下肢穿戴抗血栓压力带。术晨急查 APTT 36.5 秒,凝血酶原时间(PT)11.1 秒,凝血功能基本正常。在气管插管全麻下行后路 L$_2$ 全脊椎切除矫形、椎弓根钉内固定、椎间植骨融合术(T$_{11}$~L$_4$)。手术时间约 4 小时,术中操作尽量仔细,每一步都严格止血,截骨时出血较多,但通过麻醉控制性降压、自体血回输、大块骨蜡涂抹等技术,尽量减少手术创面及出血。手术共出血约 600ml,自体血回输 356ml,输异体红细胞悬液 2U、新鲜冰冻血浆 400ml、凝血酶原复合物 1200U。术毕苏醒平稳,适当镇静状态下拔管,检查气管插管的管壁无血迹,恢复室观察半小时后返病室,输新鲜冰冻血浆 400ml,并保留双下肢抗血栓压力带。术后第 1 天急查血常规,血红蛋白 95g/L,继续予凝血酶原复合物 1200U,12 小时 1 次,并辅以红细胞悬液 400ml,协助其下肢进行主动及被动活动,并使用足底泵 2 次 / 天。密切观察患者临床表现、伤口引流并监测血常规、凝血功能。术后第 4 天将凝血酶原复合物减量至 600U,12 小时 1 次,并于输注后 1 小时内顺利拔除伤口引流管。术后第 6 天,伤口愈合良好,无疼痛、肿胀,伤口敷料清洁干燥;患者下

表 21-1　患者围术期临床情况

	入院	术前第1天	手术当天	术后第1天	术后第2天	术后第3天	术后第4天	术后第5天	术后第6天	术后第10天	术后第11天	术后第12天	术后第13天	术后第14天	术后第15天
PCC（U）	0	1200	1200	2400	2400	2400	1200	1200	0	1200	1200	1200	1200	600	600
RBC（ml）			400	400											
新鲜冰冻血浆（ml）			800												
APTT（s）	56	36.5	35.3	36.3	43	44.4	—	51.9	56.6	50.0	50.3	—	50.3	—	49.8
PT（s）	12	11.1	11.4	10.7	10.2	10.3	—	13.6	12.1	12.3	11.6	—	10.8	—	10.8
HGB（g/L）	132	130	95	108	113	111	—	—	111	100	—	—	93	—	—
切口引流（ml）			290	210	50	30									

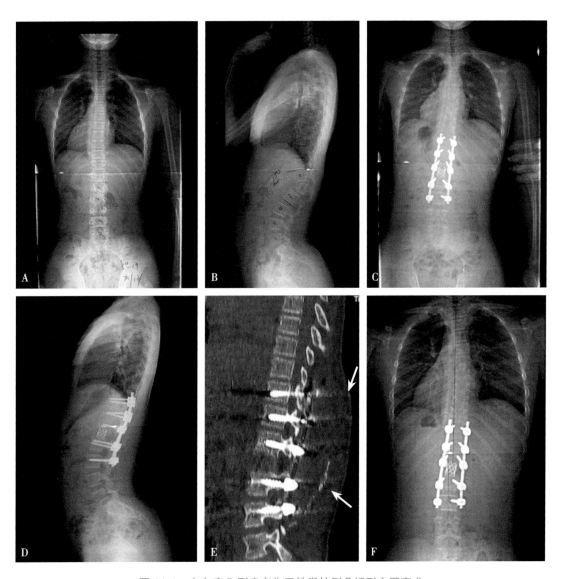

图 21-1　血友病 B 型患者先天性脊柱侧凸矫形内固定术

患者男性,13 岁。先天性脊柱后凸伴 L_2 半椎体,行后路一期全脊椎切除、前柱钛笼支撑重建、脊柱侧凸矫形内固定术。术后 2 年随访,X 线片提示矫形维持良好,CT 矢状面重建可见钛笼内有自体骨长入,截骨间隙骨融合良好。A~B. 术前全脊柱正侧位 X 线片显示 L_2 椎体半椎体畸形、胸腰段后凸 Cobb 角 50°。C~D. 患者接受后路一期全脊椎切除、前柱钛笼支撑重建、脊柱侧凸矫形内固定术。术后复查全脊柱正侧位 X 线片,矫形满意、内固定位置良好。E. 术后 10 天患者出现背痛、双下肢麻木伴切口周围肿胀,CT 检查提示切口内血肿形成。行凝血因子替代治疗后症状完全缓解

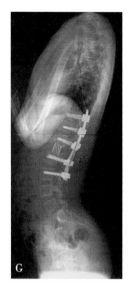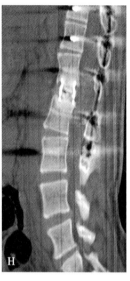

图 21-1(续)

F~G. 术后 2 年随访,X 线片提示矫形维持良好,无明显丢失,内固定位置良好。H. 脊柱 CT 矢状面重建可见钛笼内有自体骨长入,截骨间隙骨融合良好

地活动良好,无不适,故停用凝血酶原复合物。复查 X 线片见后凸矫形及内固定位置良好(图 21-1C,D)。

术后第 10 天,患者突发伤口剧烈疼痛,伴双下肢疼痛、麻木。查体见切口周边肿胀、无渗液,双下肢大腿以下针刺觉过敏,肌力 5 级对称,双侧跟膝腱反射正常对称引出,双侧病理征(-)。急诊行 CT(图 21-1E)提示内固定位置良好,矫形维持良好,切口内可见大量低密度影,考虑为血肿。查 APTT 56.6 秒、PT 12.1 秒。综合上述资料考虑患者为切口内出血,并对硬膜造成压迫而导致相应的神经症状。遂加用凝血酶原复合物,起始剂量 1200U,之后每 24 小时重复替代治疗 1 次,逐渐减量。初次用药 6 小时后患者诉伤口疼痛明显缓解,查体见伤口愈合良好,周围肿胀逐渐消失。术后第 15 天凝血酶原复合物剂量减至 600U,并于输注后 1 小时内拆除伤口缝线,当日停用凝血酶原复合物,观察 2 天患者无明显不适后顺利出院。2 年随访提示矫形维持良好,内固定位置良好,截骨间隙植骨融合良好。(图 21-1F~图 21-1H)。

第二节　血友病合并自发性脊髓硬膜外血肿

自发性脊髓硬膜外血肿(spontaneous spinal extradural hematoma)较为少见,可继发于多种可导致凝血异常的疾病,例如血友病、淋巴瘤、特发性血小板减少性紫癜以及浆细胞瘤等疾病。该病多呈急性病程,伴发剧烈疼痛以及进行性的神经系统受累症状。需要准确、及时的诊断以及治疗。本节对血友病合并自发性硬膜外出血的诊断、治疗进行阐述。

（一）病因以及流行病学

血友病合并自发性脊髓硬膜外血肿多无明显的外伤以及医疗操作等诱因,病因为原发疾病所导致的凝血功能异常。中枢神经系统出血是血友病患者少见但严重的并发症,发生率为 2%~8%;在这些患者中椎管内出血的发生率低于 10%。发病率与发病年龄无相关性,从婴幼儿到老年各个年龄均有发病报道。

（二）临床表现

1. 症状　患者多呈急性起病,罕见慢性病程报道。临床症状主要表现为受累区腰、背疼痛以及受累节段支配区神经系统受累症状,出现大小便障碍,严重时可表现为全瘫。

2. 体征　查体可有受累区域的叩痛、压痛。神经系统查体可见受累神经支配节段以下的感觉、肌力下降,胸段以上受累可见肌张力升高以及病理征阳性,胸段以下则为肌张力下降、腱反射消失或下降。有文献报道,在血友病合并自发性硬膜外出血导致瘫痪的患者,不存在鞍区回避现象,因此对鞍区的检查非常重要。

（三）辅助检查

1. 实验室检查　主要为凝血相关指标的检查,如 APTT、PT、血常规、血小板功能、FⅧ以及 FⅨ活性等。需要引起注意的是,如果确诊为血友病,需要同时检测 FⅧ或 FⅨ抑制物水平,以对之后的治疗提供参考。

2. 影像学检查　MRI 检查可以清楚地显示椎管内情况、明确出血的水平以及脊髓受压的情况,对于诊断以及治疗有很好的指导意义,是诊断自发性硬膜外出血的理想检查。自发性硬膜外出血在 T_1 以及 T_2 加权像上均表现为长信号。

X 线片以及 CT 检查可帮助排除骨折等骨结构受损的情况,但是对于椎管内出血的观察效果欠佳。

（四）鉴别诊断

1. 血液系统其他疾病引起的硬膜外出血　例如白血病、淋巴瘤以及血小板数量、功能引起的凝血障碍。鉴别要点在于血友病患者存在特异的凝血因子异常,且基本见于男性;而其他导致凝血功能障碍的疾病会有原发病的表现。血细胞数量异常以及功能障碍均可对诊断有帮助,必要时可行骨髓穿刺活检以及外周血涂片等以帮助诊断。需要引起注意的是,对于表现为凝血功能障碍的患者,应当常规评估肝功能,以排除肝功能障碍所引起的凝血功能障碍。

2. 外伤所致的硬膜外出血　此类患者有确切的外伤病史,出血量可较大,可伴有周围组织的损伤。对于此种情况,尤其要注意有无骨结构以及脊髓的损伤,以免漏诊引起严重后果。

3. 椎管内肿瘤　此类患者多呈慢性、渐进性病程。脊柱 MRI 可以帮助判断肿物的位置以及性质,必要时可行增强 MRI 以帮助鉴别占位的性质。

(五)治疗

血友病合并自发性脊髓硬膜外血肿的治疗需要血液科、骨科以及神经外科医生的配合。对于存在神经功能障碍相关症状的患者,在选择保守或手术治疗上存在一定争议。

1. 保守治疗　目前的文献报道显示,绝大多数患者可通过凝血因子替代治疗获得完全治愈,从而可避免手术所带来的风险以及经济负担。凝血因子的替代治疗应根据病情尽可能地选用 FⅧ或 FⅨ制剂;对于存在 FⅧ或 FⅨ抑制物的患者,可应用 FⅦ或 PCC 替代方案。如果采用 PCC 进行替代,则必须密切监测凝血功能,应常规给予患者预防下肢深静脉血栓的物理措施,以降低凝血功能亢进引起的深静脉血栓甚至肺动脉栓塞的风险。

2. 手术治疗　对于进行足量的凝血因子替代治疗之后,神经系统症状仍无改善或者进行性恶化的患者,应考虑进行手术探查减压以挽救神经功能。围术期需要制订严密的凝血因子补充方案,注意防治相关并发症。

(六)预后

通过准确、及时的诊断以及凝血因子替代治疗,自发性脊髓硬膜外血肿所引起的症状大多可得到完全治愈,血肿吸收后一般不会残留相关症状以及功能障碍。

(王升儒　仉建国)

参 考 文 献

1. Chan A, Wu J, Ansermino M, et al. A Jehovah's Witness child with hemophilia B and factor Ⅸ inhibitors undergoing scoliosis surgery. Can J Anaesth, 2008, 55(1):47-51
2. Hermans C, Altisent C, Batorova A, et al. Replacement therapy for invasive procedures in patients with hemophilia:literature review, European survey and recommendations. Hemophilia, 2009, 15(3):639-658
3. Kasper CK. Postoperative thromboses in hemophilia B. Eng J Med, 1973, 289:160
4. Kolder M, Hellstem P, Lechhr E, et al. Thromboembolic complications associated with the use of prothrombin complex and factor Ⅸ concentrates. Thromb Haemost, 1998, 80:399-402
5. Lankiewicz MW, Hays J, Friedman KD, et al. Urgent reversal of warfarin with prethrombin complex concentrate. Thromb Haemost, 2006, 4:967-970
6. Warren O, Simon B. Massive, fatal, intracardiac thrombosis associated with prothrombin complex concentrate. Ann Emerg Med, 2009, 53(6):758-761
7. Borkar SA, Prasad GL, Mahapatra AK. Spontaneous spinal extradural hematoma in a child with hemophilia B, surgery or medical management-A dilemma. J Pediatr Neurol, 2011, 6(2):131-133
8. 方涛林,马曾辰. 血友病患者外科疾病的手术治疗. 中华外科杂志, 2003, 41(8):623-630
9. Balkan C, Kavakli K, Karapinar D. Spinal epidural hematoma in a patient with Hemophilia B. Haemophilia, 2006, 12:437-440
10. Heer JS, Enriquez EG, Carter AJ. Spinal epidural hematoma as first presentation of Hemophilia A. J Emerg Med, 2008, 34:159-162
11. Agrawal D, Mahapatra AK. Spontaneous subdural hematoma in a young adult with hemophilia. Neurol India, 2003, 51:114-115

12. Stanley P,McComb JG. Chronic spinal epidural hematoma in Hemophilia A in a child. Pediatr Radiol,1983, 13:241-243

13. Meena AK,Jayalakshmi S,Prasad VS,et al. Spinal epidural hematoma in a patient with hemophilia-B. Spinal Cord,1998,36:658－660

14. 李其一,郭文娟,仉建国.血友病乙患者脊柱后凸矫形手术围术期处理.中国骨与关节外科,2011,4(3): 256-260

15. Zhang J,Wang S,Weng X,et al. Posterior vertebral column resection in a 10-year-old boy with haemophilia B and congenital kyphosis--a case report and literature review. Haemophilia,2014,20(5):364-367

第二十二章

血友病性骨关节病手术并发症的预防和处理

手术是终末期血友病性骨关节病的有效方法,它能有效缓解疼痛、改善关节功能、重建肢体力线,并可以降低再出血的发生率。与非血友病患者相比,血友病患者围术期存在更多挑战,包括出血较多、合并病毒感染、假体与骨面固定较困难、关节周围骨结构发育异常、软组织挛缩更严重、骨质条件更差等,因此,血友病患者围术期并发症发生率可能更高。

根据并发症来源不同,血友病患者关节置换围术期并发症可分为凝血因子相关并发症和手术相关并发症两大类,前者包括凝血因子抑制物形成、血栓性浅静脉炎、静脉血栓形成等,具体内容参考第十一章和第二十三章。后者包括伤口愈合不良、关节内出血、血友病性假瘤复发、神经损伤、关节感染、假体松动和假体周围骨折等。

第一节 伤口愈合不良

包括伤口渗液、伤口边缘坏死、皮肤坏死、伤口裂开等,如未能及时处理,可能发生深部感染,非血友病患者此类并发症发生率为2%~37%,但血友病患者此类并发症发生率并无明确统计。我科对2000年1月~2014年9月101例血友病患者共行147例手术,围术期伤口并发症发生率为5.4%(8/147)。

导致切口愈合不良的因素主要有三个方面:患者因素、技术因素和术后康复不当。血友病反复出血、关节明显肿胀,关节周围皮肤张力高、影响皮肤血供。长期服用非甾体类抗炎药,在抑制炎症反应的同时也影响了伤口的愈合。其他影响因素,包括低蛋白血症、贫血、肥胖、吸烟、糖尿病等。皮肤切口不宜过短,以免屈膝状态下操作时双侧皮缘张力过大。另外,减少髌骨外侧支持带松解以免减少外侧皮肤的血供。伤口缝合遗留死腔,导致血肿形成。术后膝关节康复锻炼过度,使膝关节切口张力过大也会对皮瓣血运构成影响,最终会影响伤口愈合。

一旦发生伤口红肿渗液、皮肤愈合不良等迹象时,应积极换药。明显的伤口边缘坏死,特别是伤口裂开,应及时进行清创、缝合伤口。较小的血肿可以保守治疗,增加凝血因子用量、控制出血,并减少术后康复锻炼强度,局部冷敷或加压包扎也可控制血肿形成。张力较高的血肿,需行手术清除血肿。皮肤软组织全层坏死或缺如时,需行游离血管皮瓣和肌肉等转移移植(图 22-1,2)。

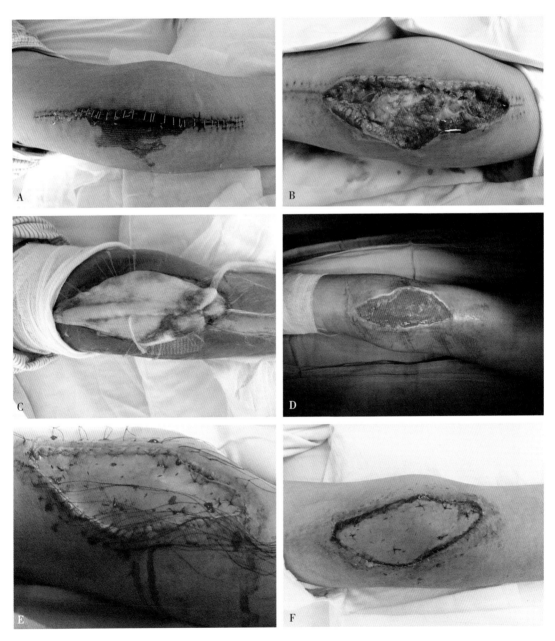

图 22-1　甲型血友病,因右髌骨脱位行复位术

患者男性,12 岁。A.术后第 7 天出现伤口皮缘坏死;B.伤口坏死区域进一步扩大后床旁行伤口清创术;C.清创后创面采用 VSD 治疗;D.VSD 治疗 2 周后伤口肉芽生长良好;E.伤口清洁后行植皮术;F.植皮术后 2 周伤口愈合良好

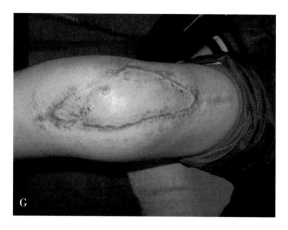

图 22-1（续）

G. 植皮术后 4 个月随访伤口痊愈

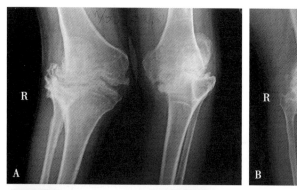

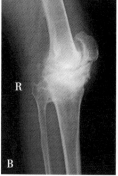

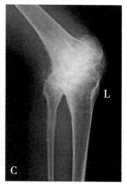

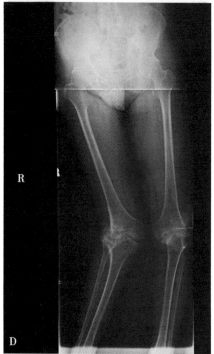

图 22-2　甲型血友病、双膝血友病性关节炎

患者男性，56 岁。右膝严重外翻畸形，左膝强直。一期行双侧 TKA 术，右侧使用髁限制型假体（LCCK，Zimmer），左侧为普通假体（NexGen，Zimmer）；术后 6 周患者因右膝外伤后张力性水疱处理不当，局部发生溃疡，直至术后 3 个月仍未治疗，入院后给予伤口清创、皮瓣转移术，术后 2 周伤口愈合良好。A~D. 双膝正侧位及双下肢负重全长 X 线片见双膝关节间隙消失、关节周围骨质增生伴骨缺损，右膝关节外翻畸形，左膝内翻畸形

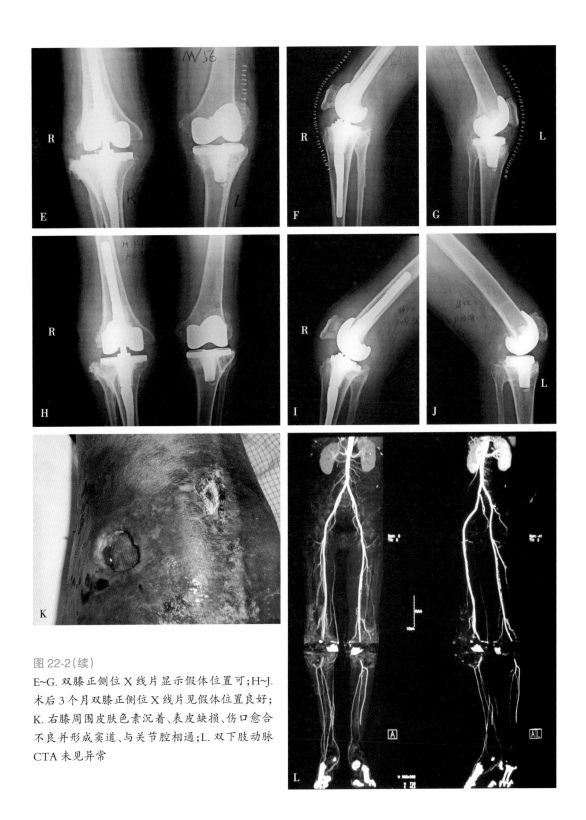

图 22-2（续）

E~G. 双膝正侧位 X 线片显示假体位置可；H~J. 术后 3 个月双膝正侧位 X 线片见假体位置良好；K. 右膝周围皮肤色素沉着、表皮缺损、伤口愈合不良并形成窦道，与关节腔相通；L. 双下肢动脉 CTA 未见异常

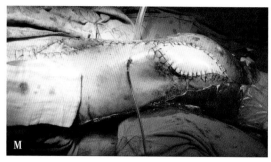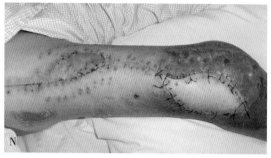

图 22-2（续）

M. 右膝伤口清创、股前外侧岛状皮瓣转移术；N. 术后 2 周伤口愈合良好、部分拆线

第二节 血 肿 形 成

关节置换术能有效缓解末期血友病性关节病变患者关节疼痛、改善关节功能、降低再出血的发生率和显著提高患者生活质量。然而，出血是血友病关节置换术后的一项重大挑战，而目前少有文献报道。

Nelson 等的研究中血友病髋关节置换术（total hip arthroplasty，THA）患者出血量为300~1000ml，RBC 输入量平均为 3U。我科曾对 2002 年 5 月 ~2012 年 6 月在我院行 THA手术的 21 例（24 髋）血友病患者进行回顾性分析，术中出血量和术后引流量平均为 721ml（300~2000ml）和 720ml（200~2950ml），平均输血量为 5U（0~14U），术中出血量与非血友病患者相当，但输血量较大，考虑与术后隐性失血较多、血友病患者输血标准较非血友病患者较高（血红蛋白低于 90g/L）有关。

血友病全膝关节置换术（total knee arthroplasty，TKA）出血量和凝血因子替代治疗控制出血的有效性的文献报道较少。在无抗纤溶治疗的情况下，文献报道单侧 TKA 的出血量差异较大（761~1784ml）。Macgillivray 等在一项前瞻性研究中报道，一期双侧 TKA 未行抗纤溶治疗的患者术后引流量为 918ml。Heeg 等报道了 9 例（12 膝）血友病患者术中彻底止血后的平均失血量为 1100ml（300~1200ml）。以上报道的出血量均为显性失血量。我科曾对 18例（25 膝）血友病和 19 例（25 膝）骨关节炎患者围术期总失血量、显性失血量和隐性失血量进行了回顾性研究，结果发现，骨关节炎患者失血量中位数分别为 1746ml、730ml 和 1016ml，与上述报道相仿。血友病患者失血量分别为 2240ml、914ml 和 1326ml，血友病患者总失血量和隐性失血量显著高于骨关节炎患者，但两组显性失血量无显著差异。

血友病存在出血倾向，关节置换术后，尤其是 TKA 术后容易发生关节内血肿，导致关节肿胀和疼痛等。关节内血肿形成主要原因为凝血因子替代不足，合并凝血因子抑制物、手术创伤较大、关节内残留的滑膜均可增加关节内出血。文献报道，血友病关节置换术后出血发生率为 15%~40%，其中第 1 周出血风险更高。Sikkema 等对 27 例血友病关节置换的患者进行长期随访,52% 的患者出现关节内积血,且全部为 TKA 患者,其中 1 例患者合并凝血因子抑制物。除 1 例患者于出院后 5 天出现出血外,其他出血均发生于住院期间。Solimeno 等报道 116 例 TKA 出血发生率为 3%,合并和不合并凝血因子抑制物的患者出血发生率分别为 28% 和 2%。本院 83 例血友病关节置换患者关节内血肿发生率为 4.8%(4 例),与文献报道发生率相当,考虑与术后第 1 周凝血因子浓度较高有关(60% 以上),其中 1 例患者合并凝血因子抑制物。同时我们发现,虽然 THA 患者失血量较 TKA 患者多,与 TKA 相比,THA 术后关节内血肿较少见,这可能与髋关节肌肉及软组织较丰富、关节腔较大,不容易出现关节肿胀疼痛有关,而关节内血肿的诊断主要依据关节肿胀疼痛等临床表现,因此当患者未出现上述症状时则没有诊断关节内血肿。

由于关节置换术后血肿多发生于术后 1 周内,因此有学者建议,术后第 1 周凝血因子浓度应维持 FⅧ在 100% 以上。大量敷料加压包扎、术中电凝止血均有助于减少术后早期关节内血肿的发生。此外,由于单次静脉注射(bolus injection,BI)时血浆凝血因子浓度存在波峰和波谷,当凝血因子浓度小于 50U/dl 时容易发生出血,因此有学者尝试采用连续静脉输入(continuous injection,CI)的方法以减少术后关节内血肿的发生。相对而言,CI 具有以下优势:凝血因子浓度相对稳定,可以避免波峰和波谷的出现,因此更安全、止血效果更好。CI 不足之处在于:各种产品的使用经验有限;有些产品明显不稳定;需在无菌具有层流的环境输入凝血因子,因而难以实施;存在血栓性静脉炎的风险。对于预防关节内血肿,加压包扎非常重要,我们现在对血友病患者手术后常规加压包扎至术后 2 周,伤口血肿明显减少。

第三节　假　瘤　复　发

血友病性假瘤切除术后主要并发症为假瘤复发、感染、窦道、凝血因子抑制物形成、病理性骨折等。骨盆假瘤更复杂,可发生血尿、肠瘘管或者输尿管阻塞。假瘤复发与小的囊腔未完全切除或术后血肿有关,假瘤复发后应手术切除。截至 2015 年 12 月,笔者科室共手术治疗 26 例血友病性假瘤,2 例(14.3%)患者分别在术后 2 年和 13 年出现假瘤复发,考虑与再发血肿有关。其中 1 例假瘤较小,患者至当地医院就诊给予输注凝血因子后治愈;另 1 例患者由于存在凝血因子 FⅧ抑制物,同时假瘤体积较大,因此采用凝血因子 FⅦ替代并手术切除假瘤,截至目前,术后未再复发(见第二十三章)。

第四节　神　经　损　伤

一、坐骨神经损伤

髋关节置换术后神经损伤较少见,非血友病患者髋关节置换术后坐骨神经损伤发生率一般为 1% 左右,其中 80% 为坐骨神经损伤,其他包括股神经和闭孔神经损伤等。血友病患者神经损伤发生率未见明确报道。Wang 等报告 18 髋患者中有 1 例(5.6%)出现一过性坐骨神经麻痹。截至 2015 年 12 月,北京协和医院骨科共对 29 例(36 髋)血友病患者行 THA,仅 1 例出现一过性坐骨神经麻痹。

文献报道,约 50% 的坐骨神经损伤与肢体延长和外展牵引有关,一次性肢体延长长度不应超过 4cm。坐骨神经损伤常见于髋臼发育不良的患者,血友病患者虽然存在髋关节发育异常,但很少发生脱位,因此较少发生由肢体延长引起神经损伤。

其次是直接损伤因素,约占 22%。显露髋臼、髋臼后方拉钩使用不当,特别是髋关节周围软组织挛缩、结构不清的情况下,更容易发生坐骨神经损伤。因此,在切除关节囊时,需要十分小心。松解股骨近端后方软组织时,尽量贴近股骨操作,以免误伤。

再次是血肿和脱位因素。对有臀区、腹股沟区疼痛、肿胀、局部压痛,并伴坐骨神经损伤症状者,应怀疑血肿压迫可能。对术后髋关节脱位的患者,必须常规检查坐骨神经功能。

大部分坐骨神经损伤者神经功能可恢复。有学者认为,如果伤后 6 周没有恢复迹象或有充分的证据表明骨水泥、螺钉等压迫神经,可手术探查。对部分坐骨神经损伤继发的反应性交感神经营养不良症患者可采用交感神经阻滞或切断术。预后与神经损伤程度有关,神经部分损伤或伤后短期内即有恢复的患者,预后多较好。

二、腓总神经损伤

人工膝关节置换术后(total knee arthroplasty,TKA)常见神经并发症是腓总神经损伤,其发生率国内外文献报道不一,大宗的回顾性研究(数量 >1000 例)报道发生率为 0.3%~1.3%,但在小样本量回顾性研究中,腓总神经麻痹发生率最低可至 0%,最高可达 16.7%。截止到 2015 年 12 月,我院因血友病膝关节病变行 TKA 手术 54 例(83 膝),发生腓总神经麻痹的患者 2 例(2.4%)。

腓总神经损伤原因很多,包括:①矫正严重膝外翻及屈曲畸形时引起牵拉伤;②外侧拉钩放置位置不当,压迫致伤;③术后血肿或石膏压迫或加压包扎过紧;④止血带时间过长,影响神经血供;⑤清理胫骨平台后外侧缘时过度向前脱位,牵拉致伤;⑥股骨远端截骨时,胫骨向后移位挤压致伤;⑦松解清理股骨后髁时,骨膜剥离致挫伤;⑧神经阻滞麻醉过程针刺伤。

术中腓总神经损伤后症状多出现在术后 1~3 天,主要表现为胫前肌和蹑长伸肌功能障碍和足背、第 1 趾蹼区感觉异常。

腓总神经麻痹尚缺乏有效的治疗方法,处理较为棘手。一旦确诊腓总神经麻痹,应立即去除或放松外在加压包扎,保持膝关节屈曲 20°~30°,减少对神经的牵拉。理论而言,这些措施能去除腓总神经外在压迫并使其张力减小。进一步保守治疗措施包括营养神经药物、激素、理疗和针灸等。经过上述治疗,神经的感觉和活动可得到部分恢复。有学者建议对较长时间没有恢复的病例采取手术探查和减压手术,但也有学者认为,应慎重采取切开神经减压的方法,除非有充足的证据表明腓总神经受到血肿等压迫。肌电图和神经诱发电位可以检测神经受损程度和恢复过程。我们认为,TKA 术后腓总神经麻痹多为牵拉所致,并非锐性切割麻痹,手术探查有可能加重神经麻痹,因此主张保守治疗,应慎重选择神经探查减压手术。本组 2 例腓总神经麻痹患者均行保守治疗,分别于术后半年和 1.5 年完全恢复。

在神经恢复过程中,应采用踝足支架,保持踝关节中立位,经常进行踝关节主动、被动功能锻炼,防止出现继发性马蹄内翻足。多数患者术后半年内神经功能均有不同程度的恢复,以感觉恢复最早,其次是运动功能。神经部分麻痹者预后多较好,完全损伤者康复程度有所差异,完全恢复者较少。Rose 等的研究中 23 例患者仅有 2 例(8.6%)神经功能得到完全恢复。Schinky 等的随访结果中 19 例患者中 13 例(68%)神经功能完全恢复。本院 6 例患者(4 例为非血友病患者)中 4 例(83.3%)完全恢复,1 例残留麻木,1 例感觉功能恢复但遗留运动功能障碍。

尽管目前缺乏前瞻性研究证实以上所提到的致病因素,但仍值得每一位关节外科医师重视。熟悉局部解剖结构层次与毗邻,术中矫正关节畸形时注意器械的进入方向、操作范围并避免暴力操作,可以最大程度上避免腓总神经直接损伤。合适的术后包扎、放置引流管、严重膝关节畸形患者术后将膝关节维持适度屈曲位亦可有效预防神经麻痹的发生。

第五节 人工关节置换术后感染

(一) 概述

关节置换术后感染是关节外科医生所面临的一个巨大挑战和严重并发症,业界常将其称为"灾难性并发症",足见其严重程度和后果之严重。患者发生感染后,常常导致手术失败,绝大多数感染需要再次手术治疗,严重者需要行关节融合甚至截肢。随着预防性抗生素、层流手术室的使用、抗生素骨水泥以及手术技术的提高,目前感染率已有较大的下降,非血友病患者全膝关节置换术后感染率为 1%~4%,髋关节为 0.5%~1%,但血友病性关节病变术后感染率较非血友病患者明显增高,文献报道血友病 TKA 术后感染发生率为 0~25%,中位值为 9%。到目前为止,笔者科室对血友病膝关节病变患者共行 54 例(83 膝)关节置换,其中 1 例人工膝关节置换(total knee arthroplasty,TKA)患者于术后 1 年出现感染,感染率为 1.2%,与非血友病患者相当;共 29 例(36 髋)血友病髋关节病变患者行人工全髋关节置换术,未发生感染病例。

(二) 危险因素

感染的危险因素包括手术时间较长、关节内出血、伤口愈合不良、中心静脉置管、反复静脉穿刺、手术医生经验缺乏等。血友病患者免疫力较低也是感染的高危因素,但 HIV 感染是否增加感染率还存在一定争议。文献报道,HIV 阳性患者关节置换术后感染率可达 18%~30%,$CD4^+$ 细胞数量少于 200/mm^3 时感染风险尤其较高。但也有作者认为,HIV 阳性与否与术后感染无明显关联。Solimeno 等的研究中血友病 TKA 术后感染率为 8%(92/116)，TKA 感染和不感染组 HIV 阳性率分别为 33% 和 36%，二者无明显差异，说明 HIV 对 TKA 术后感染无明显影响。

正常伤口愈合有 4 个过程，凝血酶有助于炎症细胞的趋化作用，从而促进伤口愈合、减少感染，而凝血障碍可导致伤口愈合困难和感染增加，因此围术期凝血因子替代方案是影响关节置换术后感染率的一个重要因素。2010 年世界血友病联盟(WFH)指南中 FⅧ 替代方案为，术前 120%，术后前 3 天为 60%~80%，术后 4~14 天时为 50%。Wong 等回顾总结了 19 项研究的 381 例(589TKA)患者，总的感染率为 7.9%。其中 7 项研究共 206 例 TKA 患者的凝血因子替代方案符合 WFH 指南，其感染率为 9.2%，大剂量替代(术后 2 周维持在 80% 以上)时感染率为 2.15%，而 Goddard 等的研究中所有患者采用 100% 替代，直至术后 14 天，70 例 TKA 感染率为 1.4%，与常规 TKA 相似。

（三）术后感染的定义和分类

术后感染根据感染的位置可分为浅表感染和深部感染两大类。浅表感染指的是局限在皮肤、皮下组织的感染，一般通过伤口换药、手术清创等可治愈，预后较好。深部感染指的是进入关节腔的感染，处理起来非常棘手。临床上所说的感染一般指的是深部感染，因此本节主要介绍深部感染的诊断和治疗方法。

根据术后时间的不同，术后感染可分为：①急性感染，术后 1 个月内发生的感染；②亚急性感染，术后 1~24 个月发生的感染；③晚期感染，术后 24 个月后发生的感染。不过，也有不同意见，有学者以术后 6 周为界，将术后感染分为早期感染和晚期感染。急性感染多与手术污染有关，而晚期感染多由血源扩散所致。

（四）临床表现

急性感染的临床表现可表现为发热、关节肿胀疼痛、活动受限，容易引起患者和医生的注意，诊断相对容易。但临床上很多感染并不具有以上典型的症状或体征，有的患者可能仅仅有关节的疼痛，局部无发热肿胀等，体温和血常规正常，而血友病患者往往存在关节肿胀和疼痛，因此容易忽视。对于亚急性或慢性感染患者，致病菌毒力较弱，患者上述症状更轻，甚至仅仅有关节的疼痛或影像学有骨溶解等异常发现。髋关节位置较深，且肌肉及其他软组织覆盖较多，因此以上症状和体征更轻，甚至即使通过一系列实验室检查、细菌培养和影像学检查均难以获得诊断。

需要强调的是，疼痛是关节置换术后感染最常见的临床症状，几乎所有患者均有这一症状，而且是绝大多数患者就诊的首要原因，因此对血友病患者术后存在关节疼痛的患者不能单纯的以手术创伤、血友病出血来解释，必须警惕感染的可能，尤其是疼痛性质和强度与一般患者不同、疼痛性质发生变化、存在长时间持续性疼痛或者存在静息痛或夜间痛的患者更应注意有无感染的存在。当然，仅凭疼痛难以鉴别感染与术后疼痛，需进行相关辅助检查，虽然如此，有时仍然很难准确诊断感染。

关节周围皮温增高和肿胀对于诊断感染具有重要的提示意义,但对于血友病患者的重要性没有非血友病患者那么大,因为血友病患者术前及术后往往均存在这一表现,而且由于凝血因子昂贵,目前国内在围术期替代时往往存在替代不足的情况,因而出现关节肿胀和皮温增高的概率很大。不过,对于血友病患者而言,如果出现以上表现同样也应警惕感染的可能。

(五) 辅助检查

1. 外周血白细胞计数　由于术后关节感染较隐匿,因此除非出现严重的化脓性感染,外周血白细胞计数很少升高。

2. 血沉(ESR)和 C 反应蛋白(CRP)二者均属非特异性指标,感染时大多数患者有 ESR 和 CRP 升高,二者敏感性强,但特异性差。由于关节置换术后也存在 ESR 和 CRP 升高,ESR 可持续增高达 1 年左右,而 CRP 通常在术后 2~3 周恢复至术前水平。因此,相对于 ESR 而言,CRP 对于感染诊断更具有价值。此外,ESR 变化的趋势较其实际数值更有价值。

3. X 线片　感染早期,X 线片常无异常发现,X 线片阴性并不能排除感染的可能。随着病情进展,X 线片上可出现局灶性骨溶解、骨透亮线,但仅凭 X 线片并不能区分感染或假体无菌性松动,往往还需结合患者病程及其他辅助检查。

4. 放射性核素扫描　放射性核素扫描对于诊断术后关节感染具有较高的特异性和准确性,临床上常用的核素有 ^{99m}Tc、^{67}Ga 和 ^{111}In 等。目前认为,单独 ^{99m}Tc 或 ^{67}Ga 扫描对鉴别感染和松动意义不大。相比较而言,^{111}In 对感染的诊断意义较大,但文献报道敏感性和特异性差异较大,这可能与操作技术和设备有关。此外,急性感染时诊断的敏感性较高。核素扫描可作为感染诊断的参考依据,但仍不是确诊手段,因为核素扫描的阳性结果只是提示局部有炎性改变或骨代谢活跃。

5. 关节穿刺　高度怀疑感染者,关节穿刺关节液送培养是诊断感染最直接的方法,同时药物敏感试验有助于临床医生选择合适的抗生素。在严格消毒、局麻下行关节穿刺,穿刺液送检革兰染色、白细胞计数和分类、细菌培养和药敏试验。细菌培养时一般需要行需氧和厌氧培养,而且穿刺前应停用抗生素 1 周以上以提高培养阳性率。由于关节穿刺本身是感染的一种途径,因此务必注意严格选择好病例和做好无菌操作。血友病患者免疫力较低、关节周围皮肤较薄弱,因此更应注意,穿刺前应向患者告知穿刺必要性和可能的风险。一般来说,当关节液白细胞计数大于 25 000/μL、多核白细胞比例大于 75% 时,应高度怀疑感染。

6. 术中冰冻切片和细菌培养　术中标本多取自于假体周围的假包膜或肉眼判断高度怀疑含有感染成分的组织,至少送检两份标本。常规苏木精伊红染色,如果切片中有 5 处或 5 处以上,发现一个高倍镜视野下多形核白细胞数量超过 5 个,则提示感染的可能。

(六) 治疗方法

人工关节置换术后感染的治疗包括保留假体的方法、更换假体的翻修手术以及补救手术。保留假体的方法包括长时间应用抗生素、关节镜或切开清创;更换假体的方法包括一期或二期假体置换;而补救手术包括关节融合术、关节切除成形术和截肢术等。医生在选择治疗方案时需综合分析感染的早晚、假体是否松动、关节周围软组织条件和患者一般状况及期望值等。

1. 保留假体的方法   单纯抗生素治疗疗效不确切,适用范围极为有限,一般仅限于病情严重、无法耐受手术治疗的患者。关节镜下冲洗清创术仅适用于病情严重、无法耐受切开手术的患者。这种方法操作空间有限,无法彻底清除坏死组织和脓性成分。切开清洗清创术相对常用,术中彻底清除坏死组织、并可以更换聚乙烯平台,该方法主要适用于没有皮肤窦道、对抗生素敏感、假体位置良好、无骨溶解、术后 2~4 周的早期感染患者。我们认为,选择感染 2 周以内的患者效果更确切。

2. 更换假体的翻修术   翻修术是目前治疗术后感染最常用的一种方法,包括一期和二期翻修术。二期翻修术感染复发率低,成功率高,常作为衡量其他治疗方法的参考标准,但患者需要多次住院、治疗时间长、费用高。一期翻修术可避免以上不足,但存在感染复发失败的风险,成功率只有 74% 左右。各骨科中心和手术医生的翻修手术技术存在一定差异,但总的步骤和方法都是一样的,因此本章不赘述。

(1) 一期假体翻修术:彻底清创后,取出原假体并再次清创后置入新的假体,术后给予足量、足疗程的敏感抗生素,一般至少使用 6 周以上。国内吕厚山、曹力等进行了一定数量的一期翻修术,取得了良好效果,但均没有血友病翻修的报道。至今我们共对 2 例血友病 TKA 术后迟发感染患者行一期翻修术均获成功(图 22-3)。一般认为,一期翻修术需要结合感染类型、关节局部软组织条件和假体情况以及患者免疫状况综合决定。我们的经验是,对于早期感染(1 个月以内)、局部软组织条件好、患者一般情况良好的患者可考虑一期翻修术,但需同时除外以下因素:多次手术史、窦道形成、局部软组织缺血或瘢痕化、骨缺损需植骨等。

(2) 二期假体翻修术:彻底清创后,放置间隔器(多为抗生素骨水泥),术后静脉使用 6 周敏感抗生素,术后 3 个月左右,并且感染控制后,取出间隔器、重新置入新的假体。这种方法抗生素治疗时间长,且具有两次清创机会、清创更彻底,感染观察时间长、能更准确判断感染是否控制,是目前治疗关节置换术后感染效果最肯定的方法,但对于血友病患者意味着需行两次手术和凝血因子替代,这势必会增加凝血因子抑制物形成的概率和费用,所以一般不适合血友病患者。

3. 补救手术

(1) 关节融合术:融合术后关节稳定性好,负重能力强,疼痛缓解明显,主要适用于:关节稳定装置严重破坏、持续性感染、机体免疫力低下、骨质严重缺损、关节周围软组织条件差需要广泛的软组织重建。

(2) 关节切除成形术:适用于术后功能要求低、无法耐受再次手术的患者,术后关节稳定性差、残留关节疼痛,需长期使用支具保护。

(3) 截肢术:是治疗关节术后感染的最后措施,适用于不可修复的严重骨或软组织缺损;

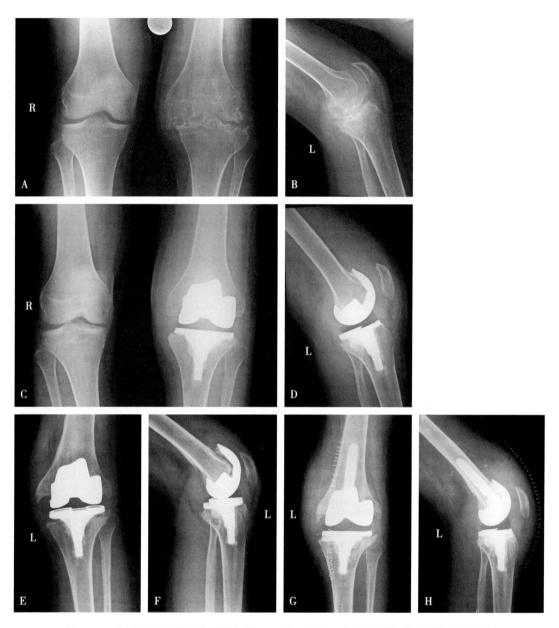

图 22-3　左膝血友病性关节炎行左侧 TKA 术,术后 18 个月出现迟发性感染行翻修术

患者男性,21 岁。A~B. 双膝正位及左膝侧位 X 线片显示股骨及胫骨骨侵蚀、左膝关节间隙消失、关节半脱位伴胫骨外侧平台骨缺损;C~D. 左 TKA 术后双膝正位及左膝侧位 X 线片显示假体位置良好;E~F. 左 TKA 术后 18 个月出现迟发性感染,左膝正侧位 X 线片显示股骨内外侧髁及胫骨平台内侧存在骨溶解和骨缺损;G~H. 左膝翻修术后,股骨侧更换为半限制型假体,胫骨假体固定牢固、未更换假体,骨缺损区填充骨水泥

细菌毒力强、抗生素治疗无效,造成全身中毒症状、危及生命者;多次翻修术失败的患者。

(七) 预防措施

人工关节置换术后感染原因很多,但感染源、细菌生长的环境及机体免疫力低下是感染的基本条件,因此预防应针对这三个方面。血友病患者术后感染的预防一般同非血友病患者,但由于其免疫力低,因而更容易发生感染。

1. 术前预防措施　肥胖、糖尿病、营养差、皮肤病变、关节手术史、住院时间长、免疫功能低下者等为感染的危险因素。术前应该纠正贫血、控制血糖、改变不良的生活习惯,如术前戒烟6~8周。关节感染的常见来源为皮肤和空气,因此术前务必检查患者下肢皮肤是否完整,有无溃疡、窦道、足部真菌感染等,如果合并皮肤感染必须提前处理好。术前采用具有抗菌活性的洗涤剂进行洗浴或敷料并不会进一步减少感染的发生。不过,术前备皮很重要,应采用剃须刀或脱毛剂将术野清理干净,但应注意避免损伤皮肤。此外,口腔感染也是引起关节血源性感染的一个重要来源,而且容易被忽视,术前必须仔细询问患者。减少术前住院时间可以减少患者皮肤表面院内获得性细菌的生长,从而有利于降低感染的发生。因此,应推荐入院当日进行手术,术前住院时间尽量控制在4~5天内。使用预防性抗生素是重要的预防感染的措施。临床常用的为头孢类抗生素,术前半小时预防性使用。

2. 术中预防措施　不同洗手方法预防感染的有效性与洗手液的抗菌活性、手术医生的依从性、刷手技术和时间有关。使用层流手术室、减少手术室人员数量和走动、手术医生佩戴双层手套均有助于降低感染率。

手术铺巾时务必使术野和可能的微生物来源之间形成屏障。此外,良好的薄膜黏性能起到更可靠的屏障作用,防止微生物移行。如果切缘处的薄膜发生了翻转,其术后感染率是不起边者的6倍。术中操作避免破坏血运、逐层紧密缝合伤口可减少伤口渗液和降低感染的发生。抗生素骨水泥可降低感染的发生率。手术时间与感染的发生也密切相关。文献报道,手术时间超过2.5小时将明显增加感染的发生率。

3. 术后预防措施　彻底止血、避免关节内血肿形成,加强伤口护理,提高机体营养状况和免疫力,防止血源性感染,对术后任何部位的感染、手术或侵入性检查,需及时预防性使用抗生素。术后常规预防性使用抗生素,抗生素使用时间一般为1天,但对于免疫力低下、营养状况较差、合并糖尿病等高危因素者应考虑延长抗生素的使用时间。血友病关节置换术后迟发性感染与反复输入凝血因子和免疫力低下有关,且感染菌多为MSSA或MSSE,二者均为皮肤表面细菌。因此,做好注射器和皮肤表面的消毒工作对于减少感染具有重要作用。

第六节　假 体 松 动

(一) 引言

人工关节置换术后假体松动是关节术后失败的另一个重要原因,而且临床上特指无菌性松动,从而与感染引起的假体松动相区分,但实际上二者常常难以鉴别,尤其是与低毒力感染很难鉴别。无菌性假体松动多见于髋关节置换术后,膝关节置换术后相对少见。根据有无临床症状,假体松动可人为分为临床松动和影像学松动,二者均存在骨溶解,但后者无临床症状,仅仅影像学上有异常发现。不同的研究,假体松动率差异较大,与假体设计、假体材料、手术操作、骨水泥技术不佳、骨-骨水泥界面少量出血、骨质较差和术后活动量等有关。Wang 等对 18 髋血友病全髋关节置换术(total hip arthroplasty,THA)患者随访 8.5 年,假体生存率为 89%,无菌性松动发生率为 6%,无感染发生。Nelson 等对 21 例血友病患者(22 髋)中位随访 7.6 年,松动率为 27.2%,而 Löfqvist 等报道松动率高达 46%。

（二）病因及预防

人工关节无菌性松动的原因除了假体微动、假体设计、手术技术等力学因素以外,还有假体材料及其产生的磨损颗粒等生物学因素。此外,血友病骨质条件差以及伴随血友病的关节及骨结构先天性发育畸形等也会引起假体松动。

关节置换后,磨屑诱导的炎症性骨溶解在假体松动过程中起主导作用,而应力遮挡和假体早期微动等机械力学因素为骨溶解发生的前提。关节置换术后因假体和骨的弹性模量不同,力的传导发生了变化。一方面界面之间产生剪应力,使假体和骨之间产生相对微动;另一方面骨组织因应力随时间变化而发生松弛和蠕变,这些都影响着假体的使用寿命。界面微动是指发生在假体-骨或骨水泥-骨界面的活动,多与假体松动有直接的关系。假体-骨界面的微动 >150μm 可抑制骨形成,导致界面间纤维膜形成。对纤维膜形成的不稳定假体通过制动可促进骨形成,使假体固定强度提高。血友病患者骨-骨水泥界面反复少量出血使界面稳定性降低、微动和磨损颗粒增加,从而出现假体松动。应力遮挡效应是人工关节术后假体无菌性松动的又一值得关注的力学因素。人工假体植入后,原来由肢体所承受的应力成为作用于假体的应力,使周围骨应变量减少,当骨应变量少于阈值时,骨组织开始吸收并出现髓腔扩大、骨皮质变薄等骨结构的改变。手术技术不佳、假体位置不良、骨结构发育异常等原因导致的力学结构异常可诱发或加速假体松动的发生。

（三）临床表现及诊断

人工关节置换术后无菌性松动的临床表现主要为活动后疼痛,无发热、关节周围红肿等表现,但目前没有确定的诊断标准,主要通过系列 X 线诊断,但假体感染的 X 线征象几乎都可以在无菌性松动患者中表现出来,有时二者极难区分,二者在 X 线片上都可表现为局灶性或非局灶性的假体周围 X 线透光区,因此,诊断时需区分这二者。

对于髋关节而言,有学者认为,股骨假体进行性下沉或移位(>2mm)、距假体 1mm 外散在的非透亮线及假体内外翻提示假体不稳定。髋臼假体外展角变化 >5°、水平/垂直距离变化 >2mm 或臼杯周围 3 个区域出现 >2mm 的连续透亮线时提示髋臼假体不稳定。另有学者认为,假体周围透亮区 >2mm 或假体移位 >4mm,只要符合其一便可诊断假体松动。Javad Parvizi 等认为假体周围感染的诊断必须具备下述五项诊断标准中的三项:① C 反应蛋白水平>1mg/dl;②红细胞沉降率>30mm/h;③关节穿刺培养结果阳性;④术中组织脓样表现;⑤术中培养阳性,作者将无菌性松动定义为不符合上述感染诊断标准的假体松动。

对于膝关节而言,主要根据活动后疼痛、假体进行性下沉并排除感染而得以诊断,具体可采用的诊断方法与关节感染一样。

(四)治疗

如果假体松动已经引起临床症状或假体周围骨溶解进行性加重,保守治疗往往无效,通常需要手术治疗。术中取标本送培养及病理检查进一步排除感染,同时根据假体稳定性决定手术方式。如果假体仍固定良好,可清除骨溶解周围增生的软组织或界膜,然后局部行颗粒骨打压植骨或填充骨水泥。若存在聚乙烯内衬或垫片,应进行更换。如果假体稳定性丧失,应行一期假体翻修术。

(五)预防

提高手术技术,防止假体力线不良是预防假体松动的前提。改变假体设计和材料,从而减少磨屑的产生是预防假体松动的关键。理想的界面材料应具有耐磨损、耐腐蚀、低摩擦系数、良好的结构强度、良好的生物相容性等特点。金属、陶瓷、超高分子聚乙烯等材料和工艺的进步可显著降低假体磨损。

提高假体柄-骨的接触面积可以从三个方面增加柄-骨的稳定性:①减少接触骨组织的压强、防止力的集中,进而降低骨组织的机械性变形及骨溶解,及由此产生的假体松动下沉;②提高柄-骨接触面积所带来的假体初期稳定,将减少假体-骨间的运动,利于周围骨组织长入假体微孔而获得长期的生物学固定;③接触面积越大,骨组织长入的面积越大,能取得生物学固定的面积越大,远期稳定性越强。解剖型假体柄-骨接触面积高于直柄和弯柄假体,稳定性相对较好。

对血友病患者而言,延长凝血因子替代时间有助于减少骨-水泥界面出血,从而降低松动率,但具体延长多长时间并无定论。

第七节 假体周围骨折

假体周围骨折一般指股骨和胫骨假体的骨折。2006 年,Lindahl 等报道了假体周围骨折的累积发生率为 0.4%。瑞典髋关节登记中心数据显示,假体周围骨折是人工关节置换术后翻修的第 3 常见原因,排在无菌性松动和脱位之后。相较于 THA,TKA 的假体周围骨折不常见,但同样重要。相对于胫骨近(0.39%~0.5%),TKA 的假体周围骨折更常见于股骨远端(0.3%~2.5%)。

假体周围骨折可以发生于术中和术后。术中骨折通常由插入假体到股骨和胫骨髓腔内引起,其发病率因不同的固定方式而不同。在股骨,骨水泥型假体有着更高的风险,Berry 等报道其发病率在骨水泥型假体时为 0.3%,而在非骨水泥型假体时为 5.4%。在翻修手术时,其发病率显著增高。术后假体周围骨折的主要原因是创伤,是从站立位或坐位低速跌倒。发生假体周围骨折的原因有很多,对于血友病患者而言,其股骨和胫骨发育较差,髓腔很细且可能存在解剖异常,加上这些患者废用性骨质疏松明显,因此较一般患者更易发生假体周围骨折。血友病患者假体周围骨折的处理同非血友病患者,在此简单介绍。

一、THA 假体周围骨折

1. 分型 THA 假体周围骨折常用 Vancouver 分型,它结合骨折部位、假体稳定性和假体周围骨量等三个重要因素进行分型。根据骨折部位分为 A 型(转子区骨折)、B 型(骨折发生在股骨假体柄周围或刚好在其下端)、C 型(骨折低于股骨柄)。A 型又分为 AG(大转子骨折)和 AL(小转子骨折)两个亚型,如果骨折片断过大、中间部分缺失,将导致假体不稳。B 型依据假体稳定性和骨量又分为三个亚型:B1 型:假体固定牢固,无明显骨量丢失;B2 型:假体松动、但无明显骨量丢失;B3 型:假体松动并有严重的骨量丢失。

2. 治疗

A 型骨折:绝大多数 A 型骨折是稳定的,可非手术治疗。如骨折是严重骨溶解所致,应行翻修术,必要时可同时翻修髋臼假体。对于术中发生的股骨转子区骨折或近端裂缝骨折,经钢丝捆绑后,仍可使用标准柄长的股骨假体(图 22-4)。

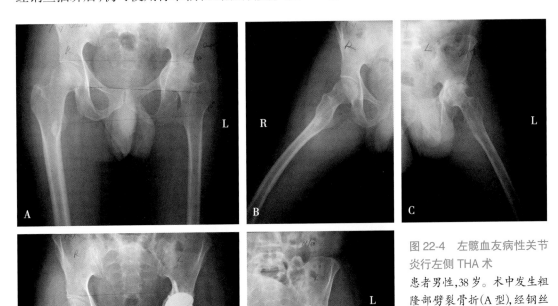

图 22-4 左髋血友病性关节炎行左侧 THA 术

患者男性,38 岁。术中发生粗隆部劈裂骨折(A 型),经钢丝捆扎后使用标准柄长的股骨假体。A~C,双髋正侧位 X 线片显示左股骨头及髋臼骨质破坏、关节间隙狭窄;D-E,双髋正位及左髋侧位 X 线片显示左 THA 术后假体位置良好,左股骨粗隆部给予钢丝捆扎

B1 型骨折:应精确复位和内固定。

B2 型骨折:应采用长柄假体翻修,对骨折给予适当固定。

B3 型骨折:对于复杂的 B3 型骨折,应选择近端股骨重建和翻修。

C 型骨折:治疗原则同股骨干骨折。

二、TKA 假体周围骨折

1. 股骨髁骨折　TKA 术中最为常见与多发的一种骨折,多发生于股骨内侧髁。治疗在股骨髁骨折复位后,用拉力螺钉进行固定,大多数情况需采用带柄假体进行桥接骨折部位。

2. 股骨干骨折　常见部位是股骨前方皮质(图 22-5),发生此种骨折的主要原因一般是

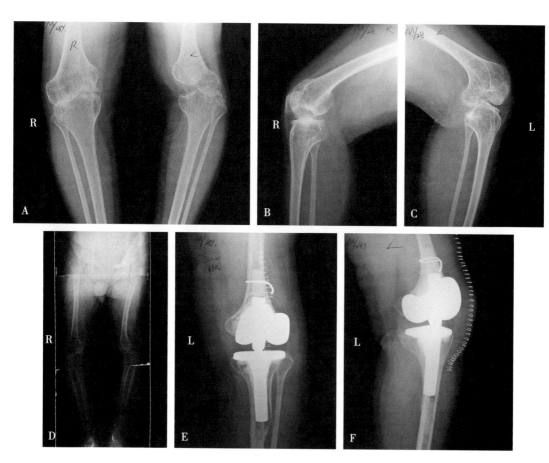

图 22-5　双膝血友病性关节炎行左 TKA 术

患者男性,28 岁。左膝关节明显内翻畸形、左股骨髁发育异常,行左 TKA 术,使用髁限制型假体(LCCK,Zimmer)。术中股骨前方劈裂骨折,予钢丝捆扎;胫骨假体顶端劈裂骨折,但程度较轻、术中未做特殊处理,术后推迟患者下地活动时间。A~D,双膝正侧位 X 线片及双下肢负重全长相显示双膝关节骨侵蚀伴膝内翻、骨发育异常及关节间隙狭窄,左侧较严重;E~F,左膝关节正侧位 X 线片显示左 TKA 术后左膝假体位置可,股骨侧采用钢丝捆扎

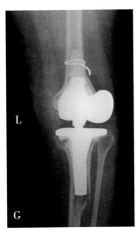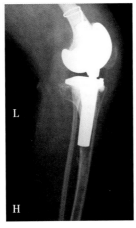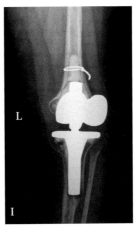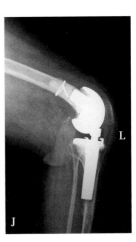

图 22-5（续）

G~H，术后 1 个月左膝正侧位 X 线片显示假体位置良好、骨折未移位；I~J，术后 6 个月左膝正侧位 X 线片显示假体位置良好

由于过度扩髓或强行置入髓内定位杆、假体柄所致。术前应摄股骨全长 X 线片以确定股骨干是否存在内外翻畸形及其前弓的度数，术中注意开髓入点的位置及口径，避免定位杆或髓腔锉直接指向股骨皮质。术中如发现股骨干骨折，应采用长柄假体固定骨折以保护骨折端，骨折近端的假体柄长度至少应是股骨干直径的 2 倍以上。

3. 胫骨假体周围骨折 比较少见，有数据统计发生率约为 1.7%，根据骨折部位分型可分为四型。Ⅰ型：胫骨平台骨折；Ⅱ型：胫骨假体柄所处位置骨折；Ⅲ型：胫骨假体远部骨折；Ⅳ型：胫骨结节骨折。在这四型中都包含 A、B、C 三种亚型：A 是固定良好；B 是假体有松动；C 是术中骨折。

Ⅰ型骨折是胫骨假体周围骨折较常见的一类，同时还包含一定的骨丢失和假体松动，首选治疗方案为重新置换胫骨假体并固定骨折的部位，根据具体情况选择移植骨块进行填充处理。Ⅱ型骨折多由外力引起，通常伴有外伤或骨溶解等情况，处理起来难度相对较大，一般采用长柄假体并结合结构性或填充性植骨，可获得满意疗效。Ⅲ型大多数为ⅢA 型骨折，处理这一类型骨折关键的在于重新建立下肢力线与维持膝关节的日常活动范围，一般保守治疗便可以取得较好的治疗效果。

（翟吉良 金今）

参 考 文 献

1. Sikkema T, Boerboom AL, Meijer K. A comparison between the complications and long-term outcome of hip and knee replacement therapy in patients with and without haemophilia; a controlled retrospective cohort study. Haemophilia, 2011, 17(2):300-303

2. Wang K, Street A, Dowrick A, et al. Clinical outcomes and patient satisfaction following total joint replacement in haemophilia-23-year experience in knees, hips and elbows. Haemophilia, 2012, 18(1):86-93

3. Solimeno LP, Mancuso ME, Pasta G, et al. Factors influencing the long-term outcome of primary total knee replacement in haemophiliacs: a review of 116 procedures at a single institution. Br J Haematol, 2009, 145(2): 227-234

4. Hicks JL, Ribbans WJ, Buzzard B, et al. Infected joint replacements in HIV-positive patients with haemophilia. J Bone Joint Surg Br, 2001, 83:1050-1054

5. Hermans C, Hammer F, Lobet S, et al. Subclinical deep venous thrombosis observed in 10% of hemophilic patients undergoing major orthopedic surgery. J Thromb Haemost, 2010, 8(5):1138-1140

6. Girolami A, Scandellari R, Zanon E, et al. Non-catheter associated venous thrombosis in hemophilia A and B. A critical review of all reported cases. J Thromb Thrombolysis, 2006, 21(3):279-284

7. Ragni MV, Crossett LS, Herndon JH. Postoperative infection following orthopaedic surgery in human immunodeficiency virusinfected hemophiliacs with CD4 counts<or =200/mm^3. J Arthroplasty, 1995, 10:716-721

8. Wiedel JD, Luck JV, Gilbert MS. Total knee arthroplasty in the patient with hemophilia: evaluation and long-term results. In: Gilbert MS, Greene WB, eds. Musculoskeletal Problems in Hemophilia. National Hemophilia Foundation, 1989, 152-157

9. Wong JM, Mann HA, Goddard NJ. Perioperative clotting factor replacement and infection in total knee arthroplasty. Haemophilia, 2012, 18(4):607-612

10. Goddard NJ, Mann HA, Lee CA. Total knee replacement in patients with end-stage haemophilic arthropathy: 25-year results. J Bone Joint Surg Br, 2010, 92(B):1085-1089

11. Nelson IW, Sivamurugan S, Latham PD, et al. Total hip arthroplasty for hemophilic arthropathy. Clin Orthop Relat Res, 1992, 276:210-213

12. Löfqvist T, Sanzén L, Petersson C, et al. Total hip replacement in patients with hemophilia. 13 hips in 11 patients followed for 1-16 years. Acta Orthop Scand, 1996, 67(4):321-324

13. Knutson K, Leden I, Sturfelt G, et al. Nerve palsy after knee arthroplasty in patients with rheumatoid arthritis. Scand J Rheumatol, 1983, 12(3):201-205

14. Krackow KA, Jones MM, Teeny SM, et al. Primary total knee arthroplasty in patients with fixed valgus deformity. Clin Orthop Relat Res, 1991, 273:9-18

15. Webster DA, Murray DG. Complications of variable axis total knee arthroplasty. Clin Orthop Relat Res, 1985, 193:160-167

16. Rose HA, Hood RW, Otis JC, et al. Peroneal-nerve palsy following total knee arthroplasty: a review of the Hospital for Special Surgery experience. J Bone Joint Surg, 1982, 64(3):347-351

17. Schinsky MF, Macaulay W, Parks ML, et al. Nerve injury after primary total knee arthroplasty. J Arthroplasty, 2001, 16(8):1048-1054

18. Macgillivray RG, Tarabichi SB, Hawari MF, et al. Tranexamic acid to reduce blood loss after bilateral total knee arthroplasty: a prospective, randomized double blind study. J Arthroplasty, 2011, 26:24-28

19. Krause M, Ch. Von Auer, Kurth A, et al. Evaluation of thrombotic events in hemophiliacs undergoing major orthopedic surgery without thrombosis prophylaxis. Presented at: the 36th Hemophilia Symposium; Hamburg, Germany, 2005

20. Silva M, Luck JV Jr. Long-term results of primary total knee replacement in patients with hemophilia. J Bone Joint Surg Am, 2005, 87(1):85-91

21. Stein MI,Park J,Raterman S. Prevention of VTE Following total hip and knee arthroplasty in Hemophilia patients. Orthopedics,2011,34(5):393

22. Zhai JL,Weng XS,Peng HM,et al. Common complications after arthroplasty in patients with haemophilia-a Chinese experience. Haemophilia,2015,21(3):230-232

第二十三章

凝血因子Ⅷ抑制物——新的挑战及应对

第一节 概 述

凝血因子Ⅷ(factor Ⅷ,FⅧ)抗体可见于三种情况：正常人、甲型血友病(hemophilia A,HA)患者和部分自身免疫病患者。正常人和自身免疫病患者中,FⅧ为自身抗原,而 HA 患者中,FⅧ为静脉输入的外源性制剂。

正常人抗 FⅧ自身抗体滴度在 0.4~2.0 Bethesda Unit(BU),属 IgG 抗体,包括对 FⅧ促凝活性有抑制作用的抗体以及与 FⅧ结合但不抑制 FⅧ活性的抗体两种。正常人虽然存在抗FⅧ自身抗体,但 FⅧ促凝血活性正常。

在某些自身免疫性疾病,如系统性红斑狼疮、类风湿关节炎等疾病也会产生抗 FⅧ自身抗体,临床上常称为获得性血友病(acquired hemophilia,AH)。AH 发病率为 9%~22%,主要见于 60~80 岁患者、年轻具有自身免疫性疾病患者或绝经后女性,其中 50%~60% 患者无任何疾病。

输注 FⅧ制剂是治疗和预防 HA 患者自发性或外伤后出血的首要治疗方法,但反复输注FⅧ制剂可能导致患者产生 FⅧ抑制物。文献报道,重度 HA 患者抗 FⅧ同种抑制物的发生率为 10%~30%,轻中度患者抑制物发生率为 2%~5%。临床上,FⅧ抑制物常常与 FⅧ抗体混为一谈,实际上,FⅧ抑制物是具有抑制功能的 FⅧ抗体,是 FⅧ抗体的一种亚型。非 FⅧ抑制物的抗体是否会改变 FⅧ的生理作用尚不明确。FⅧ抑制物的出现降低了 FⅧ的促凝活性,使 HA 患者面临更大的出血风险和更高的病死率,因而日益受到国内外学者的重视。

FⅧ抗体包括 IgG 各种亚型,主要是 IgG4,其次是 1gG1 和 IgG2 亚型,很少有 1gG3 亚型,但 IgG4 的作用被夸大了,因为它仅占总 IgG 的 3%。FⅧ抗体与抗原成分的长时间接触与IgG4 有关,表现为 HA 患者长期存在抗体。男性患者,IgM 转化为 IgG 与白介素 4(interleukin 4,IL-4)和(或)IL-13 有关。在 HA 患者血浆中出现的抗体主要为 IgG4 亚类,也有其他 IgG 亚类。

HA 血浆中抑制物可分为两型。I 型能以剂量依赖的线性方式完全抑制外源性 FⅧ活性;

而Ⅱ型抑制物不能完全抑制 FⅧ活性，常呈现复杂的动力学特征。形成这种差异的原因不明，可能与 FⅧ失活和（或）黏附的机制不同有关，vWF 可能也在其中起一定作用。此特异行为可能与抗体优先和 FⅧ基因 C2 结构域结合有关。I 型抑制物多见于重度 HA 患者，而Ⅱ型多见于轻中度患者、既往未输入 FⅧ的患者对 FⅧ的一过性反应以及 FⅧ处理过程中部分分子发生变化。I 型和Ⅱ型抑制物患者出血表现和对治疗的反应也有所区别。Ⅱ型患者多表现为皮肤和软组织出血，而 I 型患者多为关节脏器出血。此外，Ⅱ型患者体内抗体可自行清除或输入高浓度 FⅧ后清除，而 I 型患者则效果较差。

第二节　形 成 原 因

FⅧ抑制物形成的原因仍不明确，一般认为，它是基因、环境、免疫及患者等多种因素相互作用的结果。目前任务，基因因素是抗体产生的前提和基础，环境因素可调节免疫系统反应，两种因素可在免疫调节水平共同发挥作用，从而产生抑制物。

基因变异存在各种方式，由此产生抗体的概率也存在一定差异。FⅧ基因严重缺陷即无效性突变，包括大片段缺失、无义突变及染色体内含子突变，此时突变不生成任何 FⅧ蛋白，抗体发生率较高，为 30% 以上。FⅧ基因小片段缺失、错义突变和剪切位点突变时 FⅧ蛋白功能丧失，但蛋白不完全消失，抗体的发生率低于 10% 。虽然基因突变类型与抗生发生率存在关联，但二者并非直接相关，具有高危突变因素的患者可以不产生抗体，而低危因素的患者可能产生抗体。因此，基因突变可能是产生抗体的基础，而其他基因的共同作用决定了是否会产生抗体。主要组织相容性复合体（Major histocompatibility complex，MHC）和免疫细胞调节因子（IL-10、TNF-a、CTLA-4）也可能与抗体的产生存在关联，但具体关系并不明确。

环境因素主要是指治疗相关因素，如输注的 FⅧ制剂类型、频率、总量、初次输注 FⅧ的年龄及给药模式等。患者因素主要是疾病的严重程度，患者种族、年龄、抑制物形成的家族史等。广义的环境因素包括治疗相关因素和患者因素。

第三节　治　疗

(一) 治疗原则

1. 临床无出血或有轻度出血的低浓度抑制物患者，可不应用凝血因子制品，但需应用免疫抑制剂以阻止抑制物的产生或加重。

2. 临床有明显活动性出血、伴高浓度抑制物的患者，需用凝血因子替代治疗，并应用免疫抑制剂阻止抑制物的产生或加重。

3. 对抑制物呈高反应性者，在 FⅧ和用凝血酶原复合物（prothrombin complex concentrates，PCC）治疗无效时，可考虑使用重组活化因子Ⅶa（recombinant activated factor Ⅶ，rFⅦa）制品。

（二）出血的急性治疗

对低浓度抑制物患者,可应用 1- 去氨基 -8-D- 精氨酸加压素（DDAVP）、rFⅧ或猪 FⅧ。对高浓度抑制物患者,可应用人 FⅧ、活化的凝血酶原复合物（activated prothrombin complex concentrates,APCC）、rFⅦa、猪 FⅧ或暂时用血浆置换或免疫吸附法去除抗体。

（三）无出血的长期治疗

主要是免疫耐受治疗清除体内抗体,文献报道有效率达 60%~80%。

（四）骨科围术期的替代治疗

1. 治疗方法　临床经验表明,抑制物浓度较低（<5BU/ml）或经过免疫吸附治疗抑制物浓度降低后,可采用大剂量人 FⅧ或猪 FⅧ,但反复输入会增加其副作用,抑制物浓度会很快继续升高,而且还存在免疫记忆反应的可能。人输入猪 FⅧ制剂同样也会产生抑制物,Hav 等报道其发生率为 15%。所以 FⅧ替代治疗一般只能用 4~10 天,而这对骨科手术是远远不够的,因此还需要采用旁路替代等方法进行后续的治疗。

抑制物浓度为 5~10BU/ml 时,可采用 FⅧ制剂,但 FⅧ抑制物浓度 >5BU/ml 时,尤其是高反应性患者 FⅧ制剂效果不佳,因此很多学者倾向于采用旁路替代的方法。

抑制物浓度 >10BU/ml 时,FⅧ制剂无效,因此只能进行旁路替代治疗。旁路替代常用的有两种药物,即 APCC 或 rFⅦa。

APCC 是血浆凝血因子的复合物,包含活化的 FⅦa 以及非活化的 FⅡ、FⅨ和 FⅩ,其具体作用机制不明,但 FⅡa 和 FⅨ为主要的活性成分。APCCs 控制急性出血的有效率为 64%~80%,间隔 6~12 小时输入 1 次。它可出现轻度的副作用,如寒战、发热、恶心、头晕等。大剂量（单次超过 100U/kg 或每日输入 200U/kg）或反复输入 APCCs 还会出现血栓、心肌梗死和 DIC 等并发症。APCCs 还包含少量 FⅧ,因此有 30% 的患者存在免疫记忆反应。

rFⅦa 是通过基因工程由幼地鼠肾细胞产生的重组蛋白,因此感染人病毒的概率极低,而且不含有 FⅧ因子,因此不存在免疫记忆反应。rFⅦa 治疗急性出血的有效率为 81%~91%,间隔 2~3 小时输入 1 次。副作用包括轻度的发热、皮肤反应、头痛、高血压和鼻出血等,其血栓事件发生率与 APCCs 相当。

2. 剂量和给药方式　APCCs 剂量一般为 50~100U/kg,但每日剂量不要超过 200U/kg,APCCs 剂量 >100U/kg 时需监测 DIC 或急性冠脉缺血的可能。此外,每次输入时间应为 30~45 分钟,每次间隔 6~12 小时以降低血栓发生率。

与 APCCs 相比,rFⅦa 的使用剂量及给药方式存在一定的分歧。FDA 建议 rFⅦa 静脉推注（bolus injection,BI）剂量为 90μg/kg,间隔 2~3 小时输入 1 次,许多学者也建议首选剂量为 90μg/kg,但这是否是最佳剂量或给予途径并不明确。增加 rFⅦa 剂量可进一步减少骨科大手术患者的出血的风险,因此不少学者建议采用静脉推注的方法时 rFⅦa 剂量应 >90μg/kg,起始剂量应为 120μg/kg,其后可改为 90μg/kg。还有学者建议术前给予 120~180μg/kg,术后为 90μg/kg,每 2~6 小时 1 次,根据病情酌情减量,直至出院。同时,建议采用抗纤溶治疗以进一步减少出血。

rFⅦa除静脉推注外,还可采用连续静脉泵入(continuous infusion,CI)的方法。连续静脉泵入时采用50μg/(kg·h)止血效果更可靠,而且联合使用抗纤溶药物(如氨甲环酸)能增加其止血效果。无论静脉推注还是连续泵入,其临床效果相当。

3. 术后使用时间　一般认为rFⅦa术后至少使用14天,也有学者认为可在每次锻炼前采用低剂量rFⅦa,并维持几周,虽然这样可能会增加费用,但如果缩短替代时间可能会出现血肿并影响手术效果,反过来会增加费用。APCCs使用时间的报道较少,但术后恢复及替代时间与替代药物无关,因此APCCs应至少使用至伤口拆线。

第四节　典型病例

截至目前,笔者科室共收治3例FⅧ抑制物患者,现简要介绍如下。

病例一

患者男性,26岁。57kg。因确诊甲型血友病25年,右大腿疼痛2个月就诊于我院。患者2年前因右股骨干骨折于外院行右股骨干骨折切开复位髓内钉固定术,术后伤口愈合良好。入院诊断右股骨髁上骨折、右膝血友病性关节炎、甲型血友病。拟行右股骨髁上骨折切开复位、同种异体骨植骨、可吸收螺钉内固定术。

入院查右股骨正侧位X线片见:右股骨髁上骨折、股骨干中下段前侧皮质缺损,股骨后侧可见约6cm×6cm的软组织影,边缘规整;右膝关节面破坏,关节间隙变窄。术前查FⅧ:C为7.1%,无FⅧ抑制物。围术期根据伤口渗血及右大腿局部肿胀情况调整FⅧ制剂替代方案(手术当日按100%替代,术后前3天按80%替代,术后第4~7天按60%替代)。术后第8天时,患者右大腿肿胀明显,FⅧ:C为2%,请血液科会诊,临床判断存在FⅧ抑制物可能,及时改用凝血酶原复合物,并查FⅧ抑制物为8.4~21BU/ml,遂间断补充凝血酶原复合物(表23-1),患

表23-1　术后凝血酶原复合物(APCCs)替代方案

术后(d)	APCC	妥塞敏(g)	输血
8	80U/kg,qd	1	红细胞4U
9	50U/kg,qd	1	红细胞4U
10~12	30U/kg,qd	/	红细胞2U
13	50U/kg,qd	/	/
14~20	/	5	/
21~26	/	/	/
27~29	50U/kg,qd	/	红细胞4U
30~31	30U/kg,qd		

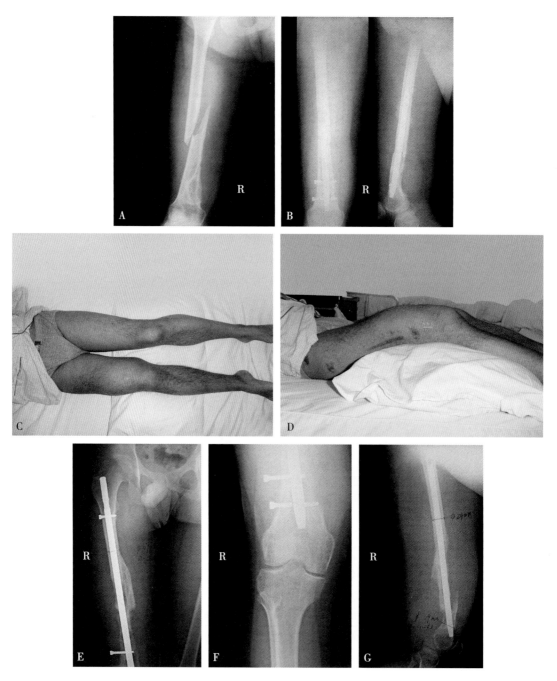

图 23-1　甲型血友病，右股骨髁上骨折、右膝血友病性关节炎

患者男性，26 岁。因甲型血友病、右股骨干骨折于外院行右股骨干骨折切开复位髓内钉固定术。术后 2 年右股骨血友病性假瘤复发并发生病理性骨折、远端锁钉松动和断裂。手术行髓内钉取出、异体骨植骨、可吸收螺钉固定、石膏外固定术，术后 7 周可见骨生长、骨痂形成。A. 右股骨正位 X 线片见右股骨干螺旋形骨折；B. 右股骨正侧位 X 线片见骨折复位及髓内钉位置良好；C~D. 术后 2 年患者右大腿疼痛、活动受限，左大腿远端肿胀；E~G. 右股骨正侧位 X 线片见右股骨远端骨吸收形成骨折、远端锁钉松动断裂

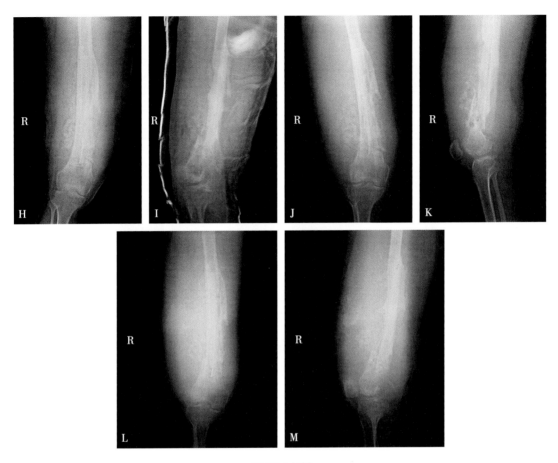

图 23-1（续）

H~I.二次术后,右股骨正侧位 X 线片见骨折对位可;J~K.二次术后 20 天右股骨正侧位 X 线片见骨折未移位;L~M.二次术后 7 周可见骨生长、骨痂形成

者右大腿肿胀减轻,术后第 23 天伤口拆线。未发生血栓性静脉炎、血栓和明显出血等。术后 2 个月时患者因右大腿窦道形成 2 周再次入院。定期伤口换药并间断输入凝血酶原复合物(康舒宁),查 FⅧ抑制物为 1~1.4BU/ml,窦道未能闭合,仍有少量渗出,建议行右下肢截肢,患者拒绝接受,换药长达 8 年后伤口愈合。

病例二

患者男性,25 岁。50kg。因确诊甲型血友病 23 年,右膝肿痛 2 个月就诊于我院。3 年前因左膝血友病性关节炎于我院行左侧人工全膝关节表面置换术。患者入院诊断右膝血友病性关节炎、甲型血友病,拟行右侧人工全膝关节表面置换术(图 23-2)。

术前查 FⅧ:C 活性为 1%,无 FⅧ抑制物,行 FⅧ制剂预实验。围术期给予 FⅧ制剂替代(手术当日及术后前 3 天按 80%~100% 替代,术后第 4、5 天按 70% 替代,术后第 6~12 天按 20%~40% 替代)。术后第 2 天患者右膝持续肿胀并进行性加重,遂于术后第 13 天行右膝

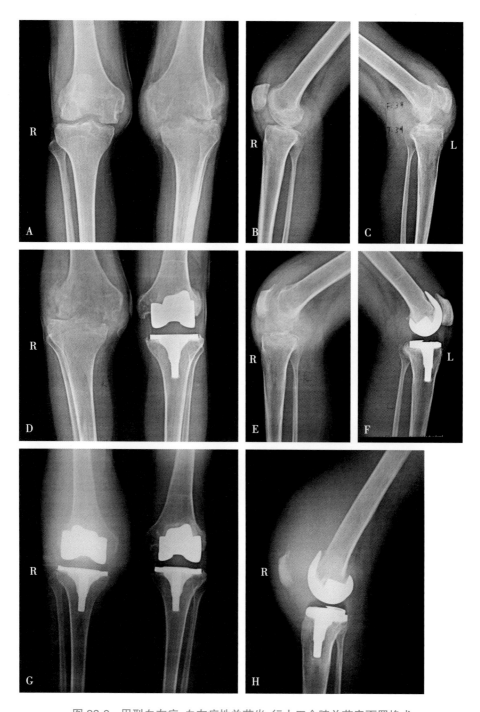

图 23-2　甲型血友病、血友病性关节炎,行人工全膝关节表面置换术

患者男性,25 岁。因甲型血友病、双膝血友病性关节炎,于我院分期行双侧人工全膝关节表面置换术。
A~C. 左 TKA 术前双膝正侧位 X 线片可见双膝骨侵蚀,左侧重,左膝关节间隙消失、左膝内翻;D~F. 右膝
术前双膝正侧位 X 线片可见左膝假体位置良好,但由于股骨髁发育前后径小、左右径大,因此股骨假体大
小相对于股骨前后径合适、但左右径偏小,右膝骨侵蚀较前加重、关节间隙消失并有冠状面失稳、髌骨变薄;
G~H. 右 TKA 术后 3 个月右膝正侧位 X 线片可见右膝假体位置良好

血肿清除术,二次手术当日及术后第 1 天 FⅧ制剂按 80%~90% 替代。术后第 2 天复查 FⅧ抑制物浓度为 0.9BU/ml,遂改用凝血酶原复合物,查 FⅧ抑制物为 0.6~1BU/ml,并根据伤口渗血和膝关节肿胀情况调整用量(表 23-2)。术后患者右膝肿胀较前明显减轻,未发生血栓性静脉炎、血栓、感染等。出院后随访 14 个月,患者间断预防性输注凝血酶原复合物(800U,每月 1 次),未发生出血事件。

表 23-2　二次术后凝血酶原复合物替代方案

术后(d)	APCCs	引流量(ml)	输血
2~6	40U/kg,q12h	190	红细胞 2U
7	48U/kg,q12h	/	/
8~10	42U/kg,q12h	/	/
11	48U/kg,q12h	/	/
12~13	54U/kg,q12h	/	/
14~17	60U/kg,q12h	/	/
18	48U/kg,q12h	/	/

病例三

　　患者男性,47 岁。80kg。因左股骨干骨折术后 13 年,左大腿肿痛 2 个月于 2009 年 12 月入院。患者 13 年前因左大腿假性肿瘤并左股骨干骨折就诊于我院。行左股骨干骨折切开复位、血友病性假瘤切除、自体腓骨及异体骨植骨、可吸收螺钉内固定术,术后患者恢复良好,但伤口局部遗留包块。2 个月前患者劳累后发现左股骨局部包块增大,伴发热和疼痛,外院给予抗感染治疗,效果不佳,包块持续增大并临近破溃,疼痛无缓解。左股骨正侧位 X 片可见左股骨干畸形愈合(图 23-3)。左大腿 B 超提示左大腿多发性陈旧性及新发性血肿。左大腿 MRI 提示左大腿前外侧软组织内血肿。入院诊断左大腿血友病性假瘤合并感染,甲型血友病,拟行左大腿血友病性假瘤切除术。

　　入院后查 FⅧ浓度为 2%~7%,FⅧ抑制物浓度为 1.5~2BU/ml,血液科会诊后建议围术期采用 rFⅦa(novoseven,诺其)进行旁路替代治疗。围术期根据血红蛋白(hemoglobin,Hgb)、引流量和伤口渗血情况调整诺其用量(表 23-3~ 表 23-4)。术后第 23 天时患者伤口愈合并拆线,拆线后引流管口有少量渗血,遂临时给予诺其 2.4mg。术后未发生血栓性静脉炎、血栓、感染及假瘤复发等。出院后随访 20 个月,患者未发生出血事件和使用凝血制剂。

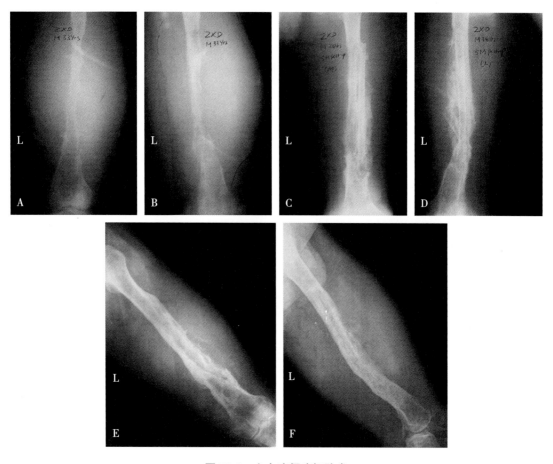

图 23-3　血友病假瘤切除术

患者男性,33 岁。左大腿血友病性假瘤合并左股骨骨折,曾行血友病假瘤切除、自体腓骨植骨。术后 13 年假瘤复发,拟再行血友病假瘤切除术。A~B. 术前左股骨正侧位 X 线片可见巨大软组织包块合并股骨骨折及严重骨缺损;C~D. 术后 5 个月左股骨正侧位 X 线片可见左股骨周围骨痂生长良好、骨折愈合;E~F. 术后 13 年左股骨正侧位 X 线片可见软组织内包块、提示血友病性假瘤复发,但骨折愈合良好、稳定性正常

表 23-3　术后诺其替代方案、引流量和输血情况

术后(d)	rFⅦa(诺其)	引流量(ml)	输血
0	75μg/kg,q2h	1500	红细胞 8U;血浆 800ml
1	120μg/kg,q2h	76	红细胞 6U
2	120μg/kg,q2h	1100	红细胞 4U
3	120μg/kg,q3h	10	/
4	90μg/kg,q3h	/	/
5	60μg/kg,q3h	/	/
6	30μg/kg,q3h	/	/
7	30μg/kg,q4h	/	/

续表

术后（d）	rFⅦa（诺其）	引流量（ml）	输血
8	30μg/kg,q4h	/	红细胞 4U
9	30μg/kg,q6h	/	/
10~12	30μg/kg,q8h	/	/
23	30μg/kg,st	/	/

表 23-4　术后诺其用量及血红蛋白（Hgb）变化

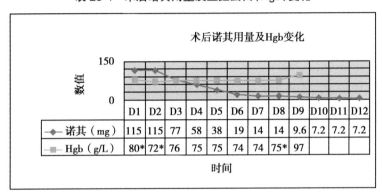

D1：术后第 1 天；*表示输血

（翟吉良）

参 考 文 献

1. Rodriguez-Merchan EC. Aspects of current management:orthopaedic surgery in haemophilia. Haemophilia, 2012,18(1):8-16

2. Hay CR,Lozier JN,Lee CA,et al. Safety profile of porcine factor Ⅷ and its use as hospital and home-therapy for patients with haemophilia-A and inhibitors:the results of an international survey. Thromb Haemost,1996,75(1):25-29

3. Habermann B,Hochmuth K,Hovy L,et al. Management of haemophilic patients with inhibitors in major orthopaedic surgery by immunadsorption,substitution of factor Ⅷ and recombinant factor Ⅶa(NovoSeven):a single centre experience. Haemophilia,2004,10(6):705-712

4. Konkle BA,Nelson C,Forsyth A,et al. Approaches to successful total knee arthroplasty in haemophilia A patients with inhibitors. Haemophilia,2002,8(5):706-710

5. Butros L,Boayue K,Mathew P. Current difficulties and recent advances in bypass therapy for the management of hemophilia with inhibitors:a new and practical formulation of recombinant factor Ⅶa. Drug Des Devel Ther,2011,5:275-282

6. Faradji A,Bonnomet F,Lecocq J,et al. Knee joint arthroplasty in a patient with haemophilia A and high inhibitor titre using recombinant factor Ⅶa(Novo Seven):a new case report and review of the literature. Haemophilia,2001,7(3):321-326

7. Butros L,Boayue K,Mathew P. Current difficulties and recent advances in bypass therapy for the management

of hemophilia with inhibitors：a new and practical formulation of recombinant factor Ⅶa. Drug Des Devel Ther，2011，5：275-282

8. Konkle BA，Nelson C，Forsyth A，et al. Approaches to successful total knee arthroplasty in haemophilia A patients with inhibitors. Haemophilia，2002，8（5）：706-710

9. Shapiro AD，Gilchrist GS，Hoots WK，et al. Prospective，randomised trial of two doses of rFⅦa（NovoSeven）in haemophilia patients with inhibitors undergoing surgery. Thromb Haemost，1998，80（5）：773-778

10. Hedner U，Glazer S，Falch J. Recombinant activated factor Ⅶ in the treatment of bleeding episodes in patients with inherited and acquired bleeding disorders. Transfus Med Rev，1993，7（2）：78-83

11. Obergfell A，Auvinen MK，Mathew P. Recombinant activated factor Ⅶ for haemophilia patients with inhibitors undergoing orthopaedic surgery：a review of the literature. Haemophilia，2008，14（2）：233-241

12. Solimeno LP，Perfetto OS，Pasta G，et al. Total joint replacement in patients with inhibitors. Haemophilia，2006，12（Suppl 3）：113-116

13. Rodriguez-Merchan EC，Wiedel JD，Wallny T，et al. Elective orthopaedic surgery for inhibitor patients. Haemophilia，2003，9（5）：625-631

14. Giangrande PL，Wilde JT，Madan B，et al. Consensus protocol for the use of recombinant ac，2 tivated factor Ⅶ ［eptacog alfa（activated）；Novo Seven］ in elective orthopaedic surgery in haemophilic patients with inhibitors. Haemophilia，2009，15（2）：501-508

15. Hedner U，Lee CA. First 20 years with recombinant FⅦa（Novo Seven）. Haemophilia，2011，17（1）：172-182

16. Ludlam CA，Smith MP，Morfini M，et al. A prospective study of recombinant activated factor Ⅶ administered by continuous infusion to inhibitor patients undergoing elective major orthopaedic surgery：a pharmacokinetic and efficacy evaluation. Br J Haematol，2003，120（5）：808-813

17. Smith MP，Ludlam CA，Collins PW，et al. Elective surgery on factor Ⅷ inhibitor patients using continuous infusion of recombinant activated factor Ⅶ：plasma factor Ⅶ activity of 10IU/ml is associated with an increased incidence of bleeding. Thromb Haemost，2001，86（4）：949-953

18. Santagostino E，Morfini M，Rocino A，et al. Relationship between factor Ⅶ activity and clinical efficacy of recombinant factor Ⅶa given by continuous infusion to patients with factor Ⅷ inhibitors. Thromb Haemost，2001，86（4）：954-958

19. Schulman S，Bech Jensen M，Varon D，et al. Feasibility of using recombinant factor Ⅶa in continuous infusion. Thromb Haemost，1996，75（3）：432-436

20. Johansson PI，Ostrowski SR. Evidence supporting the use of recombinant activated factor Ⅶ in congenital bleeding disorders. Drug Des Devel Ther，2010，21（4）：107-116

21. Pruthi RK，Mathew P，Valentino LA，et al. Haemostatic efficacy and safety of bolus and continuous infusion of recombinant factor Ⅶa are comparable in haemophilia patients with inhibitors undergoing major surgery. Results from an open-label，randomized，multicenter trial. Thromb Haemost，2007，98（4）：726-732

22. Schulman S，d'Oiron R，Martinowitz U，et al. Experiences with continuous infusion of recombinant activated factor Ⅶ. Blood Coagul Fibrinolysis，1998，9（Suppl 1）：97-101

23. Leissinger CA. Prevention of bleeds in hemophilia patients with inhibitors：emerging data and clinical direction. Am J Hematol，2004，77（2）：187-193

24. Rodriguez-Merchan EC，Rocino A，Ewenstein B，et al.Consensus perspectives on surgery in haemophilia patients with inhibitors：summary statement. Haemophilia，2004，10（Suppl 2）：50-52

25. Hay CR，Brown S，Collins PW，et al. The diagnosis and management of factor Ⅷ and Ⅸ inhibitors：a guideline from the United Kingdom Haemophilia Centre Doctors Organisation. Br J Haematol，2006，133（6）：591-605

26. Tagariello G，Bisson R，Radossi P，et al. Concurrent total hip and knee replacements in a patient with

haemophilia with inhibitors using recombinant factor Ⅶa by continuous infusion. Haemophilia,2003,9(6):738-740

27. Jiménez-Yuste V,Rodriguez-Merchan EC,Alvarez MT,et al. Controversies and challenges in elective orthopedic surgery in patients with hemophilia and inhibitors. Semin Hematol,2008,45(2 Suppl 1):64-67

28. O'Connell NM,Riddell AF,Pascoe G,et al. Recombinant factor Ⅶa to prevent surgical bleeding in factor XI deficiency. Haemophilia,2008,14(4):775-781

29. 翟吉良,翁习生,彭慧明,等.重组活化人凝血因子Ⅶ替代下手术治疗血友病性假瘤合并FⅧ抗体患者1例报告.中国骨与关节外科,2013,6(1):1-3

30. 翟吉良,翁习生,彭慧明,等.甲型血友病合并抗体阳性患者骨科大手术的替代治疗三例.中华医学杂志,2012,92(31):2229-2230

第二十四章

血友病性骨关节病治疗的社会经济问题

血友病是需要长期依赖于凝血因子治疗出血的一种伴随终身的疾病,血友病性骨关节病的患者甚至还需要通过手术治疗来改善生活质量。通过现代化的治疗手段血友病患者也可以获得正常人的生活、工作、家庭和正常的人生。血友病性骨关节病患者及其家人在处理这种慢性、痛苦,有时甚至是致命性的疾病时,需要心理上和社会上的支持,它带来经济负担,而且给正常生活带来很多方面的限制。

参考世界血友病联盟(World Federation of Hemophilia,WFH)在帮助血友病患者及其家人处理这种疾病心理方面问题的指南,我们提出下面的一些建议。

在日常生活中,血友病患者能够胜任一般的任务,因此应鼓励他们参加家庭、单位和娱乐场所的生产性和娱乐性活动。必须使血友病患者确信,他们可以得到他人的照顾和精神上的支持,以使他们不会孤独和消沉。

应该鼓励血友病患者,使其认识到尽管患有这种慢性疾病,但仍然能够在社会上成功地发挥作用。让患者意识到并承认自己的能力有限,但不因为自己是血友病患者而自责或责备其他人。鼓励患者乐观地思考和活动,继续参加一般的工作,选择那些损伤危险性低的活动,并且在活动中注意保护自己的关节,尽量避免血友病性关节病变的加重。让患者能够满怀信心地与家人,朋友分享自己的感情和健康情况的各种经历。同时,还应该建议患者备有一张应急联系卡片,卡片上应当记载有可以给予帮助的诊所和人员以及医疗中心的联系地址和电话等,以备急用。

由于血友病是终身性的,治疗起来花费昂贵,而且这种病也可以危及生命,所以它显著地影响着家庭生活的方方面面。因此,父母、配偶和其他家庭成员应该接受教育,支持并积极参与到患者护理的各个方面,这点很重要。综合防治团队应该有支持血友病患者家庭成员的能力。这包括对资源的确定策略和帮助处理以下问题的策略。

1. 日常生活问题和面临的风险,尤其是出血的处理。
2. 患者生长和不同发育时期中的变化。

3. 就学和就业问题。

4. 另一个胎儿罹患血友病的风险及其适宜的选择。

通过教育和协商,确定和使用社区资源,这些都可以得到实现。鼓励所有家庭成员都参与到综合防护团队中以更好地满足患者的需要。

对血友病性骨关节病变患者的家庭来说,患者及其所有的家庭成员都必须承认并且认识到家庭中存在血友病这一现实。家庭中的每一位成员都必须了解有关血友病的身体、心理和经济花费方面的基本常识。家庭成员一定要注意到血友病患者的情绪或者态度方面的变化,因为这种变化与出血的发生、身体的疼痛或者情感障碍有关,都需要立即进行干预治疗。当患者出现出血、疼痛和其他血友病的症状及体征时,作为护理者的家庭成员一定要保持镇静,让患者感到这种情况无论是在家里还是在其他地方都可以得到沉着冷静地处理。而当患者需要进行医疗观察或者有必要住院时,家庭成员一定要认识到这种必要性,并且能够立即提供帮助,以任何可能的方式来避免血友病并发症的进一步发生。还应鼓励血友病患者和家庭中及社区内的其他成员友好地进行社交活动,并鼓励患者参加损伤和危险比较小的室内外活动。

对社区来说,社区内如果有确诊的血友病患者,在得到患者和家庭同意的前提下,在社区就应该能够得到基本的血友病相关的信息和教育。这样,社区成员也就更加愿意和能够对血友病患者的需要有所反应。社区成员必须认识到血友病不是一种传染性疾病,因此应该鼓励血友病患者参加各种社区活动。

对于医生,在接诊及随访血友病性骨关节病患者的时候,让患者做好听到坏消息的准备,和他用简单通俗的语言讨论病情,允许他表达此时的感受,他们需要的是确信他们可以得到帮助和治疗。当疾病反复时,先鼓励患者接受现实,再帮助患者克服不良情绪,耐心地提供护理和各种支持。当患者要接受手术治疗时,用他们能够理解的语言仔细地说明这种手术的必要性和作用,开诚布公地告知其相应治疗可能带来的痛苦及并发症,回答他们遇到的各种问题。应当意识到长期罹患的慢性疾病会使患者感情和精力耗尽疲倦而崩溃,要注意这些症状,帮助患者克服生命中的这一阶段,提供处理的建议和支持。对于儿童患者来说,不仅要和他们的父母说,还要和儿童交流。如果能够正确地告知和教育,很多孩子能够很好地理解他们自身的疾病,并能和医生配合。同时还不要忽视患者健康的同胞兄弟姐妹。有条件的地方,社会工作者应该给患者和家庭提供支持。在那些没有社会工作者的地方,应该谋取当地团体、组织的帮助以提供必要的支持。医生应当成为这些重要的支持网络中的人力资源。

由于血友病患者需要长期、反复、多次的应用凝血因子制品,由此带来一些不可避免的社会问题。

首先,是血液传播疾病的风险。除基因工程所制备的凝血因子制品外,其他源自血浆的凝血因子浓缩物都存在输血传染病的危险。常见的有丙型肝炎病毒(HCV)、乙型肝炎病毒

(HBV)、获得性免疫缺陷病毒(HIV)。因此,血友病患者应当进行必要的疫苗接种,对于乙型肝炎等血液传播疾病能够起到有效的防护作用。另外,在家庭注射凝血因子制品时,要非常小心,在操作注射针头、血制品及血液溢出时要使用安全的方法。助手要使用手套,避免被针头扎伤,保护伤口、划伤或开放性伤口是非常重要的。针头、注射管和血制品容器,通常要由医院中专门的医疗废物处理系统来处理。针头和针管千万不能共用。如果其中任何一种器具曾经用于治疗但不是一次性的,在复用前一定要进行充分的消毒。

其次,治疗费用的问题。在医疗保险普及的国家,大部分的医疗费用由保险或是政府补助,血友病患者可以得到充分的治疗。在这些地区,患者甚至可以采用预防性治疗,以定期输注浓缩凝血因子来避免出血。但是对于一些医疗较不普及或是保险不健全的国家或地区,由于凝血因子制剂十分昂贵,预防性治疗可望而不可及。在这些国家,大部分患者只能在出血发生的时候,才到医疗机构接受治疗。

在世界不同的国家,血友病关怀的水平不同。在美国,人口总数约为3亿,有17 000例血友病患者,而在印度尼西亚,2.06亿人口中仅有314例得到诊断并登记在册的血友病患者。印度、中国、印度尼西亚、孟加拉和乌克兰,这几个国家总人口达到了30亿,占世界人口的45%,然而得到诊治和登记的血友病患者却仅占全世界的10%,而且他们使用的浓缩因子只占全世界的2%。在印度,尽管有一个强大而活跃的全国性血友病组织的积极努力,有许多热心的医生和各分会的大力合作,然而印度的人均使用浓缩因子的量也只有0.01个国际单位(IU),在西欧,人均使用浓缩因子的量为1.2~7.6IU不等。

当然,最大的差别并不在于这些国家医学专家的医疗技术,而在于可用于支付治疗血友病的经济能力。在以上所列的发展中国家中,人均年收入少于1000美元。美国加州的调查数据显示,在2000年他们的重度血友病患者每人每年用于血友病方面的平均花费为136 000美元,其中90%以上的费用用来进行替代疗法。很明显,这样的花销水平对那些发展中国家来说是不可能达到的目标,而且这种状态会持续下去。即使每单位浓缩因子只卖25美分,每人的用药量降低至20 000单位的话,人均年花费也需要5000美元。按欧洲和北美的水平这已是低得不能再低的花费了,而对很多发展中国家的人来说,这个费用是年平均收入的10倍以上。目前,血友病关节炎的患者在我国进行一侧的膝关节置换术,总共费用大约需要20万元,其中10万~15万元是凝血因子的费用,这也已经超过了普通家庭的承受能力。对此,世界血友病联盟(WFH)推荐的《血友病防治指南》(2005)按照发达国家和发展中国家分别制定了不同的凝血因子制品使用的推荐计量和持续时间(表24-1,表24-2)。

因此,只有依靠全社会对血友病的重视,依靠医疗技术的不断进步,社会经济的稳步发展,才能够很好地解决对血友病性骨关节病的治疗问题,使广大患者更好地回归正常的生活。

表 24-1　发达国家凝血因子制品使用的推荐剂量及持续时间

出血类型		甲型血友病		乙型血友病	
		预期水平	疗程	预期水平	疗程
关节		40%~60%	1~2 天,如反应不足可以延长	40%~60%	1~2 天,如反应不足可以延长
肌肉(髂腰肌以外)		40%~60%	2~3 天,如反应不足可以延长	40%~60%	2~3 天,如反应不足可以延长
髂腰肌	起始	80%~100%	1~2 天	60%	1~2 天
	维持	30%~60%	3~5 天,有时要延长作为物理治疗期间的预防	30%~60%	3~5 天,有时要延长作为物理治疗期间的预防
头部/CNS	起始	80%~100%	1~7 天	60%~80%	1~7 天
	维持	50%	8~21 天	30%	8~21 天
颈部/喉部	起始	80%~100%	1~7 天	60%~80%	1~7 天
	维持	50%	8~14 天	30%	7~14 天
胃肠	起始	80%~100%	1~6 天	60%~80%	1~6 天
	维持	50%	7~14 天	30%	7~14 天
肾脏		50%	3~5 天	40%	3~5 天
深部裂伤		50%	5~7 天	40%	5~7 天
手术	术前	80%~100%		60%~80%	
	术后	60%~80%	1~3 天	40%~60%	1~3 天
		40%~60%	4~6 天	30%~50%	4~6 天
		30%~50%	7~14 天	20%~40%	7~14 天

表 24-2　发展中国家凝血因子制品使用的推荐剂量及持续时间

出血类型		甲型血友病		乙型血友病	
		预期水平	疗程	预期水平	疗程
关节		10%~20%	1~2 天,如反应不足可以延长	10%~20%	1~2 天,如反应不足可以延长
肌肉(髂腰肌以外)		10%~20%	2~3 天,如反应不足可以延长	10%~20%	2~3 天,如反应不足可以延长
髂腰肌	起始	20%~40%	1~2 天	15%~30%	1~2 天
	维持	10%~20%	3~5 天,有时要延长作为物理治疗期间的预防	10%~20%	3~5 天,有时要延长作为物理治疗期间的预防
头部/CNS	起始	50%~80%	1~3 天	50%~80%	1~3 天
	维持	30%~50%	4~7 天	30%~50%	4~7 天
		20%~40%	8~14 天(如果需要可到21 天)	20%~40%	8~14 天(如果需要可到21 天)

续表

出血类型		甲型血友病		乙型血友病	
		预期水平	疗程	预期水平	疗程
颈部/喉部	起始	30%~50%	1~3 天	30%~50%	1~3 天
	维持	10%~20%	4~7 天	10%~20%	4~7 天
胃肠	起始	30%~50%	1~3 天	30%~50%	1~3 天
	维持	10%~20%	4~7 天	10%~20%	4~7 天
肾脏		20%~40%	3~5 天	15%~30%	3~5 天
深部裂伤		20%~40%	5~7 天	15%~30%	5~7 天
手术	术前	60%~80%		50%~70%	
	术后	30%~40%	1~3 天	30%~40%	1~3 天
		20%~30%	4~6 天	20%~30%	4~6 天
		10%~20%	7~14 天	10%~20%	7~14 天

（周 熹）

参 考 文 献

1. World Federation of Hemophilia（WFH）. Guidelines for the management of hemophilia,2nd edition. Blackwell Publishing Ltd,2012

2. Rodriguez-Merchan EC. Aspects of current management：orthopaedic surgery in haemophilia. Haemophilia, 2012,18（1）:8-16

3. Aronstam A,Browne RS,Wassef M,et al. The clinical features of early bleeding into the muscles of the lower limb in severe haemophiliacs. J Bone Joint Surgery,1983,65（1）:19-23

4. Rodriguez-Merchan EC. Musculoskeletal complications of hemophilia. HSSJ,2010,6:37-42

5. Rodriguez-Merchan EC. Orthopedic management in hemophilia：a Spanish outlook. Semin Hematol,2008,45（2 Suppl 1）:58-63

6. D'Young AI. Domiciliary application of Cryo Cuff in severe hemophilia：qualitative questionnaire and clinicalaudit. Haemophilia,2008,14:823-827

7. Lobet S,Pendeville E,Dalzell R,et al. The role of physiotherapy after total knee arthroplasty in patients with haemophilia. Haemophilia,2008,14（5）:989-998

8. Wu R,Luke KH,Poon MC,et al. Low dose secondary prophylaxis reduces joint bleeding in severe and moderate haemophilic children：a pilot study in China. Haemophilia,2011,17（1）:70-74

9. Blanchette VS. Prophylaxis in the haemophilia population. Haemophilia,2010,16（Suppl 5）:181-188

索 引

223